NOUVEAUX CAHIERS DE L'INFIRMIÈRE

2

Soins infirmiers
I. Concepts et théories, démarche de soins

NOUVEAUX CAHIERS DE L'INFIRMIÈRE

sous la direction de

L. PERLEMUTER
Professeur des universités

J. QUEVAUVILLIERS
Professeur émérite

G. PERLEMUTER
Chef de clinique-assistant

B. AMAR
Cadre infirmier-formateur

L. AUBERT
Consultant international-formateur

2

avec à l' intérieur un « cahier d'entraînement »

Soins infirmiers
I. Concepts et théories, démarche de soins

Béatrice AMAR
Cadre infirmier-formateur

Jean-Philippe GUEGUEN
Psychiatre des hôpitaux

Avec la collaboration de :

Suzanne PRIOT, *cadre infirmier formateur.*
Nicole BLÉRON, *directrice d'Institut de formation en soins infirmiers.*
Philippe BERTHIER, *infirmier en unité de psychiatrie.*
Anne PINILLA, *cadre infirmier surveillante.*

3e édition

MASSON

ISBN : 2-294-00777-8

MASSON S.A. 120, bd Saint-Germain, 75280 Paris Cedex 06

Avant-propos de la collection

Le programme de formation en soins infirmiers articule les activités de soins avec la pathologie médicale et chirurgicale. L'ensemble de l'enseignement des Instituts de formation en soins infirmiers (IFSI) est donc harmonisé avec celui des autres pays de la Communauté européenne.

L'objectif de la collection des *Nouveaux Cahiers de l'Infirmière* est de répondre aux critères de formation et d'exercice de la profession d'infirmier. Nous avons donc respecté le découpage et le contenu des enseignements en modules, respectant ainsi la grande liberté pédagogique des IFSI.

Comment cette collection des Nouveaux Cahiers de l'Infirmière a-t-elle été réalisée ?

Elle a été confiée à des équipes d'enseignants, médecins, cadres infirmiers, connus pour leur compétence pédagogique et pour la qualité de leur travail en commun. Le but est de répondre aux besoins réels des IFSI. Les directeurs de cette collection se sont montrés particulièrement vigilants à cet égard.

Que contiennent ces Nouveaux Cahiers de l'Infirmière ?

On trouvera dans chaque fascicule l'exposé concernant *les connaissances* — le savoir — mais aussi, dans les modules de soins, des fiches concernant le savoir-faire (*protocoles de soins, protocoles d'examen*) et le savoir-être (*démarches infirmières*). Les cas concrets permettent au lecteur de se situer par rapport à des situations réelles.

L'utilisation quotidienne des médicaments par les infirmières et leur responsabilité de plus en plus grande dans la surveillance des traitements nous ont incités à inclure, pour chaque pathologie, des rubriques de *pharmacologie pratique* où sont indiqués non seulement les noms commerciaux des médicaments mais aussi leurs principales propriétés, contre-indications, effets indésirables et la surveillance.

La démarche infirmière fait l'objet d'un développement entièrement nouveau au début des cahiers de pathologies. Sont ainsi développés : l'accueil du patient, les soins infirmiers spécifiques, le plan de soins infirmiers, les diagnostics prévalents, les transmissions, la sécurité sanitaire, les modalités de sortie du patient. La démarche de soins est illustrée par des cas cliniques.

La forme des Nouveaux Cahiers de l'Infirmière est entièrement nouvelle

Nous avons voulu que la lecture en soit agréable, et surtout que la mémorisation soit largement facilitée. L'impression en deux couleurs et en deux colonnes, la clarté de la mise en page et la disposition des schémas et des illustrations ont fait l'objet de tous les efforts du comité de rédaction et des éditeurs.

Nous désirons que cette collection soit *votre* collection. Nous serons donc attentifs aux remarques et aux suggestions que vous voudrez bien nous faire. Auteurs, directeurs et éditeurs de la collection des *Nouveaux Cahiers de l'Infirmière* ont travaillé avec enthousiasme pour que les lecteurs et lectrices disposent d'ouvrages qui leur permettent de réussir dans les meilleures conditions leur diplôme d'État. Il en vaut la peine !

Léon PERLEMUTER, Jacques QUEVAUVILLIERS,
Gabriel PERLEMUTER, Béatrice AMAR, Lucien AUBERT

Table des matières

Deuxième partie

OUTILS MÉTHODOLOGIQUES UTILISÉS EN SOINS INFIRMIERS

Quatrième partie

L'INFIRMIER(E) ET LA GESTION DES SOINS

Introduction

L'évolution des techniques et des connaissances concernant la santé et la maladie conduit l'infirmier(e) à réajuster en permanence son savoir spécifique en soins infirmiers et l'invite à acquérir des connaissances provenant d'autres disciplines.

L'infirmier(e) doit posséder de grandes capacités d'adaptation, pour faire face à la diversité des situations qu'il/elle rencontre au quotidien.

Pour dispenser des soins de qualité, l'infirmier(e) doit acquérir des compétences techniques, éducatives et relationnelles et savoir maîtriser les outils méthodologiques qui fondent sa pratique professionnelle.

Les étudiants en soins infirmiers trouveront dans ce fascicule les connaissances théoriques de base ainsi que les outils méthodologiques qui leur permettront de dispenser des soins réfléchis.

Première partie

L'HOMME DANS SON UNITÉ ET SON ENVIRONNEMENT

Concepts de santé et de maladie 1

« L'ordre de la maladie n'est qu'un décalque du monde de la vie » (M. Foucault).

▶ La maladie est indissociable de la (bonne) santé : définir la maladie ne peut se faire sans définir la santé. Une théorisation de l'une ne va pas sans l'autre.

Pour l'OMS (1946), la santé est un état complet de bien-être physique, mental et social, ne consistant pas seulement en une absence de maladie ou d'infirmité. Pour le *Dictionnaire de médecine* (1991) : être malade c'est être en mauvaise santé.

▶ La maladie est un révélateur (au sens où elle révèle). Trouble ou symptôme, elle surgit dans l'histoire de l'individu. Elle est une anomalie, un événement qui interroge l'homme et pose la question de la santé, de la guérison, de la souffrance et, en filigrane, de la mort.

▶ La maladie ouvre la voie à une représentation, à des tentatives pour maîtriser son devenir, et correspond à des besoins d'explication et donc à des rationalisations. La médecine est née de ce questionnement. C'est une science dont l'unique objet d'investigation est l'homme en tant qu'organisme vivant et dont le but est la prévention, la guérison ou le soulagement des maladies et des infirmités.

Selon le *Robert* :

Maladie : altération organique ou fonctionnelle considérée dans son évolution, et comme une entité définissable. Synonyme : affection, mal.

Santé (de *sanus* : sain) : bon état physiologique ; fonctionnement régulier et harmonieux de l'organisme humain pendant une période appréciable (indépendamment des anomalies ou des traumatismes qui n'affectent pas les fonctions vitales).

Maladie, maléfice : l'idée religieuse

Le mot « malade » vient du latin *male habitus* : qui se trouve en mauvais état. Dans « maladie », il y a « mal », qu'on retrouve dans des expressions courantes : « mal de mer, mal aux dents, mal au ventre », ou dans des expressions plus anciennes : le « Haut mal » (l'épilepsie). On parle aussi d'« état de mal » (dans l'asthme ou dans l'épilepsie).

Les expressions « ça va mal, ça fait mal » désignent autant de situations difficiles de souffrance ou de mal-être.

▶ La maladie est donc marquée du sceau du négatif. Il y a un glissement sémantique entre ce qui est bon, sain, et signe de santé, et ce qui est mal, malsain, et proche de la maladie. On retrouve ce dogme dans les anciens traités de médecine chinoise qui s'appuyaient sur les principes positifs (le *yang*) et négatifs (le *yin*).

La maladie est inquiétante, parce qu'elle est mystérieuse, imprévisible et met en danger la vie. Et, bien avant que les scientifiques ne s'en emparent, la maladie a véhiculé des fantasmes qu'on retrouve dans nombre de religions, de cultures ou de croyances.

Car un mal, dès lors qu'il est inconnu ou inexplicable, est sujet de mystère et d'inquiétude. Longtemps, la pensée religieuse a interprété la maladie comme le signe d'une punition ou d'une colère divine (grandes épidémies) ou d'une possession démoniaque (l'hystérie), sans parler des maladies sexuellement transmissibles.

▶ La médecine, en se faisant science, n'a cessé de lutter contre ce concept démoniaque (*cf.* Hippocrate) en tentant d'opposer des pratiques thérapeutiques, codifiées et rigoureuses, à des pratiques magiques (la magie pouvant être considérée comme une expérience non systématisable et non reproductible donc non scientifique).

Moins la pensée scientifique (rationnelle) est développée, plus il y a de place pour le mystère, les croyances, l'irrationnel. L'astrologie, les médecines « douces », les soins par les plantes et un certain nombre de disciplines ésotériques montrent que notre esprit ne parvient pas à se satisfaire complètement d'explications et de descriptions empreintes d'une logique quasi mathématique. Et ceci, parce qu'aucune discipline scientifique ne peut suffire à appréhender la dimension *individuelle* de la maladie avec toute sa part de subjectivité, d'angoisse et d'imprévisibilité.

« Les années qui précèdent et suivent immédiatement la Révolution ont vu naître deux grands mythes, dont les thèmes et les polarités sont opposés; mythe d'une profession médicale nationalisée, organisée sur le mode du clergé, et investie, au niveau de la santé et du corps, de pouvoirs semblables à ceux que celui-ci exerçait sur les âmes; mythe d'une disparition totale de la maladie dans une société sans troubles et sans passions, restituée à sa santé d'origine. » (M. Foucault, *Naissance de la clinique*, PUF).

La maladie, puisqu'elle est émergence d'un *mal*, est forcément sujette à interprétation même si on tente de lui donner une signification rigoureuse. Elle interroge l'individu dans son corps, dans l'histoire de sa vie et le renvoie à des fantasmes plus ou moins conscients de culpabilité, d'immortalité, de défaillance ou d'anormalité. Fantasmes longtemps canalisés par la religion ou les croyances et aujourd'hui structurés par la médecine.

▶ LA SANTÉ ET LA MALADIE NOUS INTERPELLENT AUTANT, car ce qui est en jeu c'est la vie. La maladie c'est avant tout le risque de la mort, l'autre risque étant celui d'être diminué, d'être « à côté » de la vie, comme dans le cas d'une infirmité.

▶ LA PENSÉE DE LA MORT est présente dans la plupart des maladies. Cette pensée ouvre la voie à un imaginaire infini (la religion, la philosophie) où se mêle sans cesse au rationnel un irrationnel angoissant lié à la peur de mourir.

On se retrouve confronté à un mal qui hante l'individu car il est en lui. Mal sur lequel l'homme n'a pas grand pouvoir sinon celui de l'accepter et de tout faire pour le canaliser, le chiffrer, l'expliquer. C'est ce que la médecine tente de faire depuis des siècles en menant une observation toujours plus rigoureuse et précise des maladies.

Maladie : anomalie ou souffrance ?

La maladie retient notre attention, parce qu'elle apparaît comme une perturbation dans un fonctionnement considéré comme normal.

Cette anomalie peut surgir aux niveaux macroscopique (petit kyste perceptible à la simple palpation), microscopique (examen de laboratoire perturbé), ou correspondre à une perception plus diffuse (sentiment de fatigue).

▶ TOUTE PERTURBATION EST-ELLE POUR AUTANT MALADIE ? Non, bien évidemment. Ce peut être une réaction transitoire, une réaction de défense de l'organisme face à un événement perturbateur. L'hyperleucocytose (augmentation des globules blancs) traduit généralement une infection banale. L'hyperleucocytose n'est pas une maladie en soi : si l'infection passe inaperçue, cette perturbation mineure sera ignorée de l'individu lui-même.

Il n'est donc pas possible de considérer la maladie hors de son contexte global et environnemental. Simple anomalie chez l'un, elle peut être gravissime chez l'autre en fonction du terrain.

Si la maladie est le témoin d'une perturbation de l'organisme, elle est aussi le signe de sa réactivité, de son adaptabilité permanente. Ainsi, le délire chez le schizophrène le préserve-t-il souvent d'un néant insupportable. Supprimer uniquement le délire sans autre précaution peut le conduire au suicide car le délire, si perturbant soit-il, a aussi une fonction dans l'économie personnelle du sujet.

▶ CE QUI POSE LA QUESTION : EST-CE LE MALADE OU LA MALADIE QU'IL FAUT SOIGNER ?

▶ TOUT COMME SE POSE AUSSI LA QUESTION DE LA SOUFFRANCE, qui bien souvent déclenche l'intervention thérapeutique.

- **La souffrance peut s'entendre à partir de ce que l'individu ressent :** douleurs, difficultés pour accomplir des gestes ou des activités usuels, perturbation dans son équilibre habituel. Le quotidien apparaît comme moins confortable, plus pénible, demandant plus d'énergie. La souffrance peut également être intrapsychique, sans lien direct avec le somatique.

Cette souffrance équivaut à un signe, émanant d'un organisme (ou d'un être dans sa totalité) qui tente, avec difficultés, de s'adapter à une situation donnée. Elle est un appel à soigner, à soulager, à comprendre la ou les maladies sous-jacentes.

- **La souffrance est témoin de la rupture d'un équilibre.** Si tout équilibre est précaire, le propre du vivant est de s'adapter pour rééquilibrer ce qui fait défaut et de ne pas rester dans une position déficitaire, « en souffrance » ; coûteuse en terme de dépenses d'énergie.

▶ AINSI LA MALADIE DOIT ÊTRE ENTENDUE COMME UN MOMENT AIGU, PARFOIS LONG, OÙ SE PRODUIT UN *DÉSÉQUILIBRE* entraînant des *remaniements* dans l'organisme et, d'une façon plus générale, dans l'économie du sujet.

▶ ELLE DOIT ÊTRE DISTINGUÉE DU *HANDICAP*. Ce dernier suppose un état stable, définitif, qui certes peut faire souffrir, mais n'est plus susceptible d'évolutivité. Au terme de ce mouvement évolutif, on parle de « consolidation ». Il importe alors que le patient se « rééduque », c'est-à-dire apprenne à vivre selon une nouvelle donne. Il ne doit plus être considéré comme un malade, il faut l'aider à trouver un nouvel équilibre, à développer les potentialités qui lui restent.

▶ LA MALADIE EST DONC INDISSOCIABLE DE LA NOTION D'ÉVOLUTIVITÉ, elle est le contraire d'un événement arrêté ; elle traduit la souffrance, à un moment donné, d'un organisme ou d'un sujet qui tente de répondre à une perturbation nécessitant des réaménagements successifs. Elle doit être envisagée dans une vision dynamique et non dans une vision statique.

▶ ELLE TRADUIT FINALEMENT L'ADAPTABILITÉ DE L'HOMME À SON ENVIRONNEMENT. Ce qui, bien sûr, pose la question de l'intervention thérapeutique.

▶ ENFIN, IL FAUT SE MÉFIER DES « BÉNÉFICES » QU'ELLE PEUT APPORTER. Être malade peut devenir un statut, une revendication, un état dont le patient n'est pas toujours pressé de sortir.

Maladie : modèle de compréhension

▶ LA MALADIE AIDE À COMPRENDRE LE FONCTIONNEMENT NORMAL DE L'HUMAIN.

Elle apparaît, au cours des siècles, comme une série de représentations de la pensée scientifique. La médecine crée des modèles qui ont leur logique propre même s'ils sont ensuite dépassés. Au moment de leur description, il s'agit de circonscrire, de délimiter, de classifier, de mettre la main sur une clef idéale. *« Le regard qui parcourt un corps souffrant ne rejoint la vérité qu'il cherche qu'en passant par le moment dogmatique du nom en qui se recueille une double vérité : celle cachée mais déjà présente de la maladie, celle, clairement déductible, de l'issue et des moyens. »* (M. Foucault)

Cette interprétation du réel est satisfaisante : elle rassure et donne l'illusion de maîtriser les connaissances. Elle communique un savoir sur des phénomènes inquiétants et mystérieux dont on contrôle mal le devenir.

Longtemps, la notion de maladie s'est attachée au corps et à l'anatomie : elle était superposable à un organe. Cette description initialement topographique a contribué à faire de *la* maladie une entité statique ; entre la maladie et le malade il n'y avait presque pas de différence.

Or, il faut bien comprendre que la maladie correspond à une représentation et à une logique intellectuelles qui, d'une part sont limitées par les connaissances du moment et, d'autre part, dépendent de l'approche que l'on privilégie : anatomopathologique, physiologique, biologique, génétique, etc. Le paradoxe est qu'on ne devrait peut-être définir l'entité « maladie » que par la possibilité que nous avons d'obtenir la guérison du patient. C'est dire que le traitement, à sa façon, définit aussi la maladie puisqu'il permet soit de l'éradiquer, soit de la circonscrire.

▶ IL IMPORTE DE DISTINGUER :

- **Le symptôme :** manifestation résultant d'un déséquilibre. C'est l'élément de base de la maladie, à partir duquel s'effectue souvent la recherche diagnostique ; il ne doit en aucun cas être considéré comme synonyme de maladie.
- **Le syndrome :** ensemble de signes ou symptômes, qui appartiennent à une entité clinique, mais dont les causes peuvent être d'origines diverses.

Ainsi un syndrome infectieux peut regrouper divers éléments (fièvre, sueurs, toux, hyperleucocytose) mais avoir des sens différents (pneumopathie, tuberculose, bronchite etc.).

- **Le diagnostic** (du grec, *diagnôstikos* : apte à reconnaître) : il « fait » la maladie au sens où il la désigne, l'identifie et la nomme. Il tente de donner une forme, de créer une entité (un territoire) qui a une origine, une causalité, une évolution et un pronostic.

L'étiologie est l'étude des causes des maladies.

La nosologie est l'étude des caractères distinctifs des maladies en vue de leur classification. Constituée en recueil (écrit) elle devient une **nosographie.**

La pathologie est l'étude scientifique des maladies.

La séméiologie (ou **sémiologie**) est l'étude des signes des maladies.

On explique la plupart des infections par un agent causal (virus, bactérie). Mais si telle infection est favorisée par une diminution des défenses immunitaires, la notion de maladie semble plus difficile à cerner dès lors que l'origine est plurifactorielle : agent infectieux, génétique, environnemental, etc. Réapparaît alors à la notion de déséquilibre. La maladie traduit une perturbation dont la définition, les contours et l'origine ne peuvent être définis de façon statique mais doivent être envisagés de façon dynamique.

Il est caractéristique qu'en psychiatrie on parle de plus en plus de *troubles* (troubles de l'humeur, troubles schizophréniques, troubles obsessionnels compulsifs). Ces perturbations ne sont ni définitives, ni simples à circonscrire, mais elles ont l'avantage de supposer une évolutivité, une fluidité des symptômes et non pas une entité structurelle et statique, définitivement enracinée dans le corps — ou dans l'esprit — de l'individu.

Exemple : Symptômes : fébricule, asthénie, toux → syndrome infectieux → découverte d'un agent causal : le bacille de Koch → tuberculose → effondrement des défenses immunitaires → sérologie HIV → Sida → mode de contamination → toxicomanie intraveineuse, etc.

Dans cet exemple, on voit que le « schéma » maladie peut s'avérer extrêmement complexe. Qu'est-ce qui doit être défini comme maladie ? Le Sida, la tuberculose ou la toxicomanie ? La toxicomanie elle-même est-elle une maladie ou une conduite qui tend à combattre une certaine dépressivité ou une carence affective ancienne ? On voit que l'individu ne peut pas être identifié à *une* maladie mais doit être appréhendé dans sa globalité. Approche globale qui permettra de choisir la thérapeutique la mieux appropriée.

Les différents stades de la maladie

La maladie est un processus qui dure un temps plus ou moins long (de quelques jours à une vie entière), ce qui amène à distinguer des stades dans la maladie. Comme souvent, c'est le processus infectieux qui sert de modèle à ces différentes phases, mais toute maladie connaît peu ou prou ces étapes.

▶ **LES PRODROMES :** ce sont des signes avant-coureurs, annonciateurs, de la maladie. Très discrets, ils passent parfois inaperçus et ce n'est qu'après-coup qu'on comprend leur signification.

▶ **LA PHASE DE DÉBUT** marque l'entrée dans la maladie. Ce sont les premiers symptômes qui souvent permettent de faire le diagnostic. On est encore dans un processus d'évolution du trouble.

▶ **LA PHASE D'ÉTAT,** c'est l'acmé (le plus haut point). Période pendant laquelle les symptômes ont leur maximum d'intensité, la maladie est en quelque sorte stationnaire. À compter de ce moment-là, elle peut :

- **soit ne plus évoluer ;**
- **soit régresser spontanément ou sous l'effet de traitements ;**
- **soit continuer de s'aggraver,** mais d'une façon que l'on considère comme constante.

▶ **LA PHASE « TERMINALE » DE LA MALADIE.** Ce terme a une connotation péjorative car il renvoie au « stade terminal » c'est-à-dire à une maladie inguérissable et aux derniers moments de la vie du patient.

Pour autant, la maladie connaît bien une ultime phase qui peut être soit :

- **La guérison** avec disparition des symptômes même si peuvent persister des séquelles.
- **La stabilisation :** la maladie n'évolue plus, mais elle ne guérira pas. Le processus est contenu. Pour les compagnies d'assurance, on parle de consolidation (après un accident, par exemple).
- **Un stade terminal,** si le processus n'a pas été contenu.

Toutes ces phases restent théoriques et les étapes ne sont pas toujours autant marquées. Chaque maladie a son cycle propre avec des étapes très précises, des « stades » (en oncologie), des « crises », des « cycles », des « pics »... Ces différentes phases longuement décrites dans la clinique sont des repères importants car elles permettent de situer à quel moment du processus morbide on se trouve, et donc d'adapter la thérapeutique.

▶ LES RECHUTES : ce sont de nouvelles évolutions pathologiques faisant suite à une première affection de même nature.

UN EXEMPLE : « LA QUEUE DE LA MÉLANCOLIE »

La mélancolie (syndrome dépressif délirant) est marquée par des prodromes : tristesse, fatigue, idées noires, insomnie.

À la phase de début, le patient se fige, est ralenti. Il s'accuse de fautes qu'il n'a pas commises. Le risque suicidaire est majeur.

À la phase d'état, on peut observer un état stuporeux, un amaigrissement, des idées délirantes de culpabilité qui n'évoluent plus et se stabilisent pendant plusieurs mois. La maladie évolue spontanément au terme d'un cycle de 6 mois. Mais les psychiatres se méfient de la « queue de la mélancolie » qui se situe à la fin de ce cycle. Le patient paraît aller mieux, il a retrouvé un peu d'énergie (souvent grâce aux médicaments) mais c'est à ce moment-là qu'il met à exécution son projet suicidaire. La mélancolie s'inscrit elle-même dans la « psychose maniaco-dépressive » (PMD) que les anciens appelaient « folie circulaire ».

Limites de la santé

Si définir la maladie apparaît comme extrêmement complexe, définir la santé apparaît comme une véritable gageure.

La santé est-elle seulement l'absence de plaintes ou de souffrances ? Un équilibre satisfaisant de l'individu, dans un contexte donné, y compris dans sa capacité à s'adapter à certaines difficultés, voire à une infirmité ? Un aveugle est-il un malade dès lors qu'il dispose d'une autonomie satisfaisante et qu'il ne souffre pas de son handicap ?

La notion de santé dépend de la subjectivité de chacun (la façon dont se voit et se vit le sujet) et d'éléments objectifs que des normes internationales tentent de définir le plus précisément possible. Mais, comme le souligne Serge Bonfils[1], la diversification des critères scientifiques pour apprécier la pathologie conduit bien plus à parler d'état de « non-maladie », plutôt que d'ensemble de qualités positives. Comme si la vie ne se définissait plus que comme un état de « non-mort »...

▶ LA DÉFINITION DE LA SANTÉ peut s'apprécier selon deux axes :

- **Un axe privilégie la notion *d'équilibre*,** sorte d'homéostasie à l'intérieur de l'individu mais aussi dans son rapport avec l'extérieur. La bonne santé est alors la capacité d'adaptation (et donc de résistance) de l'individu. Cette adaptabilité lui permet de subir un certain nombre de traumatismes et de se défendre, afin de toujours retrouver un équilibre satisfaisant. Ainsi une personne dénutrie ne peut se défendre contre une infection banale. Dynamique perpétuelle, incessante tentative d'adaptation aux multiples événements intercurrents, cette position d'équilibre ne peut être statique.
- **Un autre axe privilégie une approche plus globale** (peut-être plus utopique) : celle du « bien-être ». Elle n'est pas loin de la notion de « bonheur » : elle inclut la santé physique et psychique, mais aussi la quiétude, la qualité de vie, le bien-être social, etc.

Cette définition très extensive, si elle a le mérite de poser la question de l'individu dans son environnement social, a l'inconvénient de nous éloigner de plus en plus du champ de la médecine. Si la médecine a vocation à soigner, à soulager les souffrances, il n'est pas sûr qu'il soit de son rôle de « traiter le cancer du chômage » *(sic)* ou d'éradiquer la pauvreté. Pourtant, peut-on soigner un SDF en faisant abstraction de ses conditions de vie (froid, hygiène, dénutrition, alcoolisme) qui sont pour l'essentiel responsables des maladies qui le mènent à l'hôpital ?

▶ LE DÉBAT S'AVÈRE COMPLIQUÉ DÈS LORS QU'ON DÉCIDE DE S'INTÉRESSER À L'INDIVIDU DANS SA GLOBALITÉ car on est amené à remonter toujours plus en amont : vers le social, vers la société et finalement vers une approche presque politique de la santé. Or, la médecine, en multipliant ses champs d'intervention, ne risque-t-elle

1. Serge BONFILS, Les avatars de la guérison. *Nouvelle Revue de Psychanalyse*, *17*, 1978.

pas de perdre de vue ce qui devrait être son champ d'investigation privilégié : l'individu ?

Même s'il est nécessaire d'avoir en permanence le souci du contexte et de l'environnement, il ne faut pas oublier que considérer le groupe, c'est déjà s'éloigner de l'individu, de son corps, de son territoire psychique. Or, s'il y a un champ d'investigation qui apparaît comme parfaitement délimité, c'est bien celui du sujet en tant qu'être pensant. Sujet dans un corps entre deux limites indépassables (la naissance et la mort).

Ce champ d'investigation, à lui tout seul, est déjà considérable. À nous de savoir par nos dons d'observation en comprendre les difficultés, les souffrances et les déséquilibres. À nous de savoir allier à la fois la dimension de la connaissance (de la science) qui définit des règles générales et la dimension individuelle qui fait que chaque être est unique et ne sera jamais réductible à une donnée statistique.

Bibliographie

ANDREYS J.-B., TESSIER S. — *Santé publique et santé communautaire*. Maloine, 1996.

HESBEEN W. — *Santé publique et soins infirmiers*. Lamarre, 1996.

LAZORTHES G. — *Sciences humaines et sociales : l'homme, la société et la médecine*. Masson, 2001, 6e édition.

Approche philosophique de l'homme

2

Introduction

La philosophie, telle que nous en connaissons les développements aujourd'hui, naît dans la Grèce antique cinq siècles avant l'ère chrétienne.

Étymologiquement, la philosophie signifie *« aimer la sagesse »*.

On trouve, dans l'*Encyclopédie Larousse*, la définition suivante pour la philosophie : *« étude systématique de la pensée humaine »*.

Pourquoi la philosophie doit-elle constituer une étude préalable à celle de l'étude des concepts[1] et théories en soins infirmiers ?

▶ **LA PHILOSOPHIE FUT LA PREMIÈRE DES SCIENCES DE L'HOMME,** son développement à travers les siècles propose différentes manières de penser l'homme, voire l'Univers.

▶ **LES THÉORIES EN SOINS INFIRMIERS,** relativement récentes dans l'histoire de l'humanité, puisqu'elles naissent à la fin du XIXe siècle, ont été élaborées à partir des données philosophiques générales auxquelles elles ont emprunté à la fois les concepts et les méthodes.

Elles ont également construit leur modèle théorique à partir des sciences de l'homme, nous dirions aujourd'hui sciences de la nature et sciences humaines. Cependant, celles-ci n'apparaissent comme duales qu'à la fin du Moyen Âge. À l'époque d'Aristote ou de Platon, l'étude de l'homme ne faisait pas l'objet d'une distinction entre les différentes disciplines, alors toutes considérées comme des moyens de parvenir à une meilleure connaissance de l'essence de l'homme.

La philosophie est donc bien un des éléments constitutifs du cadre de référence des soins infirmiers. Plus tard, les sciences humaines apporteront des enrichissements nouveaux à ce cadre. Nous nous limiterons dans ce chapitre aux idées développées en Occident.

1. *Concept* : représentation mentale générale et abstraite d'un objet.

Naissance de la philosophie

La philosophie naît au Ve siècle avant J.-C., dans la Grèce antique, à une période de troubles politiques. Le questionnement philosophique porte à cette époque sur la place de l'homme dans l'Univers, sur la Terre, dans la société des siens, et ce qu'il est ou représente pour lui-même. Mais le thème de référence que l'on retrouve chez tous les penseurs et qui occupe une place centrale dans l'œuvre philosophique reste la perpétuelle quête du bonheur de l'homme. Le bonheur, ultime degré de la sagesse, n'est accessible à l'homme que par celle-ci et en celle-ci.

La cité d'Athènes, lieu de conflits et de désordres, n'offre plus à l'homme les espérances de bien-être et de sérénité qu'elle avait promises. La conjoncture historique faite d'une double composante de dislocation de la cité et du refus de la crainte des dieux fait naître une réflexion sur l'homme où la recherche du bonheur va progressivement s'intérioriser.

Les présocratiques et Socrate

Les philosophes présocratiques tenteront une lecture des phénomènes à partir de l'observation et d'une réflexion sur les liens existant entre l'homme et la nature. Parmi les plus célèbres, certains — comme Anaximandre, Pythagore qui entreprend une lecture mathématique des phénomènes, Démocrite qui le premier émet l'hypothèse atomiste de l'Univers —, ouvrent la voie à une interprétation pragmatique[2] du monde.

2. *Pragmatique* : qui concerne la pratique, le concret y est un critère de vérité.

▶ HIPPOCRATE, considéré comme le maître de la médecine occidentale, s'attache à dégager les unités fonctionnelles du corps humain. C'est ainsi que la santé de l'homme y est considérée comme un équilibre des éléments qui le constituent : terre, air, eau et feu, d'où les notions de maladies « chaudes », « froides », « sèches » ou « humides ». L'homme est ainsi indissociable de la nature dans laquelle il vit. Le délicat équilibre synonyme de santé est assuré par les quatre humeurs : le sang, la lymphe, la bile (bile jaune) et l'atrabile (bile noire, responsable de mélancolie, d'hypochondrie). Cette conception philosophique sera complétée par Galien qui ajoute la notion de « pneuma » ou souffle vital, plus tard assimilée à l'âme par l'Église.

▶ SOCRATE est considéré comme le premier des philosophes. La célèbre maxime *« connais-toi toi-même »* exprime sa conception de la philosophie : la sagesse naît de la connaissance produite par l'expérience individuelle, sa recherche s'inscrit dans un comportement quotidien fait de détachement d'avec les biens matériels.

Platon, 427-347 avant J.-C.

Platon, fortement marqué des principes socratiques, va en 387 avant J.-C. fonder sa propre école, l'Académie. Selon Platon, les quatre vertus de l'homme, comme de la cité, doivent être respectivement : *« La sagesse, le courage, la tempérance et la justice »*[1]. Ce seront les principes à l'origine de l'enseignement dispensé à l'Académie. Platon s'interroge sur la démocratie, le statut civique et les principes du droit. Se démarquant des mythes et des croyances, il interroge l'expérience.

Pour Platon, il y a nécessité de soumettre la pensée au principe de non-contradiction : si une chose reste vraie quels que soient les arguments qui lui sont opposés, elle doit donc être vraie intrinsèquement puisqu'elle ne peut être contredite.

Accéder à la connaissance des choses n'est possible que par une nécessaire distinction entre ce qui paraît et ce qui est. La vérité ne réside pas dans l'intelligible, le sensible. Il y a nécessité à rechercher la rationalité de toute chose, celle-ci se dévoile par l'élaboration d'hypothèses qui, toutes, convergent vers une explication ordonnée, obéissant ainsi à un principe d'organisation. Platon met la rhétorique au service du raisonnement logique.

1. PLATON, *La République*, livre IV. Garnier-Flammarion, 1996.

Platon réalise une réelle formalisation de la pensée humaine qui pose les principes d'une nouvelle science, donnant un statut théorique à la philosophie.

Aristote, 384-322 avant J.-C.

Aristote est un disciple de Platon. Comme Platon, Aristote fondera, vers l'âge de 50 ans, sa propre école, le lycée.

Son œuvre est extrêmement vaste et porte sur des sujets aussi variés que la philosophie, la métaphysique, la physique, la biologie, la météorologie, la politique. Pour Aristote, il ne s'agit pas d'examiner les idées mais d'interroger les réalités les plus humbles, celles du quotidien et d'y rechercher une logique.

Aristote est, de loin, considéré comme le fondateur de la logique car il établit entre les éléments des rapports de causalité en vertu du principe de cohérence intellectuelle. Aristote considère que, seuls la pratique et le concret permettent l'élaboration de théories. Les choses s'extraient de l'humaine nature pour s'élever à la pensée, à l'intelligible, faisant aussi émerger, par la connaissance, ce qu'il y a de divin en l'homme.

Aristote préconise l'observation comme moyen d'étude, il mettra d'ailleurs ce principe en application dans sa recherche en biologie : la connaissance émerge de l'observation du concret, du vécu, toutes choses auxquelles il est possible d'établir l'existence de principes de causalité. La logique aristotélicienne se fonde, de ce fait, sur un raisonnement de type inductif[2].

Aristote marquera et inspirera de grands hommes comme Kant (logicien), Marx (économiste), Nietzsche (philosophe).

Stoïcisme

Le stoïcisme est un courant philosophique qui naît au IIIe siècle avant l'ère chrétienne.

Il tire son nom de *stoa*, qui en grec, signifie « portique », lieu d'Athènes où ces penseurs avaient coutume de se réunir.

Ce courant va être très actif et se propager à Rome, jusqu'au IIe siècle après J.-C. Il va se tarir puis enfin se renouveler et influencer des penseurs comme Descartes ou Montaigne…

2. *Induction* : opération par laquelle on étend à un ensemble d'objets, un principe, une règle définis à partir d'observations. C'est donc généraliser, réaliser une abstraction à partir d'exemples concrets.

Les stoïciens tentent de penser l'homme en faisant abstraction de toute réalité métaphysique. Ils ne reconnaissent d'existence qu'aux corps.

Il existe, selon eux, une rationalité cachée de l'Univers, supposé parfait. L'homme participe au tout et est de ce fait un élément naturel de cet achèvement.

Le stoïcisme s'inscrit dans un contexte historique de refonte de société (édification des grands empires), où l'individu s'interroge. Voilà pourquoi les stoïciens ne proposent pas à leurs semblables un bonheur universel, mais une recherche individuelle de bonheur, accessible à tous, pourvu que chacun persévère dans l'acquisition de la sagesse.

Afin de parvenir à la sagesse, les stoïciens (les plus connus sont Épictète, Sénèque, Marc Aurèle) recommandent la pratique de l'ascèse. Celle-ci permet de maîtriser ses affects, en les rationalisant, en prenant de la distance vis-à-vis des événements : « *Il n'y a de servitude véritable que dans l'empire des passions* »[1]. Tristesse, maladie, douleur doivent être vécues comme des épreuves, qui, si on en triomphe, accroissent notre force.

On trouve dans le langage courant l'expression « rester stoïque », c'est-à-dire ne manifester aucune émotion face à un événement grave, censé nous toucher.

En résumé, le stoïcisme considère la connaissance comme une finalité de l'homme, elle prédispose à la sérénité, au bonheur et se conquiert par l'ascèse. Le développement de la pensée s'opère dans l'intériorisation et vise à une forme de rationalisation du vécu.

Épicurisme

Le mouvement épicurien naît également au IIIe siècle avant J.-C., avec Épicure (341-270 avant J.-C.).

L'épicurisme nie toute réalité métaphysique et se fonde sur une certaine forme de matérialisme, donnant une corporéité à l'âme. Ce que nous pensons naît de l'expérience du plaisir ou du déplaisir des choses vécues.

Selon Épicure, le bonheur de l'homme s'acquiert par la sagesse et est synonyme d'absence de troubles (souffrances corporelles ou troubles de l'âme). La sagesse s'obtiendra par toutes les méthodes que l'on jugera bonnes et de nature à procurer à l'homme de la satisfaction. C'est pourquoi le plaisir devient dans l'épicurisme une valeur centrale (alors que les stoïciens préconisent l'ascèse).

Expurgé de toute essence divine, le monde est accessible à l'homme par une saine jouissance des choses. La sagesse, résultat de l'expérience et de la maîtrise des désirs de l'homme, nourrit la connaissance universelle : en effet, la vérité se manifeste dans la sensation. Cette approche du monde anticipe le matérialisme de la philosophie des Lumières (développement, en particulier, des sciences exactes).

Scepticisme

Le scepticisme est un mouvement philosophique qui prend forme au IIIe siècle avant J.-C. et qui s'affirme en s'opposant à l'influence des dogmatismes ambiants, en particulier contre le stoïcisme.

Pour les sceptiques, les objets sont par nature indifférents, et le regard de l'homme leur confère une réalité dans l'apparence. Contrairement aux stoïciens, les sceptiques pensent que l'apparence des choses n'est pas synonyme de vérité, ils s'attachent à développer un argumentaire dirigé contre le monde sensible.

C'est pourquoi les sceptiques accordent une grande importance aux capacités que l'homme doit développer, il doit « suspendre son jugement », ne rien nier mais ne rien affirmer non plus.

Sextus Empiricus tente de développer une nouvelle manière d'interroger l'Univers, cette méthode prendra plus tard le nom de techniques de recherche empirique.

Pour les sceptiques, le bonheur, s'il réside comme pour les stoïciens dans l'absence de passions, et comme pour les épicuriens dans l'absence de troubles, réside également dans la capacité de l'homme à douter toujours de ce qu'il affirme comme vérité. Le sage est celui qui s'abstient de juger.

Ces différents courants philosophiques enrichissent la pensée universelle, mais ne sont pas de nature à procurer des réponses concrètes et applicables.

▶ **À UNE ÉPOQUE DE GRANDS BOULEVERSEMENTS HISTORIQUES,** de changements structurels de société, les interrogations philosophiques ne peuvent apporter à l'homme les réponses qu'il attend, quant à ce qu'il est et au « pourquoi » de son existence. La philosophie alimente le doute.

On comprend alors comment le christianisme naissant va, peu à peu, se substituer à la philosophie parce qu'il apporte à l'homme des croyances, des valeurs éthiques et morales, là où existe un « vide » que la philosophie n'a pu combler.

1. François CHÂTELET, *La philosophie de Platon à saint Thomas*. Hachette, 1972.

Moyen Âge

▶ **Le christianisme** qui se développe dans l'Empire romain, se constituant en quelque sorte comme une réponse aux multiples interrogations de l'homme, va pour un temps fermer la voie à la philosophie.

Le christianisme opère une transposition du devenir de l'homme dans l'au-delà. L'immortalité de l'âme projette les espérances de bonheur non dans la vie terrestre, mais vers un paradis de vie éternelle. La vie terrestre de l'homme va désormais être perçue comme participant de la fraternité des hommes et s'inscrit dans l'ordre du divin, la vie spirituelle apparaissant comme une préparation terrestre à l'éternité de l'âme. L'homme est invité à prendre non plus le chemin de la sagesse, mais celui de la sainteté.

Le christianisme, se substituant progressivement au polythéisme populaire, va, en outre, entraîner une grande défiance à l'égard de la philosophie.

▶ **Dès le IIIe siècle, deux attitudes se profilent à l'égard de la philosophie hellénique :** Certains pensent qu'une coexistence pacifique est possible entre théologie et philosophie, d'autres opèrent une rupture radicale, considérant cette dernière comme hérétique (négation de l'existence divine, paganisme).

Selon saint Augustin (354-430), la compatibilité n'est pas possible. L'œuvre de l'Univers ne peut être le fait que d'une essence supérieure, elle procède du divin. La hiérarchie dans l'ordre des créatures terrestres témoigne de cette vérité.

En effet, toutes les créatures terrestres obéissent à des gradations successives entre le corps, l'esprit et l'âme.

Les traductions latines des ouvrages juifs et arabes, en particulier les exégèses réalisées par Averroès (1126-1198) à partir des textes de Platon et d'Aristote, vont renouveler en Occident chrétien l'intérêt porté à la philosophie. Cependant, la vulgarisation de ces textes, leur approfondissement font naître le doute.

▶ **La philosophie serait-elle contraire à la morale chrétienne ;** les écrits scientifiques des philosophes, parce qu'associés à une négation de l'ordre divin, sont-ils forcément hérétiques ? En quoi le développement des sciences peut-il être en contradiction avec la foi chrétienne ? Enfin, le développement des sciences de la raison représente-t-il un danger pour la pérennité du christianisme ?

Saint Thomas d'Aquin (1225-1274)

Saint Thomas d'Aquin s'efforcera à travers son œuvre, à la fois théologique et philosophique, de répondre à ces interrogations.

S'inspirant des écrits d'Averroès, saint Thomas d'Aquin montre (comme l'ont fait juifs et arabes avant lui) qu'une harmonie est possible entre christianisme et philosophie. Il développe une conception de l'homme issu de la révélation : l'homme est créé par un dieu qui l'appelle à le rejoindre par-delà sa vie terrestre. Cependant, la révélation ne contredit pas la raison. Saint Thomas d'Aquin applique une démarche rationnelle qui classe les réalités de la nature selon une hiérarchie précise.

Cette subtile conjugaison confère aux « sciences de la raison » une moralité qui, dans l'Occident chrétien, va tolérer leur développement.

Cependant, cette théorie de la double vérité de la foi et de la raison s'effondre à mesure que les connaissances scientifiques progressent.

SAINT THOMAS D'AQUIN

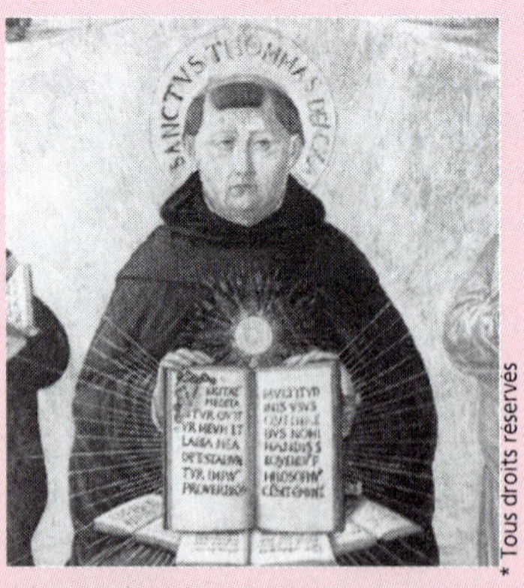

Né dans la petite ville d'Aquino, en Italie, Thomas d'Aquin étudie à Monte Cassino puis à Naples.

Il entre en 1244 dans l'ordre des Dominicains et devient docteur en philosophie religieuse.

Il enseigne successivement à Paris, Rome et Naples. Esprit supérieurement intelligent, il influence considérablement la pensée théologique. Il meurt en se rendant au concile de Lyon en 1274.

Fin du Moyen Âge

Historiquement, la fin du Moyen Âge coïncide avec l'apparition des sciences et l'ébranlement du théocentrisme.

Une scission radicale s'établit entre la connaissance humaine et la révélation divine.

Si cette époque préfigure l'homme libre penseur, l'humanisme de Descartes, elle marque également la fin de la philosophie telle que la concevaient les hellénistes. En effet, les sciences vont progressivement revendiquer un statut à part entière et vont concourir, elles aussi, à l'émergence de l'homme dual, à la fois esprit et corps.

Renaissance

Historiquement, la Renaissance recouvre les XVe et XVIe siècles et constitue une période de transition entre l'obscurantisme finissant du Moyen Âge et le XVIIe siècle, siècle du renouveau scientifique.

« *Le dialectique ascendante est le mouvement par lequel l'esprit s'arrache peu à peu à l'opinion pour accéder à la science* »[1].

La Renaissance s'inscrit bien dans cette transformation de la pensée humaine.

Comme dans toute période de transition, différents courants de pensée coexistent sans que l'un d'entre eux ne se dégage ou prédomine véritablement. Un terme pourtant symbolise la Renaissance : l'humanisme.

▶ **LE MOT HUMANISME,** qui n'apparaîtra qu'au XIXe siècle, désigne à la fois une époque et son idéal. Il rassemble des philosophes, des moralistes, mais aussi des inventeurs, des artistes, tous les hommes ayant participé à une transformation progressive de l'image de l'homme et de l'Univers.

1. François CHÂTELET, *op. cit.*

Parmi les plus illustres se trouvent Montaigne, Rabelais, La Boétie, Léonard de Vinci…

L'humanisme traduit un idéal, car il y a une volonté partagée de tous de préparer un devenir où l'homme tende vers la perfection. L'humanisme est synonyme de curiosité intellectuelle, de créativité. Les grands hommes de la Renaissance portent peu d'intérêt aux dogmes, préférant réinterroger les phénomènes naturels et la place de l'homme dans l'Univers, tel Copernic (1473-1543) qui, le premier, formulera une théorie héliocentriste de l'Univers sans même mesurer l'impact et les conséquences de sa découverte sur le devenir de l'humanité.

▶ **L'HUMANISME, ON LE VOIT ICI, S'IL VEUT ÊTRE NOVATEUR POUR L'ESPRIT HUMAIN, DOIT SE DÉMARQUER DU DOGMATISME RELIGIEUX.**

À une époque où il n'est pas concevable de mettre en doute le caractère divin de la création (donc de ses créatures), il s'avère également difficile d'opposer une quelconque critique aux principes et aux textes fondamentaux du christianisme.

Le XVIIe siècle, nous allons le voir, permettra cette « émancipation ».

XVIIe siècle

Le XVIIe siècle est riche de grandes découvertes qui traduisent, en tous domaines, une recherche de vérité et de progrès à la fois scientifiques et philosophiques.

L'engouement pour les sciences semble y traduire une quête d'indépendance à l'égard des Anciens (Platon, Aristote…), une sorte d'ambition à dépasser en grandeur les siècles précédents.

Les penseurs se muent en chercheurs et vont concevoir des méthodes et se doter d'outils d'expérimentation.

▶ **LES SCIENCES EXPÉRIMENTALES VONT BOULEVERSER LA PHILOSOPHIE.**

Le XVIIe siècle inaugure la pensée scientifique moderne comme nous permettent de le constater Galilée et Descartes.

Galilée (1564-1642)

Son véritable nom est Galileo Galilei.

Galilée rejoint son prédécesseur Copernic en affirmant que chaque planète tourne autour du Soleil

RENÉ DESCARTES (1596-1650)

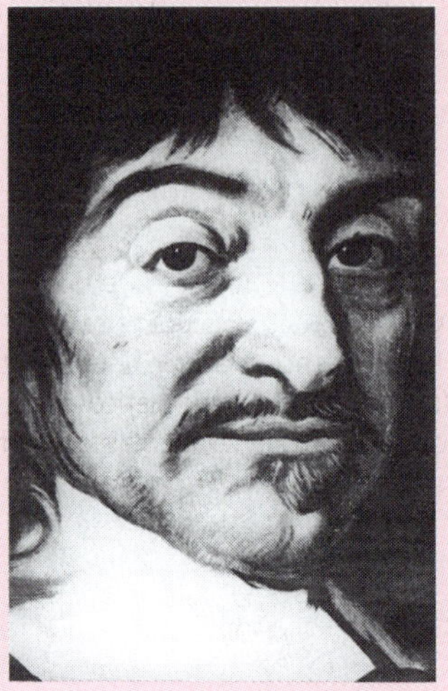

Né en Touraine, R. Descartes est élevé par ses grands-parents à La Haye. Il suit des études secondaires dans un collège jésuite. En 1615, il obtient son baccalauréat et une licence en droit. En 1618, Descartes retourne en Hollande avec l'intention de devenir militaire mais son attrait pour la philosophe se précise. Il revient en France en 1622, et y mène quelques années une vie à la fois mondaine et scientifique. En 1629, Descartes s'installe définitivement aux Pays-Bas. Curieux, il s'intéresse à la médecine, à la géométrie, à l'optique... Il publie en 1637 un ouvrage sans nom d'auteur: *Discours de la Méthode*.
En 1641, paraît l'ouvrage *Méditations métaphysiques*. Cependant, Descartes continue de voyager beaucoup en Europe du Nord. En 1650, sur la demande insistante de la reine Christine de Suède, Descartes se rend à Stockholm et l'instruit à la philosophie. Quelques mois après son arrivée, il contracte une pneumonie dont il meurt en l'espace de 48 heures.

et sur elle-même, et est en même temps le centre du mouvement relatif de ses satellites.

Le génie de Galilée réside à la fois dans le contenu propre de ses découvertes, certes fondamentales pour le développement ultérieur des sciences physiques et dans son imagination créative : il unit, pour une même recherche, dans un même but, la géométrie, les mathématiques, l'astronomie et son instrumentation optique.

Galilée, en reprenant la théorie héliocentriste de Copernic, apporte des preuves contraires aux Écritures et de ce fait nuit à l'équilibre préexistant entre l'humain et le divin, équilibre reposant sur une explication du monde à la fois simple, satisfaisante et apaisante. Il ébranle, plus encore que ne l'avaient fait ses prédécesseurs de la Renaissance, les fondements même de la société occidentale.

Et, redéfinir la place de l'homme par rapport au monde signifie repositionner Dieu par rapport à sa création, ce qu'évidemment l'Église ne peut accepter.

Un autre fait important doit être souligné à propos de Galilée; ce dernier met en œuvre une mutation de l'observation qui de philosophique et plutôt générale devient scientifique, à la recherche de connaissances concrètes probantes et reproductibles.

Descartes (1596-1650)

René Descartes possède un esprit curieux.
Comme tous les humanistes de l'époque, il s'intéresse à la philosophie mais ressent également de l'intérêt pour la médecine, la géométrie, l'optique, la physique. Il publie en 1637 un premier volume sans nom d'auteur (à cause de la condamnation en 1633 de l'œuvre de Galilée), intitulé *Le Discours de la méthode*, puis, en 1641, un ouvrage d'une importance considérable : *Les Méditations métaphysiques*.
Cet ouvrage, composé de plusieurs parties, pose les bases d'une méthode scientifique de recherche : produire la vérité par l'évidence.
Descartes précise comment la recherche qui naît de l'intuition doit rapidement glisser vers l'analyse, à l'aide d'une méthode de type déductif, afin de ne pas s'égarer dans la pure subjectivité.
Il met en garde contre l'opinion, le jugement, susceptibles de tromper nos sens, donc d'altérer nos facultés intuitives, ou nos capacités à raisonner.
Il expose également une méthode d'analyse de phénomènes, un ordre par lequel les éléments doivent être étudiés, par décomposition d'une donnée complexe en unités simples, plus facilement observables, enfin, la nécessité d'une recherche quantitative, affinant, complétant et argumentant une analyse qualitative.

Pour ce précurseur, la validation d'une hypothèse passe donc par une démarche méthodique qualitative et quantitative, c'est le concept de l'évidence scientifique (argumentation de l'étude de données objectives). Nous reconnaissons bien là les méthodes de recherche actuellement utilisées.
« ...*En remarquant que cette vérité : Je pense, donc je suis, était si ferme et assurée... Je jugeais que je pouvais la recevoir, sans scrupule, pour le premier principe de la philosophie que je cherchais... En sorte que moi, c'est-à-dire l'âme par laquelle je suis ce que je suis, est entièrement distincte du corps...* »[1]
Descartes tente de rendre évidente l'idée que l'âme (ici faculté de penser) n'a point besoin du corps pour exister, ni le corps de l'âme.

Une telle conception de l'être humain aura une portée considérable sur l'évolution ultérieure des sciences. Ce concept de l'homme dual, pour lequel l'esprit et le

1. René DESCARTES, *Discours de la méthode*, seconde partie. F. Alquié, 1976.

La psychologie et la sociologie sont indispensables à l'évolution des soins infirmiers.

corps sont distincts, a eu pour conséquence la différenciation des sciences, celles du corps et des corps (médecine, physique, biologie...), celles de l'esprit (philosophie, psychologie...) par ailleurs très récentes.

Le concept de l'homme dual est encore très prégnant. Le retour, dans la seconde moitié du XXe siècle, à une vision holistique[1] de l'homme sera difficile, car s'ajoutera à ce dualisme une approche fonctionnelle, qui tend à scinder le corps en différentes fonctions. **La psychologie et la sociologie vont contribuer à « reconstruire » l'homme et vont, de ce fait, être d'un énorme secours pour les soins infirmiers.**

Très tard dans l'histoire des sciences apparaîtront des zones de recouvrement, figurant une interdépendance de l'esprit et du corps et traduisant chez les chercheurs une opposition au cartésianisme.

1. *Holisme* : théorie selon laquelle le tout est infiniment plus que la somme de ses parties.

Descartes inaugure le raisonnement expérimental, la recherche migre désormais de la table d'étude vers le terrain de l'expérience pratique. L'observation, instrumentée d'une méthode hypothético-déductive, n'est plus philosophique ou générale mais scientifique, et témoigne d'un souci d'objectivité à l'égard des faits observés.

XVIIIe siècle

Le XVIIIe siècle est communément appelé le « siècle des Lumières ». Les hommes vont, en effet, s'efforcer de repenser le monde, d'examiner toute chose « à la lumière » de la raison.

▶ LES DISCIPLINES SCIENTIFIQUES telles que la biologie, la médecine, la physique, connaissent un grand développement; les recherches entreprises dans toutes les directions s'avèrent fructueuses. En tous domaines, la recherche s'appuie sur l'observation méthodique et l'induction.

La recherche d'une cause préexistante à tout phénomène est suspendue.

▶ LES EMPIRISTES, tels Locke (1632-1709) ou Hume (1711-1776) vont plus loin encore, ils récusent tout principe de causalité et affirment que l'esprit ne peut comprendre que ce qu'il perçoit ou conçoit. Priorité est donnée à l'intuition, la sensation, l'expérimentation et il est vain de chercher à expliquer la nature à l'aide de lois ou de principes supposés d'organisation.

Les empiristes s'opposent à toute forme de dogmatisme, que cela soit d'ordre religieux, scientifique, éthique. La rédaction de l'*Encyclopédie*, de 1751 à 1772, sous la direction de Diderot et de d'Alembert, constitue une compilation des sciences et des découvertes, tant pratiques que conceptuelles. Cette œuvre monumentale se veut une vulgarisation des connaissances qui, ainsi partagées de tous, libéreraient l'homme de ses préjugés et de ses croyances. Le progrès rendrait possible une projection optimiste de l'humanité vers son émancipation et son bonheur.

▶ UN PROFOND DÉSIR DE LIBERTÉ ET D'ESPOIR EN UN DEVENIR MEILLEUR marque cette époque. La Révolution française qui traverse et propulse le XVIIIe siècle vers la modernité reflète de telles aspirations.

Les transformations politiques vont ouvrir un nouveau champ de réflexion, celui de la philosophie politique, qui met la raison au service de la société des hommes, et qui instaure une nouvelle forme de rationalisme, le rationalisme pratique.

À l'exemple de Montesquieu ou Rousseau, c'est le fait social qui est analysé, avec raison, avec logique. Aux interrogations sur l'homme, Dieu, la nature viennent s'ajouter et pour longtemps, celles relatives à la société.

Emmanuel Kant (1724-1804)

Kant est un rationaliste qui se méfie à la fois de l'expérimentation scientiste et de l'empirisme. Il recherche les principes propres à expliquer la réalité des objets. Selon lui, il existe trois domaines de la raison : connaître, désirer, juger.

Ce sont, dit-il, nos représentations *a priori* qui déterminent nos motivations à rechercher la vérité par la connaissance et qui, de ce fait sous-tendent jusqu'à notre méthodologie de recherche.

Kant va fortement influencer le développement scientifique des XIXe et XXe siècles, parce qu'il pose les prémices d'une limite de la connaissance, d'un cadre théorique et éthique du savoir.

XIXe et XXe siècles

Les XIXe et XXe siècles présentent un caractère de continuité et certains des courants de pensée, qui se développent au cours de ces deux siècles, nous sont contemporains.

Au XIXe siècle, la réflexion théorique va en France porter sur l'histoire, compte tenu des événements qui succèdent à la Révolution. En Allemagne, l'unification de l'État prussien assure l'épanouissement de la philosophie postkantienne.

Courant idéaliste

Hegel et la dialectique

L'idéalisme posait jusqu'alors, comme finalité, la recherche ou le développement de l'homme parfait, idéal. Les sciences expérimentales déplacent, au XVIIIe siècle, la question philosophique vers la réalité de l'être et de la nature, leur vérité pragmatique.

La philosophie telle que la développe G.W. Hegel (1770-1831)[1] se doit de rendre superposables ces deux aspects de l'homme, en somme, le moi réel et le moi représentation qui, tous deux, ont participé à l'histoire de l'humanité.

Pour Hegel, le vivant s'exprime dans la contradiction. Une chose est à la fois elle-même et autre chose ou plus qu'elle-même, car elle porte en elle un devenir. Elle ne recouvre donc pas uniquement la réalité de l'instant.

Il importe de ne pas se contenter d'un savoir vrai, mais de rechercher dans le réel l'ensemble de ses significations possibles et à venir, en faisant jouer les contradictions. Tout objet ou tout phénomène se prêtant à ce type de démarche de la pensée constitue selon Hegel un concept.

Toute analyse se prêtant à ce type de démarche de la pensée, dans laquelle les contradictions représentent également des données réelles du problème, est appelée *logique dialectique*.

1. G.W.F. HEGEL, philosophe allemand qui a publié en 1807 sa première œuvre : *La phénoménologie de l'esprit*.

Si la réflexion de Hegel apporte une nouvelle méthode d'analyse des phénomènes, celle-ci reste en somme purement théorique. Friedrich Engels (1820-1895) propose d'appliquer la dialectique hégelienne à la réalité sociale; Karl Marx (1818-1883) va opérer une telle mutation.

Matérialisme historique

Selon Marx, la prise de conscience de la réalité des contradictions ne constitue que le point de départ qui permettra à l'homme de comprendre ses aliénations et les entraves à sa liberté. Une telle prise de conscience doit, par la suite, assurer une transformation radicale des structures économiques et sociales de la société :

« Dans la production sociale de leur existence, les hommes nouent des rapports déterminés, nécessaires, indépendants de leur volonté. Ces rapports de production correspondent à un degré donné du développement de leurs forces productives matérielles. L'ensemble de ces rapports forme la structure économique de la société… Ce n'est pas la conscience des hommes qui détermine leur existence, c'est au contraire leur existence sociale qui détermine leur conscience. »[2]

Nous ne développerons pas plus avant ce courant qui, né au XIXe siècle, a connu de nombreux développements jusqu'à nos jours.

2. Karl MARX, Contribution à la Critique de l'économie politique. *In* : *Œuvres complètes*, La Pléiade, Gallimard, 1965.

Matérialisme scientifique De Descartes aux théories évolutionnistes

La fin du XVIIIe siècle assurait le triomphe de l'expérimentation et de l'empirisme.

Le matérialisme scientifique s'inscrit au XIXe siècle comme un courant pour lequel le développement des sciences ne doit pas dépendre des hésitations de la pensée.

Positivisme

L'empirisme va donner naissance au positivisme, dont le représentant le plus illustre est Auguste Comte (1798-1857).

Une science est dite positive lorsqu'elle répond aux cinq critères suivants : science du réel, de l'utile, du certain, du précis, de l'irrécusable. Pour Auguste Comte, il existe un lien direct entre le progrès social et le progrès du savoir d'une société, c'est pourquoi toute science se doit d'être positive.

À l'opposé, certains scientifiques, restés fidèles à Descartes, privilégieront une orientation causaliste de leur recherche comme le déterminisme ou l'évolutionnisme.

Déterminisme

Le déterminisme émerge comme donnée scientifique vers 1820. Il répond aux aspirations de l'homme de science à expliquer les causes des phénomènes observés et en particulier la production, la création de la matière vivante.

Darwin (1809-1892) énonce dans *De l'origine des espèces*, publié en 1859, que les espèces vivantes subissent une sélection naturelle. Seules les mutations au sein des espèces les plus fortes subsistent et les caractères innés, propres à l'adaptation, sont transmises à leur descendance.

Selon Claude Bernard (1813-1878), la matière vivante est sujette à des phénomènes biologiques; elle obéit à des processus régulateurs. La finalité naturelle de tout être vivant est, comme s'attache à le démontrer Claude Bernard, le maintien d'un état d'équilibre.

Ce concept de régulation, « d'homéostasie », sera d'une importance capitale dans le développement ultérieur des sciences, mais il va également prendre du sens en psychologie et en sciences humaines.

Après les travaux de Claude Bernard, le déterminisme scientifique sera définitivement accrédité.

Cependant, une extrapolation du déterminisme scientifique autorisera la production d'une hypothèse proprement métaphysique, celle du déterminisme universel, selon laquelle, tous les phénomènes, y compris les activités de l'homme, se résument à des interactions de type mécanique.

Évolutionnisme

Herbert Spencer (1820-1903) reprend le paradigme darwinien de sélection naturelle des espèces et propose une application aux sociétés : seules les sociétés les plus adaptées sont de nature à évoluer et à subsister, en abandonnant les stades inférieurs d'organisation. La thèse évolutionniste sera également nommée « darwinisme social ».

Phénoménologie

La phénoménologie naît, en Allemagne, au début du XXe siècle avec Edmund Husserl (1859-1938). Elle va au départ se manifester comme une franche opposition à l'idéalisme ou l'empirisme, et comme la supériorité du vécu, du subjectif sur des constructions conceptuelles.

Avec Martin Heidegger (1889-1976), l'angoisse, l'ennui, la solitude sont des sentiments subjectifs qui révèlent à l'homme son existence en tant qu'être conscient. La phénoménologie interroge le subjectif et amène au renouveau philosophique.

Avec Jean-Paul Sartre[1] (1905-1980), ce sont l'absurdité de l'existence et l'intentionnalité des

1. Jean-Paul Sartre a écrit entre autres *L'Être et le Néant* (1943), *Critique de la raison dialectique* (1960), Gallimard.

actes qui révèlent notre conscience, notre finalité et les limites de notre liberté :
« Je suis perpétuellement condamné... à me reconstruire dans l'unité d'une vie, en présence des destructions que m'inflige l'extérieur... Totalement déterminé et totalement libre, obligé d'assumer ce déterminisme pour poser au-delà les buts de ma liberté, et faire de ce déterminisme un engagement de plus. »

JEAN-PAUL SARTRE (1905-1980)

Jean-Paul Sartre naît à Paris en 1905. Élève de l'École normale supérieure, il est reçu premier à l'agrégation de philosophie en 1929. Il exerce comme professeur en province, puis dès 1937, à Paris.

Davantage philosophe que politicien, J.-P Sartre examine le marxisme à la lumière de la phénoménologie. Mobilisé en 1939, il est fait prisonnier de juin 1940 à mars 1941. Confronté à la guerre et à la détention en camp, J.-P. Sartre tire de ses expériences, une réflexion qui alimente son œuvre. Il s'oriente, dès 1941, vers le théâtre. *Les Mouches*, *Huis clos* sont les œuvres théâtrales qui le font connaître au grand public. Il quitte l'enseignement en 1945 pour fonder une revue littéraire, *Les temps modernes*, qui publie les œuvres d'écrivains engagés.

Engagement, implication, « conscience imageante », liberté, choix..., tels sont les mots d'un courant philosophique naissant : l'existentialisme. En 1964, J.-P. Sartre refuse le prix Nobel de littérature. Atteint de cécité en 1975, il cesse d'écrire mais continue d'exprimer sa pensée lors de multiples conférences. Il laisse à sa compagne Simone de Beauvoir le soin d'écrire sa biographie.

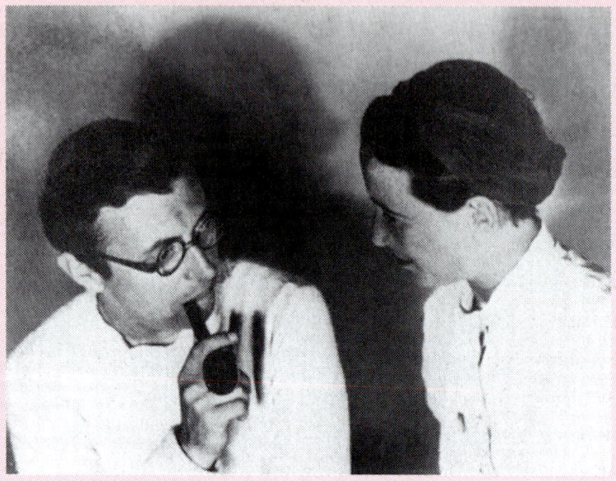

Conclusion

Les XIXe et XXe siècles vont être marqués par d'immenses progrès technologiques, et de profonds bouleversements structurels de la société :

- **La théorie des quanta,** celle de la **relativité** d'Einstein, remettent en cause les certitudes du savoir scientifique.
- **L'industrialisation** des sociétés interroge le devenir de l'humanité, mais ce ne sont plus les philosophes qui peuvent répondre, ce devoir incombe désormais à d'autres sciences telles que l'anthropologie, la sociologie, la psychologie.

▶ **EN REVANCHE, LES DÉCOUVERTES RÉALISÉES RÉCEMMENT EN EMBRYOLOGIE,** la maîtrise des méthodes de fécondation *in vitro*, et les manipulations génétiques devenues possibles renouvellent le questionnement philosophique sur l'homme, mais cette fois en termes d'éthique.

« Il n'y a pas d'histoire cumulative de la pensée philosophique... Autonome, la philosophie ne saurait être indépendante. Elle n'invente que lorsqu'elle s'ouvre sur les problématiques de son temps. »[1]

Les théories en soins infirmiers se fondent sur une philosophie de l'homme. Elles utilisent de nombreux concepts développés par les philosophes comme celui d'« équilibre » ou de « holisme ». D'autres notions sont venues enrichir les soins infirmiers, elles nous viennent de disciplines que nous allons parcourir brièvement.

1. François CHÂTELET, *op. cit.*

Bibliographie

CHÂTELET F. — *La philosophie de Platon à saint Thomas*. Hachette, collection Marabout-Université, 1972.

DESCARTES R. — *Discours de la Méthode*. F. Alquié, 1976.

FILLIOUX J.-C., MAISONNEUVE J. — *Anthologie des sciences de l'homme. Tome I : Des précurseurs aux fondateurs*. Dunod, 1991.

FOUCAULT M. — *L'archéologie du savoir*. Gallimard, 1969.

HALL E.T. — *La dimension cachée*. Seuil, 1979.

SARTRE J.-P. — *L'Être et le Néant*. Gallimard, 1943.

Approche anthropologique de l'homme

3

Introduction

Depuis très longtemps, les sociétés lointaines exercent à la fois fascination et crainte.

Au XVIe siècle, les navigateurs accumulent dans leurs carnets de voyages des anecdotes et des faits témoignant de la vie des peuplades « primitives ». Ces récits n'ont toutefois qu'un caractère purement descriptif. La facilitation des déplacements, la découverte de terres lointaines, l'édification d'empires coloniaux vont multiplier les contacts entre civilisations et susciter de nouvelles interrogations sur l'histoire de l'humanité, ou l'histoire des peuples.

Certains, tels Descartes, Rousseau ou Marx, tenteront une approche soit pragmatique soit historique de ces sociétés exotiques, fort différentes de celles de l'Occident et chercheront, par delà l'explication de leurs modes de vie, à retracer l'histoire de la civilisation occidentale.

Au XIXe siècle, alors que la sociologie étudie les sociétés en fondant son analyse sur les productions humaines ou les modes d'organisation institutionnelle, l'anthropologie va, quant à elle, se démarquer et opérer une approche des sociétés à l'aide de la notion de culture.

Terminologie

Le terme « anthropologie » fut utilisé pour la première fois par E. Kant en 1798, pour désigner les sciences de l'homme en général.

En France, ce terme désigna longtemps l'anthropologie physique, c'est-à-dire l'étude de l'homme comme espèce zoologique (analyse comparative anatomique et physiologique de l'évolution de l'espèce humaine depuis la préhistoire). Le terme « ethnologie » était lui destiné à l'étude descriptive des sociétés exotiques, considérées comme « archaïques » et peuplées de « primitifs ».

▶ AU XIXe SIÈCLE, seront distinguées :

- **L'ethnographie :** méthode d'observation sur le terrain et de collecte systématique des données se rapportant à un groupe humain.
- **L'ethnologie :** science qui s'attache à l'analyse théorique des données relatives aux sociétés humaines.

Dans les pays anglo-saxons, le terme « anthropologie » est générique et recouvre, dès le XIXe siècle, l'anthropologie physique, l'anthropologie sociale, l'anthropologie culturelle, mais aussi l'archéologie, la préhistoire et la linguistique.

▶ CLAUDE LÉVI-STRAUSS (né en 1908) proposera de réunir tous ces termes sous un même vocable : *démarche anthropologique*.

Cette démarche, partant de l'étude concrète réalisée sur le terrain, aboutit à la mise en évidence de lois générales. Elle comporte trois étapes.

- **La première est l'ethnographie,** qui s'emploie à décrire et classer les différents éléments d'observation d'une société (croyances, coutumes, institutions, tenues vestimentaires, outils, techniques, productions culturelles et artistiques).
- **La seconde étape est l'ethnologie :** à partir des données recueillies, l'anthropologue tente de dégager un certain nombre de mécanismes explicatifs de la société étudiée ou de réaliser une synthèse des données recueillies sur un même sujet de recherche (systèmes de parenté, systèmes religieux, économiques ou politiques).
- **La troisième et dernière étape est l'anthropologie proprement dite.** Elle consiste en l'analyse comparative de sociétés, à la recherche de similitudes de structure, de caractéristiques dominantes de la vie sociale de l'homme (prohibition de l'inceste, systèmes de parenté, symbolique des mythes).

Notion de culture

Le terme « culture » revêt de multiples sens. Il signifia longtemps une pièce de terre cultivée. Dès le XVIIe siècle, le terme est utilisé sur le mode abstrait pour désigner les disciplines de l'esprit, le raffinement des manières ; vers la fin de XVIIe siècle, le mot « culture » se vulgarise et fait référence à l'acquisition de connaissances par les disciplines de l'esprit. Au cours du XIXe siècle, ce terme va rivaliser avec un autre terme : « civilisation ».

Le XIXe siècle est résolument tourné vers son histoire et tente d'expliquer le présent à l'aide des événements passés. Ceci explique l'analyse comparative faite entre société moderne et sociétés « archaïques ».

Les découvertes en biologie et en génétique inaugurent le déterminisme scientifique qui, transposé à l'humanité et à son histoire, donne naissance à l'hypothèse d'un évolutionnisme social, synonyme de progrès, thèse qui permet de justifier la prépondérance des groupes sociaux les plus évolués.

Le terme « civilisation » désigne, dès cette époque, le mouvement par lequel l'humanité se construit et s'éloigne de la barbarie. À cet aspect universaliste s'ajoute une perspective pluraliste : il existe des civilisations, et l'on emploiera à ce stade alternativement les termes « culture » ou « civilisation » comme des synonymes.

Le courant évolutionniste tend à considérer les sociétés traditionnelles comme un état culturel minimal qui serait à la base de l'évolution à la fois historique et culturelle des différentes formes de sociétés, jusqu'aux sociétés les plus complexes, de type occidental. Il y aurait donc des niveaux culturels différents, une gradation successive dans l'évolution des peuples jusqu'à la forme la plus évoluée, symbolisée par les innovations technologiques.

▶ LA THÉORIE ÉVOLUTIONNISTE va être interprétée de manière différente en France et dans les pays anglo-saxons, selon que, dans le binôme culture-société, priorité est donnée à l'un ou l'autre terme du binôme.

Courant anthropologique anglo-saxon

L'Américain Lewis Henry Morgan (1818-1881), considéré comme l'un des pères fondateurs de l'anthropologie, décrivit la vie sociale et culturelle des Iroquois et fut l'un des premiers à mettre l'accent sur la recherche de terrain. L'ethnographie sera par la suite universellement reconnue comme méthode scientifique d'étude anthropologique.

Voici la définition que donnait en 1871 Edward B. Tylor (1829-1917), anthropologue britannique, à propos du concept de culture :

« *La culture ou la civilisation, considérée au sens ethnographique large, forme un ensemble complexe qui inclut l'acquisition de connaissances, les croyances, l'art, la morale, les lois, les coutumes, ainsi que toute aptitude ou usage acquis par l'homme en tant que membre d'une société.* »[1]

Cette définition renouvelle la concept de culture. Elle permet de dire que toute société, passée ou présente, témoigne d'une richesse culturelle qui, grâce au psychisme et à la créativité humaine, s'exprime dans les institutions, l'organisation de la vie collective, les lois ou les croyances.

1. E.B. TYLOR, « Primitive culture ». *In* : *Encyclopedia of social science*, 1871.

En attribuant à la société la capacité à s'organiser, E.B.Tylor introduit la notion de relativisme culturel. Il n'y a pas de groupes incultes.

Contre l'ethnocentrisme, le relativisme culturel

Le relativisme culturel est une « *méthode des sciences sociales (ethnologie, anthropologie sociale) : il vise à la perception de phénomènes culturels et sociaux et à leur description par l'adoption d'une attitude scientifique de détachement. L'ethnologue doit être à même de transcender ou d'éliminer pour un temps ses valeurs et conditionnements culturels, et de reconnaître la subjectivité de ce qu'il perçoit* » (in : *Encyclopedia of social science*).

C. Lévi-Strauss exprimera le refus de l'ethnocentrisme et l'importance du relativisme culturel dans une brochure consacrée aux problèmes du racisme et éditée par l'Unesco en 1952 :

« *Toutes les sociétés ont derrière elles un passé qui est approximativement du même ordre de grandeur. Pour traiter certaines sociétés comme des "étapes" du développement de certaines autres, il faudrait admettre qu'alors que, pour ces dernières, il se passait quelque chose, pour celles-là il ne se passait rien… En vérité il n'existe pas de peuples enfants ; tous sont adultes ; même ceux qui n'ont pas tenu le journal de leur enfance et de leur adolescence.* »

Diversification des courants anthropologiques

Dès les années 20, les anthropologues tendent à privilégier la compréhension des sociétés, à expliquer ce qui fonde l'unité d'une culture, comment telle société se donne une cohérence interne et ce qui la distingue d'une autre forme de société. La perspective holiste du concept de culture va être à l'origine de courants anthropologiques distincts.

▶ LA GRANDE-BRETAGNE s'est dotée de nombreuses colonies, ce qui contribue à multiplier les relations entres les différentes cultures et la société britannique. Sous l'influence du fonctionnalisme développé par A.R. Radcliffe-Brown, l'école britannique s'oriente vers l'anthropologie sociale.

L'école d'anthropologie sociale britannique s'attachera donc à l'étude de la morphologie sociale des groupes humains, ainsi qu'aux modes de fonctionnement qui assurent l'harmonie et la cohésion de leur structure.

▶ AUX ÉTATS-UNIS, les migrants, venus de toute l'Europe, ainsi que les populations indigènes, posent le problème de la diversité ethnique et des capacités d'intégration de ces différents groupes ethniques à la société américaine (idéal du *melting pot* américain). L'école américaine d'anthropologie va, très tôt, abandonner la thèse évolutionniste et s'orienter, elle, vers l'anthropologie culturelle.

Anthropologie culturelle américaine, culturalisme

Le courant culturaliste, également nommé « culture personnalité », se développe à l'université américaine d'anthropologie de Columbia dans les années trente.

Pour les culturalistes, la culture est considérée comme le fondement même des structures sociales et se définit en termes de comportement appris (ou acquis). Il y a de ce fait interdépendance entre la culture, sorte de cadre de référence, et notre personnalité.

Le concept de culture est ici désigné comme la somme globale des attitudes, des idées et des comportements partagés, des façons de faire en usage au sein d'un même groupe humain. Les institutions, créées au sein de cette société, ont une influence sur le développement de la personnalité. De ce fait, les personnalités individuelles présentent des caractéristiques semblables. Il se dégage, et c'est ce que les auteurs de l'école « culture personnalité » essaieront de repérer, un « modèle-type » de personnalité identifiable par les comportements et les attitudes.

Les premiers représentants de l'anthropologie culturelle furent Franz Boas (1858-1942) et Edward Sapir (1884-1939), qui était à la fois linguiste et ethnologue. Cependant, les auteurs qui développeront véritablement le culturalisme sont Margaret Mead (1901-1978), Ruth Benedict (1887-1948), Ralph Linton (1893-1953), trois anthropologues auxquels s'associe un psychanalyste, Abram Kardiner (1891-1981).

▶ ENTRE 1931 ET 1935, MARGARET MEAD réalise une enquête auprès de deux tribus d'Océanie : les Mundugumor et les Arapesh.

Les Mundugumor fondent leurs relations sociales sur l'agressivité, la jalousie, la violence. L'enfant Mundugumor est nourri de privations, de frustrations qui l'incitent à reproduire les modes de communication en usage.

Les Arapesh, dont l'environnement écologique est pourtant plus défavorable, développent la solidarité, l'équité et l'harmonie entre les sexes dès la prime l'enfance.

Pour M. Mead, le repérage de ces différents « schèmes » de personnalité permet d'appréhender le système de valeurs et la structure d'un groupe humain.

M. Mead explique comment la notion universellement répandue de motivation individuelle à exercer un rôle social n'est pas fondée ; au contraire, les rôles sociaux sont, au départ, aléatoirement déterminés puis méthodiquement distribués :

« *Du moment que la femme aime s'occuper de son enfant, nous avons admis que c'était là une disposition naturelle dont le sexe féminin avait été doté plus généreusement que l'autre…*

L'histoire du statut social des sexes est pleine de restrictions arbitraires dans le domaine intellectuel et artistique ; mais comme l'on suppose qu'il existe une certaine correspondance biologique entre les données physiologiques et l'émotivité, nous avons plus de difficultés à reconnaître le choix qui s'est opéré de façon tout aussi arbitraire sur le plan affectif. » [1]

▶ ABRAM KARDINER développera, quant à lui, le concept de « **personnalité de base** ». Ce sont les institutions qui façonnent les individus, ce sont les normes culturelles qui homogénéisent un ensemble d'individus et assurent la cohésion du groupe. De ce fait, les individus d'un même groupe culturel partagent un ensemble de caractéristiques communes, des traits typiques constitutifs, des comportements, des représentations collectives qui peuvent être définis comme le dénominateur commun des personnalités individuelles et que A. Kardiner nomme « personnalité de base ».

1. Margaret MEAD, *Mœurs et sexualité en Océanie*. Plon, 1935.

▶ L'ÉCOLE CULTURALISTE AMÉRICAINE DÉGAGERA UN AUTRE CONCEPT IMPORTANT, CELUI D'ACCULTURATION.

L'acculturation est un processus social qui survient lorsque deux cultures s'interpénètrent par le biais d'individus ou de groupes sociaux distincts, au cours duquel il y a transmission culturelle par l'emprunt et l'adoption de traits culturels appartenant à l'autre groupe.

Pour l'école culturaliste, tout ce qui peut être saisi comme une organisation, comme une régulation symbolique de la vie sociale participe de la culture, la culture se définissant comme l'agencement des éléments qui forment un tout doté de cohérence symbolique.

Anthropologie en France

Émile Durkheim et Marcel Mauss contribuent au développement des sciences humaines et incitent à la recherche ethnographique de terrain. Pour M. Mauss, la notion de « fait social total » implique une perspective holiste de la société et suppose que les éléments constitutifs d'un système de relations sociales, même s'il doivent parfois être isolés pour une meilleure identification, ne sont explicables qu'au sein d'une analyse globale, qui relie et donne un sens aux différents paramètres.

Cette manière d'aborder les sociétés va influencer profondément et pour longtemps la recherche, tant sociologique qu'anthropologique, deux disciplines qui apparaissent en France complémentaires (ne pas oublier que M. Mauss prônait l'interdisciplinarité). En France, les notions de culture et de société ne s'opposent pas, elles coexistent et s'intègrent au sein d'un même modèle d'analyse.

CLAUDE LÉVI-STRAUSS

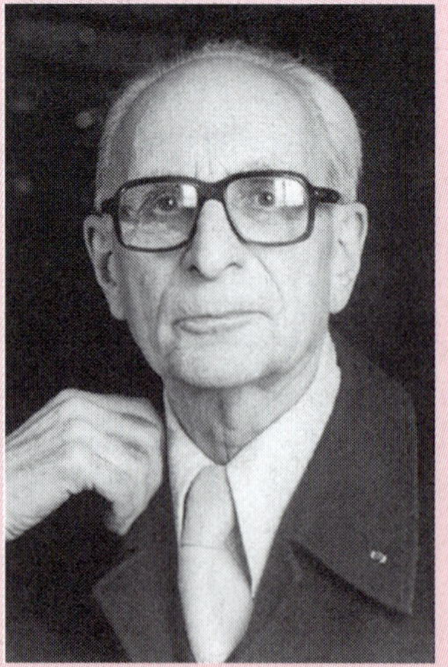

Claude Lévi-Strauss est né à Bruxelles, en 1908, de parents français. D'abord passionné de philosophie, il obtient son agrégation à l'âge de 23 ans. Après quelques années d'enseignement, il s'oriente vers l'ethnographie. Nommé professeur de sociologie de l'université de Sao Polo, il organise et dirige plusieurs missions ethnographiques dans le Mato Grosso et en Amazonie. Dès 1948, il publie les résultats de ses recherches. *Structures élémentaires de la parenté* (1949) pose les bases de l'anthropologie structurale, mais c'est le roman intitulé *Tristes Tropiques* (1955) qui le rend célèbre. De retour en France en 1948, il est alors sous-directeur du musée de l'Homme, puis directeur de l'École pratique des hautes études.
En 1958, il est élu professeur au Collège de France, à la chaire d'anthropologie précédemment occupée par M. Mauss. Les publications de C. Lévi-Strauss sont nombreuses, elles donnent un nouvel élan à la recherche anthropologique tant en France qu'à l'étranger. Parmi ses autres œuvres, citons : *Mythologiques, La pensée sauvage, Anthropologie structurale, La potière jalouse.*

Anthropologie structurale

Claude Lévi-Strauss ouvre le champ anthropologique à un mode d'analyse original des sociétés traditionnelles ou modernes, il s'aide des connaissances et des méthodes développées en phonologie[2].

Dans la réalité culturelle, les récits mythiques, les pratiques matrimoniales, l'organisation de l'espace social, les relations se trouvent codés. Ces codes comportent un contenu symbolique mais ont également valeur de réalité puisqu'ils s'expriment

2. *Phonologie* : spécificité de la linguistique qui s'attache à l'étude des infrastructures du langage. Les premiers spécialistes de la phonologie sont Ferdinand de Saussure, Edward Sapir et Noam Chomsky.

dans tous les actes de la vie quotidienne. Pour la société considérée, ces codes constituent la base structurelle de la vie sociale.

« La culture est un ensemble de systèmes symboliques au premier rang desquels se placent le langage, les règles matrimoniales, les rapports économiques, l'art, la science, la religion. »

Une question reste cependant posée à l'anthropologie : comment les cultures peuvent-elles être à la fois si différentes et présenter entre elles tant de similitudes ?

C. Lévi-Strauss suppose qu'il existe des **invariants structurels**, des éléments culturels présents, sous différentes formes dans toutes les sociétés.

« S'il existe des lois de portée générale qui font sens à travers l'apparente diversité des pratiques culturelles, il existe une structure liée à l'esprit humain, ayant un caractère universel, qui est à l'origine des pratiques. »

Mythes et systèmes de parenté

C. Lévi-Strauss étudie les relations entre les individus ou les groupes d'une société donnée et montre comment les mythes, les formes régulières d'échanges, les systèmes de parenté constituent les fondements mêmes du groupe.

Dans *Structures élémentaires de la parenté* (1949), C. Lévi-Strauss analyse quelques systèmes de parenté et montre que, dans certaines sociétés archaïques, les mariages entre cousins croisés ou cousins parallèles sont autorisés ou interdits, ceci indépendamment de la notion de consanguinité. Ces pratiques obéissent en fait à une logique de circulation des femmes, d'une tribu à l'autre ou entre les différents segments d'un même groupe culturel.

Il met en évidence les règles de prohibition de l'inceste qui existent dans toutes les sociétés, ces règles sont minimales dans les sociétés de type occidental (limitées à l'inceste père-fille, mère-fils), en revanche elles sont étendues dans les sociétés de type traditionnel (oncles, tantes, cousins directs ou indirects). La notion de prohibition de l'inceste constitue bien une donnée structurelle universelle.

C. Lévi-Strauss enrichit l'analyse anthropologique en introduisant la notion de cohérence dans les solutions apportées par l'homme pour réguler la vie du groupe.

Les échanges économiques peuvent être analysés de la même manière. Ils constituent le plus souvent la base sur laquelle se définissent les pouvoirs politiques.

CAS N° 1

Alors que j'exerçais comme infirmière au centre hospitalier de M..., un patient d'origine malienne, hospitalisé pour tuberculose pulmonaire, a exigé que les médecins lui rendent son sang, avant sa sortie de l'hôpital. Habituellement calme, il est devenu extrêmement violent. Pourquoi ?

Un grand nombre de prélèvements sanguins avaient été réalisés durant le suivi thérapeutique, et ce monsieur craignait que des pratiques maléfiques de sorcellerie réalisées sur son sang le frappent, lui, ainsi que sa lignée.

Le judaïsme confère au sang une valeur toute particulière, les aliments carnés seront préalablement débarrassés de leur sang puisque celui-ci transporte l'âme de l'animal « sacrifié ».

Dans le cadre de l'anthropologie structurale, il s'agira de comprendre en quoi le sang est un élément structurel (invariant) pour plusieurs communauté humaines.

Pour l'infirmier(e), tenir compte de ces diversités culturelles impliquera, entre autres, d'expliquer et de limiter les prélèvements sanguins ou de ne pas proposer du « steak tartare » à un juif orthodoxe.

C. Lévi-Strauss étudie également les mythes et les croyances. Si on s'intéresse au sens que des êtres humains, partageant les mêmes valeurs culturelles, donnent au mythe, on comprend combien le thème mythique détermine l'une des bases structurelles qui permet les relations humaines intra- et intergroupes.

Culture

Concernant la notion de culture, C. Lévi-Strauss développe dans *Race et histoire* (1952) l'idée que toute tentative de classement des sociétés à partir de la notion de culture relève d'une conception évolutionniste et ethnocentriste qui tend à regarder les sociétés selon un point de vue univoque.

C. Lévi-Strauss croit plutôt en deux modes distincts de pensée scientifique, l'un se fonde sur la connaissance et le savoir; l'autre, proche de l'intuition du sensible, se développe par la perception et l'imagination.

Ces deux modes demeurent complémentaires quelles que soient les sociétés étudiées, et, fidèle à la pensée holiste développée par E. Durkheim et M. Mauss, C. Lévi-Strauss continue d'attribuer au concept de culture, la notion de « fait social total ».

L'anthropologie française se spécialise également dans l'étude des techniques, en tant qu'elles constituent le témoignage des valeurs et des structures d'une société, et renferment une logique symbolique.

Anthropologie urbaine

L'anthropologie urbaine se développe dans les années 1910 et 1920 aux États-Unis avec l'école de Chicago, animée par R. Ezra Park (1864-1946)[1].

L'émergence de cette discipline est contingente de l'afflux massif d'immigrants, groupes disparates au sein de la société américaine et qui ont à intégrer les données culturelles de leur pays d'accueil.

▶ **POUR L'ÉCOLE DE CHICAGO,** la notion d'interactions entre l'homme et son environnement est fondamentale. L'analyse des relations entre groupes ethniques différents s'articule autour de la notion de communauté spatiale pour laquelle zones d'activité et espaces de vie sont bien différenciés, et réalisent ainsi une véritable écologie urbaine. Cependant, la dépréciation d'un site entraîne son abandon par les couches socio-économiques à revenus élevés et la réappropriation du site par des populations plus pauvres qui, jusqu'alors, étaient domiciliées en périphérie. Ces espaces, sujets à des grandes variations de populations, furent nommés par l'école de Chicago « zones de transition » car elles ont permis l'intégration progressive des migrants arrivés par vagues successives.

▶ **EN FRANCE, L'ANTHROPOLOGIE URBAINE SE DÉVELOPPE TARDIVEMENT,** elle fait suite au dépeuplement rural et à l'adoption par les paysans du mode de vie urbain (l'ethnologie rurale connaîtra un développement important entre 1920 et 1950).

La diversification des modes de vie dans les villes, l'émergence des grandes agglomérations urbaines, interrogent les anthropologues et les sociologues. Une approche anthropologique nouvelle s'amorce en France, il ne s'agit plus de se préoccuper des formes de vie sociale en voie de disparition mais d'étudier les sociétés qui vivent et se transforment.

André Leroi-Gourhan (1911-1986)[2] contribue au développement de l'anthropologie urbaine en France en réaffirmant l'étude de terrain.

Les événements de Mai 1968, les phénomènes de bandes en marge de la société, modifient le regard, à l'égard de banlieues et de la ville en général, des pouvoirs publics, peu préoccupés jusqu'alors par le développement de véritables problèmes de société, liés à l'urbanisation.

Dès 1976, des appels d'offre sont lancés par la mission de recherche urbaine (branche du ministère de l'Environnement), pour l'étude des phénomènes urbains. Ils témoignent de la reconnaissance de l'anthropologie urbaine comme discipline scientifique œuvrant au service de la société.

En 1978, G. Althabe[3] fonde une équipe de recherche en anthropologie urbaine et industrielle. Dès 1984, une équipe de chercheurs fonde le premier laboratoire d'anthropologie urbaine au CNRS.

Les études réalisées en France mettent en évidence des zones spécifiques de l'espace urbain au sein desquelles la vie est différente selon l'heure de la journée. Un même lieu est partagé selon l'heure du jour ou de la nuit par des groupes distincts, les chercheurs s'attachent désormais à l'étude de l'espace urbain en y intégrant la notion de « temps partagé ».

1. R. EZRA PARK, *The City, suggestion for the investigations on human nature on the urban environment*, 1925.

2. André LEROI-GOURHAN, *Évolution et techniques, l'homme et la matière*. Albin Michel, 1943.

3. Gérard ALTHABE, *Urbanisme et réhabilitation symbolique*. Anthropos, 1984. *Vers une ethnologie du présent*. Maison des sciences humaines, 1992.

Conclusion

La perspective holiste demeure. Les notions de culture et de société peuvent coexister ou s'opposer selon le modèle d'analyse ou l'approche privilégiés par l'équipe de recherche.

Cependant, ethnologie, anthropologie, phonologie ou sociologie tendent à s'interpénétrer, témoignant ainsi de la nécessaire complémentarité des sciences pour la compréhension des groupes humains et de leurs modes d'organisation sociale.

Aujourd'hui, l'anthropologie s'intéresse aux systèmes symboliques, aux modes de représentations et aux formes de perception du réel. Les champs de recherche s'étendent à des domaines aussi variés que les relations homme-femme, les pratiques de sorcellerie et leur efficacité symbolique, les représentations sociales du corps…

▶ CONCERNANT LA SYMBOLIQUE DU CORPS, DE LA MALADIE ET DE LA MORT, de nouvelles spécificités anthropologiques voient le jour, comme :

- **l'ethnomédecine** qui étudie les connaissances médicales et les pharmacopées indigènes ;
- **l'ethnopsychiatrie** qui s'attache à rechercher les représentations symboliques de la maladie mentale dans un groupe culturel considéré, et la manière dont la maladie s'exprime en termes de paramètres physiopathologiques (signes ou symptômes).

Toute personne possède un système symbolique qui lui est propre (et qu'elle partage avec les membres du groupe culturel auquel elle s'identifie), et qui trouve une traduction dans les valeurs, les croyances et les comportements spécifiques de cette personne.

Pour dispenser des soins adaptés, les soignants se doivent de décoder les systèmes symboliques, c'est ainsi que se développe la notion de soins infirmiers interculturels.

Les représentations symboliques inhérentes à chaque culture donnent un sens particulier aux concepts de santé, de maladie, de souffrance, de mort. L'identification d'un problème de santé n'est possible qu'à la condition de saisir le sens et la valeur que la personne elle-même attribue au binôme santé-maladie.

CAS N° 2

Dans la culture musulmane, la maladie relève de l'absence, de la perte de quelque chose. La guérison nécessite que l'on donne, que l'on ajoute… des médicaments, des piqûres, des pansements… Proposer un traitement chirurgical en première intention, ou, chez l'homme musulman, un régime sans sel, risque de provoquer des réactions inattendues, de suspicion et d'hostilité.

Bibliographie

ABDELMALEK A.A., GÉRARD J.-L. — *Sciences humaines et soins. Manuel à l'usage des professions de santé*. Masson, 2001.

ALTHABE G. — *Urbanisme et réhabilitation symbolique*. L'Harmattan, 1993.

ALTHABE G., FABRE D., LENCLUD G. — *Vers une ethnologie du présent*. Maison des sciences de l'homme, 1992.

BALANDIER G. — *Anthropologiques*. Le Livre de poche, 1985.

LAPLANTINE F. — *Anthropologie de la maladie*. Payot, 1993.

LEROI-GOURHAN A. — *L'homme et la matière*. Albin Michel, 1992.

LÉVI-STRAUSS C. — *Tristes Tropiques*. Plon, 2002.

LÉVI-STRAUSS C. — *Anthropologie structurale*. Pocket, 1998.

NEWMAN-GIGER J., DAVIDHIZAR R.E. — *Soins infirmiers interculturels, recueil de données et actions de soins*. Lamarre, 1992.

Approche sociologique

4

Introduction

L'apport des sciences humaines aux soins infirmiers est immense. Les sciences humaines ont rendu possible la formulation des problématiques, des paradigmes[1] qui facilitent la compréhension des comportements humains.

La philosophie, nous l'avons vu, a permis de développer des courants d'analyse. Ils restent cependant trop théoriques, et ne sont pas de nature à expliquer la société en expansion.

▶ LES SCIENCES HUMAINES SE DÉVELOPPENT AU XIXe SIÈCLE au moment où s'affirment les sciences de la nature et la philosophie historique.

Cependant, même ces nouvelles disciplines ne peuvent expliquer les sociétés qui, connaissant un progrès continu, sont en voie de complexification.

L'anthropologie et la sociologie se démarquent du courant philosophique et correspondent à des interrogations nouvelles de l'homme sur lui-même.

▶ LA SOCIÉTÉ NOUVELLE S'INDUSTRIALISE et, avec elle, les interrogations se transforment et visent à définir (ou clarifier) la nature et les principes générateurs de changement. Certains précurseurs des sciences humaines comme Auguste Comte (1758-1857), Alexis de Tocqueville (1805-1859), Herbert Spencer (1820-1903) invitent à étudier les phénomènes sociaux à l'aide de théories économiques (développement de la statistique, matérialisme historique de Marx) ou biologiques.

Le courant évolutionniste, inauguré par H. Spencer, va être à l'origine du développement de la sociologie et, plus tard, de l'anthropologie. Un diversification des sciences humaines apparaît dès le début du XXe siècle, chacun revendiquant une spécificité et des méthodes d'analyse qui lui sont propres. Mais toutes cependant s'attacheront à expliquer les phénomènes sociaux, les comportements humains avec, en toile de fond, une société au sein de laquelle le travail, devenu valeur centrale, modifie la vie sociale au point de voir se développer les grandes mégalopoles, lieux de regroupement des hommes.

1. *Paradigme* : mode de conceptualisation, ensemble structuré de concepts formant une théorie acceptée et faisant l'unanimité d'une communauté scientifique. Les paradigmes actuels de la sociologie sont le fonctionnalisme, le structuro-fonctionnalisme, le structuralisme et l'actionnalisme.

Précurseurs de la sociologie

Le mot « fonction » n'acquiert un sens spécialisé qu'au XIXe siècle à mesure que s'affirment la biologie et les mathématiques. En biologie, l'étude systématique de l'organisme (dont le précurseur est Claude Bernard) conduit à distinguer les organes ou appareils de leurs fonctions.

Les organes ou appareils seront laissés à l'anatomie, tandis que les fonctions relèveront de l'étude des physiologistes. Pour la biologie, le terme fonction revêt le sens suivant : ensemble coordonné des opérations réalisées par un appareil (ou organe) qui sert au maintien de la vie.

Il y a, dans cette définition, une finalité à l'organisme humain, celui d'exister et se reproduire.

Herbert Spencer et l'évolutionnisme

Herbert Spencer introduit la notion de fonction en sciences sociales. Selon lui, les différentes parties ou structures de la société ont pour fonction de préserver la cohérence du tout que représente la société.

Il pose les fondements de l'étude de la morphologie sociale : l'homme est un être biologique qui a conscience de sa finitude et éprouve un besoin de bien-être qui le pousse à contribuer à l'évolution du milieu (en l'occurrence la société) dans lequel il vit.

Émile Durkheim

Émile Durkheim (1858-1917) est considéré comme le père fondateur de la sociologie. Il a publié deux ouvrages qui, de nos jours encore, constituent une référence :

– *La Division du Travail social* (1893).

– *Les Règles de la méthode sociologique* (1895).

Selon Durkheim, il existe une infinie variété des buts humains. Le finalisme, qui cherche à expliquer les comportements humains à partir de buts présupposés, doit être récusé, invalidé. C'est à partir des phénomènes sociaux qu'il convient d'expliquer les comportements humains, donc la société.

Le concept de société se fonde sur la notion de solidarité entre les individus, dont dérive celle de conscience collective.

« La conscience collective est l'ensemble des croyances et des sentiments communs à la moyenne des membres d'une société. »

Il y a, selon Durkheim, primauté de la société sur l'individu, les phénomènes collectifs dominent et sont à l'origine des comportements individuels.

À partir d'une étude sur le suicide, E. Durkheim développe deux concepts fondamentaux de la sociologie moderne : le *fait social* et l'*anomie*.

La suicide est un phénomène social que l'on retrouve dans toutes les sociétés; selon des contextes différents. Il s'agit de le considérer indépendamment de la décision ultime de l'individu.

ÉMILE DURKHEIM, 1858-1917

Né à Épinal, cet érudit, fils de rabbin, obtient, en 1882, une agrégation de philosophie. Soucieux de préserver la cohésion sociale de la nation, E. Durkheim va s'interroger sur les principes qui fondent une société, et sur la place qu'y occupe l'individu, ceci l'amène à se consacrer à la sociologie. En 1887, E. Durkheim exerce comme professeur en sciences sociales et pédagogie à la faculté de Bordeaux. À partir de 1902, il occupe une chaire de sciences de l'éducation et de sociologie à la Sorbonne.

Il meurt à Paris en 1917.

Le fait social est donc un phénomène ou un événement susceptible d'exercer une contrainte sur l'individu.

E. Durkheim explique les formes du suicide, à partir de données statistiques, et confirme l'hypothèse que le suicide puisse être lié à un problème d'intégration à la société, vécue par l'individu comme une contrainte externe. De ceci dérive le concept d'anomie.

L'anomie est un état de trouble, d'absence d'intégration à la société qui fait suite au dérèglement des besoins, par rapport aux possibilités qu'offre la société pour les satisfaire.

À partir de cette étude sur le suicide, une définition de la sociologie peut être posée : la sociologie est l'étude de la réalité sociale, elle est une science dont le but est de faire émerger les faits sociaux significatifs susceptibles d'expliciter la conscience collective. Elle démontre en quoi les institutions sociales correspondent à des représentations mentales collectives de solidarité.

Des lors se crée en France l'école française de sociologie, dont les disciples les plus éminents seront : Lucien Lévy-Bruhl (1857-1939), Maurice Halbwachs (1877-1945) et Marcel Mauss (1872-1950).

Marcel Mauss

Marcel Mauss, neveu et disciple de Durkheim, est à la fois sociologue et ethnologue.

Il pose pour principe la dépendance et la nécessaire complémentarité des sciences sociales dans *Essai sur le don, forme archaïque de l'échange*, et introduit en 1924 la notion de « fait social total ».

▶ Le fait social total

Il traduit l'interaction, l'interdépendance des composantes d'une société, l'intensité des liens entre les aspects juridique, économique, religieux et symbolique d'une société. M. Mauss insiste sur les apports théoriques indispensables de la psychologie.

Cette notion de « fait social total » préfigure le holisme, concept qui trouve une application en soins infirmiers, mais qui va d'abord se développer dans les écoles américaines d'anthropologie sociale.

E. Durkheim et M. Mauss contribuent à définir l'objet de la sociologie, il reste à cette science à se définir des méthodes d'étude.

Méthodes en sociologie

En sociologie, deux groupes de méthodes peuvent être distingués à partir d'approches dites statiques ou dynamiques.

Sociologie statique

Elle s'attache à l'étude de la société au repos, elle privilégie l'analyse des phénomènes sociaux en un espace temps donné. Elle s'intéresse aux phénomènes présentant une périodicité, tels ceux liés aux saisons, comme l'agriculture (moisson, foires…), l'utilisation des monnaies, la circulation des marchandises, les rituels religieux ou festifs, les rites d'initiation, les cérémonies.

La sociologie statique délaisse les changements qui surviennent au sein d'une même société et tend à privilégier l'analyse comparative des similitudes ou des différences entre sociétés de niveau structurel analogue. Elle privilégie le temps synchronique. Elle exprime ses conclusions sous la forme de compilations de type descriptif ou statistique.

Aujourd'hui les données statistiques sont indispensables pour valider des résultats de recherche, elles ont permis la détermination des catégories socioprofessionnelles ainsi que l'identification d'indicateurs démographiques significatifs de changements au sein d'une société.

Par exemple, le chiffre qui indique la durée moyenne de vie (ou longévité) de l'homme intègre à la fois les données de la santé (état de santé des individus, niveau des connaissances médicales, accès aux soins), le niveau de vie (production agricole, industrielle, technologique) mais aussi le niveau de sécurité de ses institutions (école, police, tribunal).

Sociologie dynamique

Elle a pour origine l'école d'anthropologie sociale de Chicago de 1920 à 1950, mais va par la suite être adoptée partout. Elle s'intéresse aux facteurs d'équilibre ou de déséquilibre sociaux, aux phénomènes de réajustement et de changements sociaux au cours d'un espace temps en évolution, pour une même société. La sociologie dynamique analyse les phénomènes sociaux, à partir de données empiriques et théoriques, en termes de mouvement, de changement, d'évolution. La sociologie moderne, dans son ensemble, est de type dynamique.

Courants sociologiques

Fonctionnalisme

Ce courant sociologique apparaît dans les années trente, ses représentants en sont B. Malinowski (1884-1942) et A.R. Radcliffe-Brown (1881-1955).

Le fonctionnalisme est une analyse sociologique qui se veut dynamique. Il assimile la société à un système intégré, au sein duquel existent des liens d'interdépendance.

Toute institution, tout comportement, sont des éléments d'un système qui est fonctionnel. La société est considérée comme le système le plus englobant, les institutions en sont les sous-systèmes. Les liens d'interdépendance assurent la cohésion du système et contribuent à son évolution.

Les faits sociaux impulsent un mouvement au système, dans le seul but d'en conserver l'équilibre interne.

▶ À CETTE THÉORIE FONCTIONNALISTE, deux critiques seront formulées :

- **Elle attribue un rôle mineur aux systèmes symboliques** que l'on trouve dans la parenté, le cérémonial ou le mythe.
- **Elle exprime une tendance organiciste et normative** au sein de laquelle les individus ne sont pas pris en considération.

Structuro-fonctionnalisme

Talcott Parsons (1902-1980) est l'auteur américain qui a tenté une analyse globale de la société. Il réalise une étude sur l'institution familiale et constate que, dans les sociétés industrielles, la famille tend à se réduire à la famille nucléaire (parents et enfants) à l'opposé de ce qui se passe dans les sociétés traditionnelles, où la famille est étendue aux ascendants (grands-parents) et collatéraux (oncles, tantes, cousins...).

Selon T. Parsons, la famille est une institution, un élément de structure de la société. Elle ne peut disparaître, mais elle peut se transformer selon la fonction que la société (la conscience collective) attribue à la famille et aux liens de parenté en général.

Dans une société de type industriel, il est nécessaire que les individus s'adaptent au marché de l'emploi. Cela sous-entend des liens suffisamment souples avec les ascendants pour qu'il y ait une mobilité géographique et une orientation professionnelle différentes de celle du père ou des oncles. Il y a de ce fait homologie de structure entre la société industrielle et la famille nucléaire.

▶ TALCOTT PARSONS FONDE LA THÉORIE STRUCTURO-FONCTIONNALISTE DE LA SOCIÉTÉ sur trois types d'éléments (figure 4.1) :

- **Les éléments de structure** : ce sont les rôles liés aux activités des individus dans la société, c'est-à-dire les collectivités (famille), les normes et les valeurs (travail).
- **Le système général d'action des individus** : qui se divise en quatre sous-systèmes : biologique, psychologique, social (interactions, relations entre les individus) et culturel.
- **Les fonctions** : système et structure forment un ensemble dynamique en interaction selon quatre types de fonctions possibles : stabilité normative, intégration, poursuite des buts et enfin adaptation.

▶ CETTE THÉORIE VA ÉVOLUER AU COURS DU XXe SIÈCLE ET PRENDRE LE NOM DE FONCTIONNALISME SYSTÉMIQUE. La théorie fonctionnaliste moderne empruntera à la biologie et à la cybernétique les termes d'autorégulation, d'équilibre, de systèmes. Elle s'attachera également à l'étude des institutions, des organisations en termes de systèmes, ainsi que de faits sociaux qui expriment un déséquilibre, un dysfonctionnement visant à un nouvel état d'équilibre et d'efficacité.

La première définition donnée par l'OMS, pour définir l'être humain, s'inspire du structuro-fonctionnalisme : l'être humain est bio-psychosocial. De nombreuses théories en soins infirmiers émergent de ce courant (théorie de Johnson, 1950 ; de Rogers, 1961 ; de Roy, 1970...). Plus tard, René Dubos exprimera la santé comme un processus dynamique visant à l'adaptation et dans lequel l'individu mobilise ses ressources (conduites humaines) physiques, émotionnelles, intellectuelles dans le but de se réaliser pleinement.

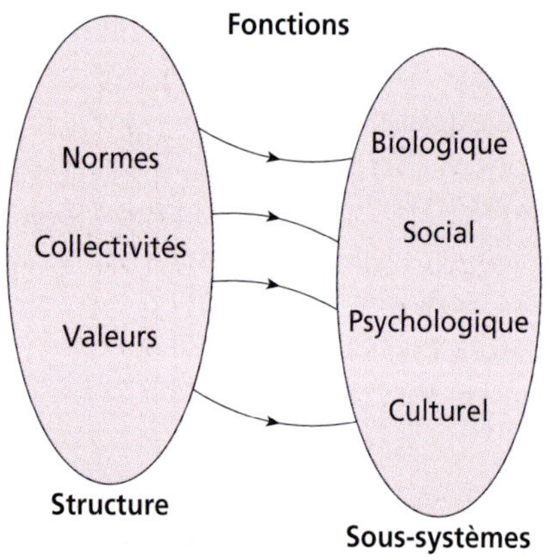

Fig. 4.1. Illustration de la théorie structuro-fonctionnaliste de T. Parsons.

Sociologie moderne

▶ LES THÉORIES FONCTIONNALISTES feront leur apparition dans les écoles françaises de la sociologie renaissante d'après 1945. La société française d'après-guerre est en voie de mutation. L'essor technologique et l'industrialisation concourent à un bouleversement démographique, les zones rurales se dépeuplent au profit des villes, qui deviennent de grandes agglomérations urbaines. Comment analyser cette société qui change ?

Les sociologues analysent la société comme un système d'institutions visant à l'intégration sociale et à la socialisation des migrants. Mais, si la société intègre, elle engendre aussi l'exclusion.

▶ UNE LECTURE POLITIQUE, dominée par l'idéologie marxiste (analyses de Louis Althusser), fait de la société industrielle un système capitaliste de domination et de centralisation bureaucratiques des pouvoirs. Les institutions y sont les opérateurs du contrôle social (études de Michel Foucault[1]) et du

1. Michel FOUCAULT, *Histoire de la folie à l'Âge classique. Surveiller et punir*. Gallimard, 1976.

maintien de l'ordre. Les faits sociaux signifient peu de choses, dans une société où la capacité d'action de l'individu est nulle.

De telles analyses, en insistant plus sur les mécanismes de désintégration, de désagrégation, offrent une vision pessimiste du changement social.

Pourtant, l'image d'une société sans acteurs et sans débats ne cadre pas avec la réalité observable, alors comment la sociologie pourrait-elle expliquer les effets émergents, non attendus et non voulus ?

▶ UN NOUVEAU COURANT SOCIOLOGIQUE apparaît dans les années soixante-dix, il s'accompagne d'attitudes moins hostiles à l'égard de l'État et des institutions (abandon des idéologies révolutionnaires) et d'un regain de confiance en la démocratie et dans les changements sociaux ou politiques.

Sociologie des acteurs

Dans cette perspective, les individus redeviennent les acteurs du changement social, chacun s'efforçant, au sein d'une société en mouvement, d'élaborer une stratégie propre à promouvoir ses choix. Les conduites sociales, étendues au plan macroscopique (concernant la société toute entière) ou microscopique (une institution ou une phénomène spécifique), traduisent des interactions humaines qui débouchent sur des décisions génératrices de changement.

▶ LA RUPTURE AVEC LA SOCIOLOGIE CLASSIQUE FONCTIONNALISTE s'annonce avec, en particulier, E. Morin et A. Touraine[1], qui, les premiers, contribuent à la réhabilitation d'une sociologie de l'acteur et du changement social.

Analysant le champ sociologique des années soixante-dix, A. Touraine distingue quatre orientations fondamentales de la sociologie actuelle, selon les concepts qui s'y trouvent privilégiés (tableau 4.1) :

- **Logique du système.**
- **Projet de l'acteur.**
- **Intégration.**
- **Conflit.**

Sociologie actionnaliste

Alain Touraine contribuera à définir la sociologie actionnaliste, tandis que d'autres auteurs vont, à partir des principes généraux de cette nouvelle sociologie, s'attacher à en définir les méthodes.

1. Alain TOURAINE. *Le Retour de l'Acteur*. Fayard, 1984.

Tableau 4.1. Les courants sociologiques (selon A. Touraine,* État des sciences sociales en France *(sous la direction de Guillaume M.). La Découverte, coll. Repères, 1986).

	Système	*Acteur*
Intégration	Rationalisme utilitariste (Raymond Boudon)	Analyse des stratégies (Michel Crozier Raymond Aron)
Conflit	Structuralisme critique (Pierre Bourdieu)	Sociologie de l'action (Alain Touraine)

Principes

La théorie actionnaliste reconnaît à la société une capacité à agir sur elle-même. La structure économique des sociétés occidentales ne détient plus une position centrale. L'émergence de mouvements ou de conflits sociaux n'est pas liée à la structure économique de la société, mais à des conduites d'engagement des acteurs, conduites centrées vers des buts collectifs qui présentent un caractère symbolique.

L'action signifie à la fois engagement de l'acteur (individuel ou collectif) dans un environnement de contraintes et de moyens, elle signifie également le sens donné à cet engagement.

Les phénomènes sociaux doivent de ce fait trouver une explication dans les rapports entre acteurs.

Interactionnisme symbolique

L'étude des interactions entre groupes sociaux a commencé dès le début des sciences sociales avec Marcel Mauss.

▶ LE CHAMP DU SYMBOLIQUE relevait, jusqu'à ces vingt dernières années, des études réalisées en anthropologie (théorie structuraliste de C. Lévi-Strauss), de la psychanalyse ou de la psychosociologie.

L'interactionnisme symbolique, méthode d'analyse proprement sociologique, apparaît vers 1965. Il confère à l'acteur une capacité à produire les phénomènes sociaux à partir d'enjeux symboliques qui s'expriment au cours d'interactions sociales.

Les relations entre individus ou entre groupes sociaux s'expriment en termes d'interactions. Les interactions sont sources de symbolique. En influençant la conscience collective, ces interactions symboliques engendrent le changement social.

Erwing Goffman analyse les interactions humaines au sein de la vie asilaire (1961), ceux à l'origine des processus de déviance (stigmates, usages sociaux des handicaps, 1975). Selon lui, les phénomènes d'exclusion résultent du marquage (*labelling*) de l'individu qui ne se conforme pas aux normes. Le marquage initial (par exemple un séjour en prison, un délit mineur...) se traduit ensuite par la stigmatisation du comportement déviant et aboutit à l'exclusion (la personne ayant commis un délit ne peut retrouver un travail, elle est exclue et s'exclut aussi elle-même).

L'interactionnisme symbolique s'intéresse aux jeux des acteurs, ainsi qu'aux représentations sociales, aux symboles qui se trouvent activés lors de l'interaction. Il permet l'étude des phénomènes microsociologiques.

De nombreux théoriciens en soins infirmiers ont recours à l'interactionnisme symbolique pour expliquer les relations sociales insatisfaisantes et de nature à perturber la santé. Certains diagnostics infirmiers comportent des processus d'interaction :

- dans leur définition (par exemple, *diagnostic infirmier* : perturbation des interactions sociales) ;
- dans leurs facteurs favorisants (interactions client-membre de la famille... pour le diagnostic : stratégie d'adaptation familiale inefficace).

▶ **Aujourd'hui, en France,** les sociologues qui analysent les différents types de « déviance » (délinquance, désocialisation) ou de stigmatisation (punks, bandes zoulous, skinheads...), au sein des microsociétés que représentent les banlieues, ont recours à l'interactionnisme symbolique.

Les résultats de recherche, relatifs aux phénomènes de bandes, attestent de la pertinence de cette approche.

Si la société prend aujourd'hui conscience des processus de stigmatisation puis d'exclusion, c'est bien parce que, lassés de souffrir en silence, les acteurs « déviants ou marginalisés » s'expriment, conscients que l'expression de leurs sentiments d'injustice ou de mal-être peut, au long cours, permettre le changement social. Les « sans domicile fixe » en sont actuellement l'exemple le plus frappant : par le biais des médias, ils émeuvent la collectivité et contribuent à ce que leur situation soit reconnue comme un problème de société prioritaire.

La sociologie contemporaine a bien du mal à se situer. Doit-elle uniquement analyser et expliquer les faits sociaux ou doit-elle s'impliquer dans le changement social en incitant les politiques à reconsidérer lois et institutions ?

Les responsables institutionnels passent commande d'études sociologiques ou psychosociologiques (rapports sociaux, audits) et les sociologues deviennent ainsi des catalyseurs du changement social puisqu'ils influencent l'opinion.

Certains auteurs affirment que, trop impliqué dans une société en mouvement et en voie de profonde mutation, il est difficile pour le sociologue aujourd'hui, de prendre le recul nécessaire à une analyse objective.

▶ **D'autres enfin, comme Alain Touraine, pensent que la sociologie doit effectuer une critique de sa propre production** (théorie, méthodes, conséquences), en évaluer les enjeux, en d'autres termes se construire une éthique si elle veut éviter le dérapage consécutif à des applications institutionnelles insuffisamment analysées ou contrôlées.

La sociologie apporte sur l'homme des connaissances relatives à sa vie sociale, familiale, à ses conduites d'engagement ou de désengagement avec son tissu social. Elle explore des domaines de production humaine aussi variés que ceux du travail, du chômage, de l'exclusion, des fléaux sociaux, des organisations, des institutions, et tant d'autres encore. La sociologie s'efforce de développer des méthodes propres à l'analyse des phénomènes ou des productions humaines. En cela, elle enrichit le patrimoine des connaissances que nous possédons concernant l'homme dans son unité et son environnement.

Jusqu'au début du xxe siècle, la sociologie s'est efforcée de valider des concepts, l'homme y était objet d'étude. La sociologie de l'acteur réhabilite l'homme, sujet de la sociologie moderne, qui retrouve ainsi une place centrale dans la société d'aujourd'hui.

Bibliographie

Ansart P. — *Les sociologies contemporaines*. Seuil, coll. Point, 1990.

Couvreur C. — *Sociologie et hôpital, approche sociologique du monde de la santé*. Le Centurion, coll. Infirmières d'aujourd'hui, 1979.

Foucault M. — *Histoire de la folie à l'âge classique*. Gallimard, 1976.

Morin E. — *L'esprit du temps*. Grasset, 1962.

Morin E. — *Sociologie*. Fayard, 1984.

Touraine A. — *Le retour de l'Acteur*. Fayard, 1984.

Approche psychologique

5

Définitions

La psyché est le nom de l'âme (du grec *psukhê* : « l'âme sensitive »).

Psyché est une héroïne de la mythologie grecque. Extrêmement belle, elle est aimée par Amour (Éros) qu'elle n'a pas le droit de regarder. La curiosité étant plus forte, elle perd son amant et devient l'esclave d'Aphrodite. Cependant, Amour la sauve et elle devient immortelle. Son personnage, symbole de pureté, a largement inspiré la littérature, la peinture et la sculpture.

La psychologie est une science qui consiste à étudier par l'observation et par l'expérience les réactions d'organismes (hommes ou animaux) aux diverses conditions du milieu qui les entoure.

▶ **LE TERME DE « PSYCHOLOGIE » DATE DU XVIe SIÈCLE.** Mais l'approche psychologique n'est vraiment devenue rigoureuse et scientifique qu'à partir du XIXe siècle. Elle est l'héritière d'une psychologie philosophique qui a toujours essayé de comprendre l'homme, de décrire ses comportements, de les expliquer ou de les prévoir.

Cette approche essentiellement philosophique avait une visée morale avant d'être scientifique, même si elle tendait à *une vérité* : la vérité de l'homme dans son histoire, dans ses relations à autrui, dans sa subjectivité, dans son rapport à la vie et à la mort, etc.

De même, l'ensemble des disciplines artistiques s'est attaché à comprendre l'homme, à décrire ses multiples aspects psychologiques. Au tout premier rang, bien sûr, la littérature nous éclaire à la fois sur l'évolution des idées, mais aussi sur leur permanence, sur nos propres tourments et sur nos multiples stratagèmes pour les résoudre.

« Emma fut intérieurement satisfaite de se sentir arrivée du premier coup à ce rare idéal des existences pâles, où ne parviennent jamais les cœurs médiocres. Elle se laissa donc glisser dans les méandres lamartiniens, écouta les harpes sur les lacs, tous les chants de cygnes mourants, toutes les chutes de feuilles, les vierges pures qui montent du ciel, et la voix de l'Éternel discourant dans les vallons. Elle s'en ennuya, n'en voulut point convenir, continua par habitude, ensuite par vanité, et fut enfin surprise de se sentir apaisée, et sans plus de tristesse au cœur que de rides sur son front ».

Madame Bovary (1857). G. Flaubert.

▶ **PROPOSER UNE APPROCHE PSYCHOLOGIQUE DE L'HOMME** c'est reconnaître à celui-ci, une psyché (la religion dirait une âme), un territoire psychique qui régit non seulement sa vie intérieure (ses pensées, ses émotions) mais aussi ses réactions et interagit avec son environnement. L'homme pense, il se pense lui-même, il pense les autres et le monde qui l'entoure. On devine aisément que cette pensée modifie ses réactions, ses perceptions, son devenir, ses attitudes, bref qu'elle influence considérablement son comportement au même titre que la biologie, la génétique, ou l'environnement extérieur.

Enfin, on retiendra que c'est aussi à partir des comportements aberrants, des maladies, des défaillances, qu'on a beaucoup appris sur le fonctionnement psychique de l'humain. La maladie, la souffrance, la perception des différences entre les humains sont à l'origine de ce questionnement. De cette observation est née la psychologie clinique.

Ne pas confondre (définitions selon le *Robert*) :

- **La psychologie** qui est l'étude scientifique des phénomènes de l'esprit, de la pensée.
- **La psychiatrie** qui est une partie de la médecine qui étudie et traite les maladies mentales.
- **La psychanalyse** qui est une méthode de psychologie clinique investiguant les processus psychiques profonds.

▶ **SI LE TERME DE PSYCHOLOGIE EST AUJOURD'HUI D'UN USAGE COURANT, ON OUBLIE TROP SOUVENT QU'IL S'AGIT D'UNE SCIENCE À PART ENTIÈRE** qui a ses règles d'observation, ses instruments de mesure, ses évaluations, ses hypothèses. Il s'agit d'un vaste domaine d'investigation qui nécessite rigueur et sérieux et ne peut se satisfaire d'approximations, en raison de la complexité du domaine que la psychologie prétend décrire, et des différentes approches possibles.

C'est dire qu'il existe plusieurs méthodes, plusieurs psychologies.

Nous aborderons brièvement les principales branches de la psychologie, afin d'entrevoir les différents modes d'investigations. Il ne saurait y avoir d'approche scientifique rigoureuse sans une *méthode* définie au préalable, méthode qui est censée avoir fait ses preuves, tant dans les *hypothèses* qu'elle formule, et la *vérification* par l'expérience de ces mêmes hypothèses, que dans ses *applications* pratiques.

Ici les théories sont multiples, elles s'opposent ou se recoupent parfois et il ne saurait y avoir de totale étanchéité de l'une à l'autre.

Psychologie expérimentale

La psychologie expérimentale est une méthode qui ne se limite pas à l'étude de l'homme mais qu'on utilise aussi en psychologie animale. Cette méthode se veut expérimentale, c'est-à-dire à même de reproduire des situations en laboratoire, hors de tout facteur individuel.

▶ CETTE APPROCHE EST, AU DÉPART, INDISSOCIABLE DES DÉCOUVERTES FAITES EN PHYSIOLOGIE ET SUR LE SYSTÈME NERVEUX. Un des exemples les plus célèbres est la découverte par Pavlov (1849-1936) du réflexe conditionné qui démontre que l'association d'un signal sonore et d'un aliment déclenche chez le chien un réflexe de salivation, et que ce réflexe se poursuit quand on supprime la nourriture. Il y a là une expérience reproductible, témoin de l'adaptabilité de l'animal à un stimulus extérieur. Ce stimulus associé pouvant être modifié (lumière à la place d'un signal sonore par exemple).

▶ LES PROCESSUS CONCERNANT LES FONCTIONS SUPÉRIEURES, DONT L'INTELLIGENCE HUMAINE, sont évidemment beaucoup plus complexes et débouchent aujourd'hui sur l'approche cognitivo-comportementaliste. Watson (1878-1958), aux États-unis, a créé le « behaviorisme » (comportementalisme) : il ne s'intéresse qu'aux seuls comportements observables, en les évaluant et en les quantifiant, et laisse de côté tout ce qui pourrait apparaître comme une subjectivité, un vécu « intérieur ».

Les thérapies comportementales sont nées de ces théories. Elles reposent sur l'idée d'un apprentissage de l'individu par le conditionnement et le savoir (la cognition).

À l'idée de *conditionnement* (stimulus → réponse) s'ajoute l'idée d'un conditionnement par rétroaction. En effet, la réponse au stimulus peut être positive, sans effet, ou bien négative (conduite d'évitement par système de feed-back).

Dans cet apprentissage, la *cognition* joue également un rôle important. Il s'agit pour l'individu d'apprendre, d'imiter un comportement observé, de reproduire une expérience vécue, de l'intégrer et de la maîtriser progressivement. Ensuite, en fonction de cet apprentissage, il doit pouvoir adapter ses connaissances à des situations nouvelles.

▶ LA THÉRAPIE COMPORTEMENTALE se déroule en quatre temps :

- **L'analyse du comportement** (il peut aussi bien s'agir du comportement moteur, verbal, émotionnel, etc.).
- **La définition des objectifs :** un contrat est établi entre le thérapeute et le patient.
- **La mise en place d'un programme de traitement.** Dans la phobie par exemple, on utilise des méthodes de désensibilisation en exposant, par étapes, le sujet d'abord relaxé, à l'objet ou à la situation phobogène.
- **L'évaluation des résultats.**

Ses principales indications sont :

– les phobies ;

– les troubles obsessionnels compulsifs ;

– les dysfonctionnements sexuels.

Mais aussi :

– les dépressions ;

– certaines psychoses chroniques.

Psychologie animale

Une des branches de la psychologie expérimentale est la psychologie animale qui s'intéresse aux comportements des animaux, étudie leurs capacités d'apprentissage, compare les comportements selon les espèces, le milieu où elles vivent, etc.

À partir de 1900, aux États-Unis, les rats sont devenus le matériel de prédilection des chercheurs ; les expériences sont faites en laboratoire ; les comportements des rats sont étudiés en analysant leurs réactions aux stimuli, aux « récompenses » ou aux « punitions ». Les résultats obtenus rejoignent pour beaucoup les modèles expérimentaux et les conclusions des behavioristes.

De telles expériences peuvent également être menées sur un groupe d'animaux en soumettant le groupe à diverses situations « sociales » : territoire restreint, manque de nourriture, rivalité vis-à-vis d'une femelle, etc. On est alors ici très proche de la psychologie sociale.

Mais les expérimentations sur les animaux permettent également de comprendre les corrélations entre comportement et physiologie du système nerveux, par exemple en détruisant certains centres sensoriels ou moteurs. C'est alors les aspects psychobiologiques du comportement animal (et par extension du comportement humain) qui peuvent être compris.

Une place à part doit être faite à Konrad Lorenz qui est, avec Nikolaas Tinbergen, le fondateur de l'*éthologie*. L'éthologie est l'observation du comportement animal dans son milieu. Elle permet d'analyser les signaux émis, les aspects instinctuels, le rapport de l'animal avec son groupe, avec son milieu environnant.

Psychologie différentielle

▶ LA PSYCHOLOGIE EXPÉRIMENTALE EST UNE PSYCHOLOGIE GÉNÉRALE. La psychologie différentielle étudie différents groupes de sujets selon le sexe, le milieu où ils vivent, leurs conditions d'adaptation, etc. Cette approche a connu un essor considérable grâce aux statistiques. Elle étudie un nombre beaucoup plus grand de sujets, en les comparant entre eux, en établissant des moyennes.

- **Francis Galton** (1822-1911) est ainsi le premier à inventer des tests dont le but est d'*évaluer* et de *mesurer* les différences entre les individus afin d'établir certaines corrélations. L'analyse factorielle permet ainsi d'établir l'importance de tel ou tel facteur sur le développement de tel ou tel individu.

- C'est **Alfred Binet** qui, au début du siècle, avec Théodore Simon, propose une méthode objective d'examen pour évaluer si les enfants qui se retrouvent en dehors du circuit scolaire ne souffrent pas d'arriération mentale.

▶ LA NOTION « D'ÂGE MENTAL » EST NÉE ; le but est de comparer les capacités d'un enfant selon une échelle d'évaluation qui établit une moyenne des capacités des enfants du même âge.

Cette échelle d'intelligence débouchera ensuite sur la notion de quotient intellectuel (QI).

Le quotient intellectuel (QI) :

$$\text{QI} = \frac{\text{âge mental}}{\text{âge réel}} \times 100$$

Le quotient intellectuel obéit à une distribution statistique selon une courbe de Gauss. La moyenne est à 100. 50 % des individus ont un QI entre 90 et 110.

2,15 % ont un QI supérieur à 130, 2,15 % ont un QI inférieur à 70. Donc, 95 % de la population a un QI compris entre 70 et 130.

Le QI n'est pas un invariant. Il peut, selon l'état psychologique de l'individu (dépression, par exemple), être modifié.

▶ AUJOURD'HUI LES ÉCHELLES D'ÉVALUATION SONT D'UNE PRATIQUE COURANTE EN PSYCHIATRIE. Elles représentent des situations standardisées où un observateur tente d'évaluer et de répertorier un certain nombre de symptômes. Elles constituent une aide au diagnostic et sont particulièrement utiles pour juger de l'évolution d'un trouble. Par exemple, l'échelle de dépression de Hamilton répertorie différents symptômes (idées suicidaires, tristesse, troubles du sommeil, etc.) et attribue à chacun un certain nombre de points. Selon le score on peut non seulement apprécier l'intensité de la dépression, mais aussi, en refaisant le même test 15 jours plus tard, évaluer l'efficacité du traitement.

Psychopathologie. Psychologie clinique

C'est une psychologie qui étudie les faits anormaux chez une personne considérée, sinon comme malade, au moins comme souffrante. La maladie constitue en effet une situation expérimentale riche d'enseignements. La psychologie clinique se rapproche de la psychiatrie et propose, au moins dans un premier temps, une approche plus individuelle du sujet.

Théodule Ribot (1839-1916), philosophe, est le premier à individualiser la psychologie clinique. Il s'intéresse aux maladies de la mémoire, de la volonté, de la personnalité et insiste sur la prééminence de la vie affective. Pourtant l'histoire a plus retenu les noms de Pierre Janet (1859-1947), son élève, et de Jean-Martin Charcot (1825-1893), un neurologue, qui prend en charge les hystériques à partir de 1870.

▶ LA PSYCHANALYSE peut être considérée comme une branche de la psychologie clinique : elle est à la fois une méthode d'investigation et un outil thérapeutique qui reposent sur une théorie élaborée par Sigmund Freud.

En 1885 et 1886, Freud (1856-1938) est l'élève de Charcot à la Salpêtrière. Les hystériques sont soigné(e)s par hypnose et Charcot insiste sur l'importance des souvenirs des traumatismes dans cette pathologie. Revenu en Autriche, à Vienne, Freud abandonne progressivement la pratique de l'hypnose mais insiste sur l'importance de la remémoration et sur les résistances des patients à se souvenir des traumatismes subis. Par la méthode de l'association libre, c'est-à-dire en invitant les patients à évoquer tout ce qui leur passe par l'esprit, il favorise ces réémergences et élabore une théorie de l'inconscient. Il ne cessera d'affiner cette théorie par la suite, construisant selon un modèle théorique cohérent, la psychanalyse, véritable psychopathologie de la vie quotidienne.

Dans la situation analytique, le patient reproduit sur son analyste un vécu enfoui : c'est le **transfert**. L'analyste, de son côté, ressent un certain nombre de choses en fonction de ce que dit le patient : c'est le **contre-transfert.** C'est l'analyse de cette situation transféro-contre-transférentielle qui va permettre d'éclairer d'un jour nouveau le vécu infantile (la névrose infantile) du patient devenu adulte. Par cette reviviscence d'émotions enfouies (inconscientes) s'engage un processus qui permet de débloquer un certain nombre de fonctionnements psychiques anciens qui ont conduit à des formations de compromis, c'est-à-dire à des symptômes plus ou moins invalidants.

La psychanalyse est un outil thérapeutique qui inspire la plupart des psychothérapies appliquées à l'individu ou au groupe.

▶ MAIS LA PSYCHOLOGIE CLINIQUE NE SE LIMITE PAS, LOIN DE LÀ, À LA PSYCHANALYSE, même si celle-ci y a pris, au cours de ce siècle, une très grande part. Elle est d'abord une méthode d'observation, une clinique des maladies ou des troubles, une étude systématique qui tente à la fois de décrire, de fournir des modèles de compréhension, de guérir et aussi de prévenir le déclenchement de certaines maladies.

SIGMUND FREUD (1856-1939)

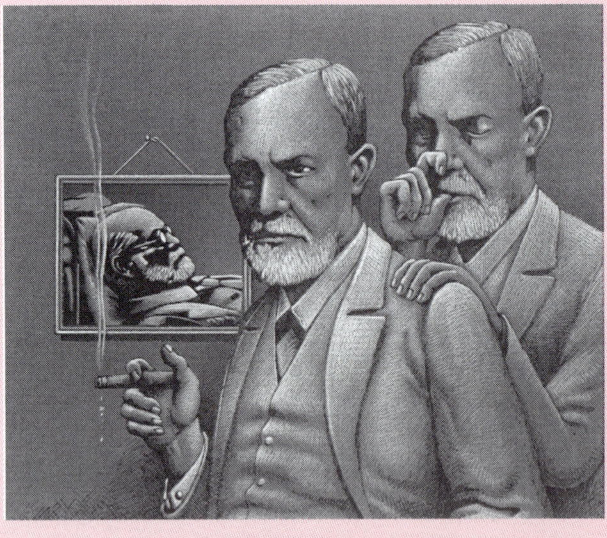

Né en 1856 en Tchécoslovaquie, Sigmund Freud fait ses études de médecine en Autriche, de 1873 à 1881. Il s'oriente vers la neurologie. Il obtient une bourse pour se rendre à Paris où il saisit l'occasion de travailler avec le professeur Charcot. De retour à Vienne, S. Freud ouvre un cabinet de consultation.

Le travail de Breuer utilisant l'hypnose ou les traitements par électrothérapie l'incite à rechercher d'autres méthodes thérapeutiques des maladies psychiques. C'est ainsi qu'il expérimente un traitement de l'hystérie — la méthode cathartique (1891) ou « cure par la parole » — qui offre de bien meilleurs résultats.

Il fonde l'école psychanalytique dont il restera le maître incontesté jusqu'à sa mort, en 1939 à Londres, à l'aube de la Seconde Guerre mondiale.

« Un chevalier assez audacieux pour braver les ténèbres inconnues de son propre psychisme et les constituer en objet de science. » Peter Gay.

En plus des *tests d'efficience* (QI), elle utilise les *tests de personnalité* qui explorent les traits de caractère de l'individu. Il s'agit soit de questionnaires préétablis, soit de tests tendant à favoriser l'imaginaire du sujet (exemple : le test de Rorschach). Le but est d'avoir à la fois une réponse propre à chaque individu tout en essayant de mesurer de façon objective les différentes réponses afin de dégager une tendance, un regroupement, qui donnera une orientation sur la structure mentale du sujet.

Enfin, la psychologie clinique tente d'approcher l'individu dans sa totalité, c'est-à-dire de prendre en compte sa situation actuelle, son passé, son vécu, et d'une façon générale son fonctionnement psychique dans une vision dynamique (en s'aidant d'un modèle théorique).

Le test de Rorschach utilise les techniques projectives. La projection est un mécanisme de défense du Moi qui consiste à rejeter sur un objet extérieur des sentiments ou des émotions désagréables. Dans ce test on présente au patient 10 planches qui représentent des taches, en couleur ou en noir et blanc. Le patient doit dire ce qu'il voit dans ces taches et évoquer, par association libre, tout ce qu'elles lui suggèrent. Chaque réponse est notée selon un protocole qui cherche à évaluer : le sens de la réalité du patient, le contrôle de ses émotions, ses mécanismes de défenses. Ce test, au même titre que le TAT (*Thematic Apperception Test*) oriente le diagnostic et le pronostic car il permet d'avoir une approche précise des mécanismes de fonctionnement de l'individu (approche psychodynamique) et ceci, même en dehors de toute symptomatologie bruyante.

Psychologie de l'enfant

Une place à part doit être faite à la psychologie de l'enfant : elle s'intéresse au développement de l'enfant, à la façon dont s'effectuent ses acquisitions que ce soit :

– au niveau du langage, de la motricité, de la maîtrise sphinctérienne, du développement de l'intelligence ;

– dans ses relations avec le monde extérieur ;

– au plan affectif.

▶ POUR JEAN PIAGET (1896-1980), la pensée naît de l'action et il existe une interaction entre l'inné et l'acquis. Il décrit différents stades de développement qui sont autant de moyens successifs d'adaptation. Cette *adaptation* nécessite deux mécanismes : l'assimilation et l'accommodation :

– l'assimilation : c'est la capacité pour un individu d'intégrer une expérience ;

– l'accommodation : c'est la capacité de modifier les données intégrées en fonction de l'expérience.

▶ PIAGET DISTINGUE PLUSIEURS STADES DANS LE DÉVELOPPEMENT INTELLECTUEL DE L'ENFANT :

- **Période sensori-motrice (0-18 mois) :** le fonctionnement intellectuel ne repose que sur l'expérience, il colle au concret.
- **Période préopératoire (18 mois-6 ans) :** l'enfant intègre les données de l'expérience, il se représente les choses et les situations et accède progressivement à la fonction symbolique, en particulier à travers le langage (mais aussi à travers les dessins, la gestuelle, les mimiques, etc.).
- **Période opératoire (6-12 ans) :** c'est l'accession au raisonnement logique, d'abord à partir de choses concrètes, puis par abstraction. Enfin, à partir de 12 ans environ, l'enfant est capable de faire des hypothèses et d'avoir un raisonnement totalement détaché du concret.

▶ POUR WALLON (1879-1962), le développement de l'intelligence se fait par une différenciation progressive, c'est-à-dire que la pensée, progressivement, devient de plus en plus objective au sens où elle parvient à différencier ce qui vient de l'expérience, de soi, des autres, etc.

Psychologie sociale

C'est l'étude de l'interaction entre l'individu et le groupe. Parmi ses fondateurs les plus connus on cite : James M. Baldwin (1861-1934) et Émile Durkheim (1858-1917), tandis qu'aujourd'hui on pourrait dire, par un raccourci rapide, que les sondages d'opinions en sont l'expression la plus voyante (sinon la plus intéressante). Mais de fait, ceux-ci tentent de cerner « l'état d'esprit de l'opinion », de dégager une tendance générale vis-à-vis d'un problème particulier.

Un des champs d'application de la psychologie sociale (dont le domaine d'exploration est très vaste) tourne autour de tout ce qui a trait au groupe et aux thérapies de groupe (psychodrame, sociodrame). Cette approche s'inspire bien sûr des autres branches de la psychologie mais tente de les appliquer à un ensemble d'individus qui ont quelque chose en commun : par exemple le groupe familial. Ces théories ont été aussi appliquées aux relations humaines dans l'entreprise.

À travers de multiples recherches il s'agit toujours du groupe : tenter de le comprendre, prévoir ses réactions dans une globalité, découvrir ses interactions internes et externes. Bref, approcher cette vaste notion *d'un dans tout et de tout dans un*.

Conclusion

On voit que l'approche psychologique de l'homme s'avère extrêmement vaste et complexe et qu'elle ne saurait être dissociée de l'outil utilisé pour son observation. D'où ces différentes branches de la psychologie que nous n'avons fait que décrire rapidement, sans parler de toutes celles dont nous n'avons pas parlé (la psychopédagogie, la psychologie historique, la psychologie génétique, entre autres), témoins de l'ampleur du champ d'application de la psychologie. Aujourd'hui, la psychologie est utilisée dans l'industrie et dans le monde du travail, mais aussi dans le domaine militaire ou judiciaire, à l'école, en médecine bien sûr, dans les stratégies de marketing, etc.

▶ UNE DES DIFFICULTÉS ESSENTIELLES DE LA PSYCHOLOGIE EST QUE L'HOMME EST SON PROPRE SUJET D'OBSERVATION et deux grandes tendances s'opposent :

- **Soit on fait de l'homme un sujet d'observation comme les autres,** en utilisant des méthodes qui font abstraction de celui qui les utilise. De cette tendance est née la psychologie expérimentale où l'observateur est considéré comme neutre, ne tenant pas compte de ses propres réactions psychologiques. Les échelles d'évaluation et les tests aident à cette objectivation.
- **Soit on considère l'observateur comme aussi important que le sujet observé,** il y a une interaction et il ne peut y avoir de réelle neutralité. Cette interaction devient l'outil de compréhension, d'investigation et d'explication du fonctionnement psychique. De cette tendance est née la psychanalyse qui tente, à travers le transfert et le contre-transfert, de comprendre le fonctionnement psychique de l'analysé et… de l'analyste, considérant qu'on ne comprend finalement l'autre qu'à partir de ce que l'on comprend de soi.

Bibliographie

DELAY J., PICHOT P. — *La psychologie*. Masson, 1990, 3e édition.

FRAISSE P. — *La psychologie expérimentale*. Presses universitaires de France, coll. Que sais-je ? n° 1207, 1991.

JEAMMET P., REYNAUD M., CONSOLI S.M. — *Psychologie médicale*. Masson, 2001, 2e édition.

MUCCHIELLI A. — *La nouvelle psychologie*. Presses universitaires de France, coll. Que sais-je ? n° 2807, 1996.

REUCHLIN M. — *Histoire de la psychologie*. Presses universitaires de France, coll. Que sais-je ? n° 732, 1991.

Différents besoins de l'homme 6

Notion de besoin

Comment définir le terme besoin ?

Le *Dictionnaire Larousse* donne du mot « besoin » la définition suivante :

– *désir, envie, naturels ou pas, état d'insatisfaction dû à un sentiment de manque ; exemple : besoin de boire, de manger… ;*

– *ce qui est nécessaire ou indispensable.*

▶ LE BESOIN EST ICI ENVISAGÉ SOIT COMME :

- **Une nécessité vitale** (boire, manger, dormir). On parle dans ce cas d'un besoin naturel. Il est curieux de constater que, dans le langage courant, ces manques, ces privations s'expriment sous la forme de l'avoir (j'ai faim, j'ai soif, j'ai sommeil…).
- **Un sentiment de privation** dont l'expression est l'insatisfaction. Dans ce cas, il pousse l'homme à l'action, à l'intervention, à solliciter l'aide d'un tiers pour *supprimer cet état de manque*. Il s'est installé au cours du développement de la personne, par le biais de l'éducation, du contexte socio-économique… Dans le langage courant, on dit volontiers qu'ils constituent des « besoins artificiels », ceci pour désigner ce qui résulte de l'acquis (par opposition à l'inné).

Cependant la notion de besoins acquis pose question : si une personne dit : « J'ai absolument besoin de lire quelques pages pour m'endormir », on voit bien que dormir et s'endormir sont liés et que le besoin artificiel de lire pour s'endormir devient au fil du temps une nécessité vitale puisqu'il conditionne l'endormissement.

Les besoins sont à la fois universels et spécifiques. Universels car identiques pour tous les êtres humains (notion d'espèce biologique), mais spécifiques pour chacun de nous.

Olivier Cotinaud écrit : « *Mes besoins sont les miens, ils disent mon histoire personnelle, mes habitudes, mon éducation, mes choix, mes ambitions. Ils expriment ce que je suis, ce que je suis devenu et ce que je veux être.* »[1]

Les besoins peuvent être compris comme :

– *la privation, le manque* : ils renvoient à l'insatisfaction, la gêne, le malaise, la frustration ;

– *les moyens mis en œuvre pour satisfaire notre manque* (avoir besoins de lire quelques pages…) : ils renvoient à l'action, l'intervention ;

– *la composante dynamique de l'espèce* : ce qui pousse l'homme à agir, à accomplir certaines actions, ce qui est générateur de progrès.

L'homme peut demander ou désirer ce dont il n'a pas réellement besoin (besoin de vin pour le repas…). Dans ce cas, le besoin est jugé au regard de normes, de critères permettant le jugement. Mais il existe également une confusion entre les termes « besoin, demande, désir ». Ces termes se recouvrent-ils ?

▶ J. LACAN A ÉTÉ AMENÉ, DANS LA THÉORIE ANALYTIQUE à distinguer ces trois termes :

- **Besoin :** le besoin vise un objet spécifique et s'en satisfait.
- **Demande :** elle est formulée et s'adresse à autrui. Elle peut porter sur un objet mais celui-ci n'est pas essentiel, la demande est au fond une demande d'amour.

On entend parfois : « Cette jeune femme est en perpétuelle demande », il s'agit d'un manque qui ne peut être comblé par une réponse.

- **Désir :** force pulsionnelle qui pousse l'individu à agir dans le sens de la satisfaction de ses besoins. Il a pour synonyme la « libido » (désir sexuel).

1. Olivier COTINAUD, *Psychologie et Soins infirmiers. Approche relationnelle*. Le Centurion, coll. Infirmières d'aujourd'hui, 1983.

▶ LE DÉSIR SE TRANSFORME EN ÉNERGIE CRÉATRICE, MAIS IL NE PEUT ÊTRE SATISFAIT QUELLE QUE SOIT LA RÉPONSE APPORTÉE.

En effet, le désir reste intrinsèquement lié à la pulsion originelle, celle qui incite le nourrisson à trouver l'apaisement de la sensation de faim par la tétée. Celle-ci est infiniment plus que l'acte de s'alimenter. Elle apporte la sécurité, le plaisir, la relation.

▶ IL ARRIVE QUE L'HOMME UTILISE LE TERME « BESOIN » pour désigner ce qu'il désire, ou le terme « désir » pour nommer ce qui est un besoin, d'où une certaine confusion. Parfois l'homme exprime aussi une demande qui n'est pas le reflet de ses besoins car :

– il n'a pas réellement conscience de ses besoins,

– il formule une demande « déguisée », il existe un contenu latent non exprimé, et qui correspond à un besoin.

De nombreux malades sonnent la nuit et demandent le bassin : lorsque l'on établit une relation sincère avec eux, ils nous disent qu'ils ont peur de la mort, celle-ci leur paraît plus proche la nuit.

En résumé

- **Le terme « désir »** renvoie à une frustration, une tension qui exige et recherche l'apaisement. Il fait référence à l'*être*.
- **Le terme « demande »** appelle une réponse, il renvoie à l'agir, il fait référence à l'*avoir*.
- **Le terme « besoin »** renvoie à ces deux notions. Il exprime à la fois ce que nous sommes et ce qu'il nous faut pour être (nous situer dans le devenir).

G. Dechanoz[1] donne du mot besoin la définition suivante : *« Le besoin peut être considéré comme une force dynamique, une nécessité qui pousse l'individu à progresser et sans laquelle il ne peut être autonome. »*

Les besoins sont des éléments favorisant la structuration de la personnalité, ils ne peuvent donc être mesurés à l'aide de critères purement objectifs ou au regard de standards (alimentaires, diététiques...), puisqu'ils résultent d'un ensemble de données spécifiques pour chaque personne.

1. G. DECHANOZ, *Les besoins en soins infirmiers des personnes soignées*. Le Centurion, 1986.

Évolution des besoins aux différentes étapes de la vie de l'être humain

▶ LES ÉTAPES DE LA VIE DE L'ÊTRE HUMAIN peuvent être envisagées comme :

- **Les différents âges de la vie,** de la naissance à la mort, ici le temps est continu, les besoins vont varier sur le continuum :

Naissance → Mort

- **Les grandes étapes du développement de l'individu :** l'enfance, l'adolescence, l'âge adulte, la vieillesse ; ici le temps est séquentiel.
- **Les événements, les circonstances** qui marquent le développement physique et psychique de l'homme : séparation de la famille, mariage, grossesse, première expérience sexuelle, décès d'une personne aimée, maladie, perte d'un travail, retraite... ; le temps est alors discontinu et les besoins vont évoluer suivant l'échelle :

Indépendance ↔ Dépendance.

Quels types de variations trouvons-nous pour les besoins ?

▶ S'AGISSANT DES BESOINS ALIMENTAIRES, l'enfant, la femme enceinte ou le vieillard n'expriment pas les mêmes besoins :

- **L'enfant en période de croissance** a des besoins physiologiques en calcium, en minéraux, en protéines... très importants. Ceux-ci sont bien différents d'une personne âgée de quatre-vingts ans.
- **La femme enceinte** ressentira elle aussi des besoins en fer, en calcium, en eau... plus importants car liés à la croissance du fœtus *in utero*.

Il y a une composante physiologique du besoin qui évolue avec l'âge, la croissance des cellules. Les besoins sont susceptibles de variations de type quantitatif.

- **Un jeune enfant** voudra jouer avec sa maman pendant le repas, si la maman pressée ne prend pas en compte cet aspect du besoin de son enfant, alors elle ne pourra satisfaire réellement le besoin de s'alimenter de son enfant.
- **Une personne âgée** aura des exigences quant aux horaires des repas, à la qualité des plats servis... en France ! Il n'en va pas de même pour les personnes âgées vivant dans des pays où sévit la famine.

On le voit, les besoins trouveront une expression spécifique suivant la situation, les émotions… En outre chaque personne donnera une hiérarchie à ses besoins en fonction de son propre système de valeur.

Les besoins ou leur expression peuvent varier qualitativement au cours de la vie.

Différentes composantes d'un besoin

▶ L'HOMME A BESOIN DE SE PROTÉGER DES INTEMPÉRIES afin d'assurer sa sécurité. Ce besoin ne va pas s'exprimer de la même manière selon qu'il se trouve en Équateur ou au Groenland. Puisque les dangers sont différents, l'homme adaptera les moyens qui lui permettent d'assurer sa sécurité.

● **L'environnement** joue un rôle important et influence profondément les besoins de l'homme.

● **Au même âge, un coureur cycliste et un sédentaire auront des besoins nutritionnels différents.** De la même manière, un homme et une femme n'auront pas les mêmes besoins alimentaires. Il existe une composante **physique, physiologique du besoin**.

Mme S. a appris le décès de sa tante aujourd'hui. Le soir, elle éprouve des difficultés à s'endormir, dort quelques heures puis se lève. Au matin, contrariée, fatiguée, elle pleure et n'arrive pas à mener à bien ses activités habituelles.

Un événement déclenchant des émotions peut entraîner de grandes perturbations dans l'expression des besoins d'une personne.

● **Avec cet exemple, nous comprenons que les besoins ont une composante psychologique, émotionnelle.**

M. G., chômeur en fin de droits, achète ses vêtements dans des magasins bon marché, ce qui n'est pas le cas de Mlle O. qui a été habituée, depuis son jeune âge, à porter des vêtements luxueux.

L'expression d'un besoin, comme le besoin vestimentaire, sera différente selon l'origine ou la situation sociale de la personne.

Mlle F. originaire de Lille aime porter de vêtements sombres. Mlle B., dans la même classe que Mlle F., est originaire du Togo, elle préfère les vêtements colorés, les tons vifs et lumineux.

L'origine géographique, la culture influencent l'expression de nos besoins.

● **Les composantes sociale et culturelle** d'un besoin sont également à prendre en considération.

Les besoins

- Les besoins sont universels et spécifiques.
- Les besoins se confondent souvent avec les demandes et les désirs mais ces notions ne se recouvrent pas.
- Les besoins comprennent différentes composantes : physique, physiologique, psychologique, sociale, culturelle et environnementale.
- Les besoins évoluent et varient selon l'âge, les grandes étapes du développement d'une personne, les événements et les circonstances de la vie.
- Les besoins doivent être considérés selon deux aspects distincts :
  - l'expression du besoin et la réponse attendue par la personne, ce qui se confond généralement avec la demande;
  - la réponse que la personne, la famille, le groupe social ou la société dans son ensemble apporte à ce besoin. La réponse s'exprime généralement sous la forme de satisfaction ou non du besoin, de droits fondamentaux (en référence à la Déclaration universelle des droits de l'Homme).

Nous avons dit que les besoins ne pouvaient être mesurés objectivement au regard de normes. Ils peuvent, cependant, être appréciés, évalués à l'aide de critères. Ces critères devront être suffisamment génériques pour admettre toutes les variations possibles et rester pertinents quelle que soit la situation.

▶ CERTAINS AUTEURS ONT IDENTIFIÉ DEUX GRANDS TYPES DE BESOINS :

● **Les besoins de base, primaires ou fondamentaux ou de survivance.** Il s'agit des besoins physiologiques : respirer, se nourrir, éliminer, se protéger des dangers…

● **Les besoins secondaires :** ceux dont la satisfaction n'est pas nécessaire pour survivre mais qui assurent le bien-être et l'épanouissement de l'être humain.

On trouvera dans les paragraphes suivants quelques exemples d'identification et d'appréciation des besoins.

Classification des besoins

Classification de J.-C. Legrand[1]

J.-C. Legrand distingue :

▶ LES BESOINS PHYSIOLOGIQUES : il s'agit des besoins nécessaires à la vie et qui sont à l'origine des regroupements entre êtres humains donc créateur de groupes sociaux en vue de la satisfaction des besoins.

▶ LES BESOINS SOCIAUX OU SOCIO-AFFECTIFS :

- **Besoin de s'adapter à l'environnement matériel ou social** (droits, devoirs, éducation…).
- **Besoin de s'adapter selon l'âge :** l'homme est appelé à jouer différents rôles sociaux selon l'âge, la société attend de lui qu'il passe par ces différents rôles.
- **Besoin de s'adapter aux mutations de la société.**

▶ BESOIN DE S'ADAPTER AUX ÉVÉNEMENTS.

- **Le besoin d'appartenance à un groupe :** l'homme à besoin de s'identifier à l'autre, de s'insérer dans un réseau d'appartenance et d'être reconnu par le groupe, d'y trouver sa place.
- **Le besoin de se réaliser ou d'achèvement :** l'homme a besoin de s'épanouir dans diverses activités pour lui-même et pour la collectivité (travailler, se distraire…) mais également d'expérimenter les limites de ses capacités dans divers domaines, de se dépasser.
- **Le besoin de jouir de sa liberté.**

1. J.-C. LEGRAND, sociologue, *in* : « Besoins sociaux de l'homme ». *Soins*, vol. 1, SFIREC, 1984.

▶ LA SATISFACTION DES BESOINS : elle relève de l'histoire personnelle de l'individu, de ses habitudes, de son implication sociale, culturelle et de la symbolique qui entoure la satisfaction des besoins.

Classification des besoins selon A. Maslow

▶ LES BESOINS CHEZ ABRAHAM MASLOW TROUVENT UNE HIÉRARCHISATION. Elle découle de l'ordre chronologique d'apparition des besoins pour chaque être humain (figure 6.1).

Pour cet auteur, plus l'homme s'élève dans la hiérarchie des besoins, plus l'énergie dépensée et les interactions sociales mises en jeu pour leur satisfaction sont importantes. En outre, le passage à un niveau supérieur de besoins engendre la reconsidération (l'évaluation par l'individu lui-même) des besoins du niveau inférieur.

***Exemple* :** le besoin d'estime et de considération peut influencer le besoin de sécurité. Chez l'adolescent qui veut être reconnu par ses pairs, rouler en moto sans casque peut être le moyen de satisfaire le besoin d'estime et de considération. Dans ce cas, le besoin de sécurité perd de son importance.

Classification des besoins selon V. Henderson

À la différence de A. Maslow, les 14 besoins fondamentaux décrits dans le modèle de V. Henderson n'obéissent à aucune hiérarchisation, un besoin

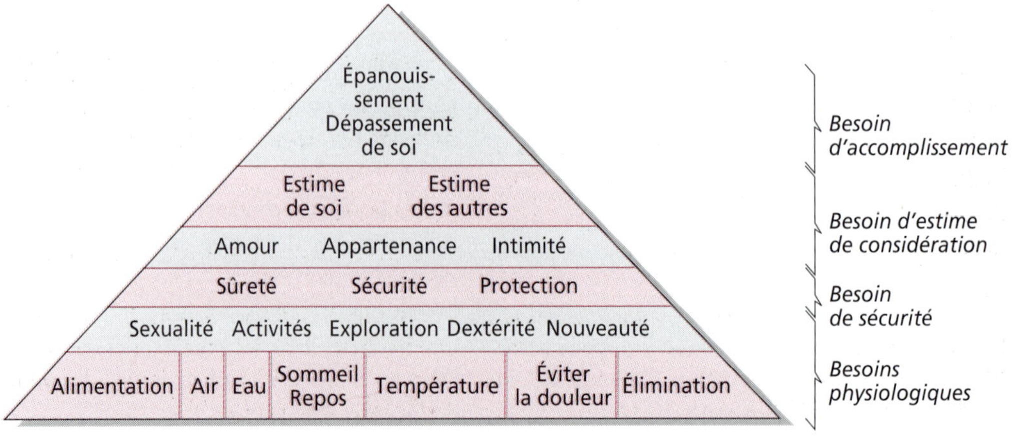

Fig. 6.1. Hiérarchie des besoins selon A. Maslow.

non satisfait ou perturbé sera donc susceptible d'influencer positivement ou négativement la satisfaction des autres besoins.

▶ VIRGINIA HENDERSON IDENTIFIE CHEZ L'HOMME 14 BESOINS FONDAMENTAUX.

● **1. Respirer** : nécessité de l'être humain qui consiste à capter l'oxygène indispensable à la vie cellulaire et à rejeter le gaz carbonique produit par la combustion cellulaire.[1]

● **2. Boire et manger :** nécessité pour tout organisme d'ingérer des aliments et des boissons de bonne qualité et en quantité suffisante pour assurer sa croissance, l'entretien de ses tissus et maintenir l'énergie indispensable à son bon fonctionnement.

● **3. Éliminer :** nécessité pour tout organisme de se débarrasser de ses substances nuisibles et inutiles qui résultent des différents métabolismes. L'excrétion des déchets s'opère principalement par l'urine, les fèces, la transpiration, l'expiration pulmonaire et la menstruation.

● **4. Se mouvoir et maintenir une bonne posture :** nécessité absolue pour tout individu de pouvoir mobiliser toutes les parties de son corps, afin d'accomplir les mouvements coordonnés et contrôlés indispensables à son bien-être. Maintenir une bonne posture : nécessité de maintenir en position anatomique les différentes parties du corps en mouvement ou au repos afin que les diverses fonctions de l'organisme puissent s'accomplir efficacement.

● **5. Dormir et se reposer :** nécessité pour tout être humain de prendre suffisamment de sommeil et de repos dans de bonnes conditions, afin de permettre à l'organisme de trouver l'énergie nécessaire à ses activités quotidiennes et à son bien-être psychologique.

● **6. Se vêtir et se dévêtir :** nécessité propre à l'individu de porter des vêtements adéquats, selon ses activités, pour maintenir la température du corps, protéger ses téguments et préserver sa pudeur.

● **7. Maintenir la température du corps dans les limites de la normale :** nécessité pour l'organisme de conserver une température constante et normale pour éprouver du bien-être.

● **8. Être propre, soigné et protéger ses téguments :** nécessité pour l'individu d'avoir une apparence soignée, de garder son corps propre, afin que peau et phanères puissent remplir leur fonction.

● **9. Éviter les dangers :** nécessité pour l'être humain de se protéger contre toute agression d'origine interne ou externe pour maintenir sa santé.

● **10. Communiquer :** nécessité pour l'être humain d'échanger avec les autres et avec l'environnement, sur un mode verbal ou non verbal aux niveaux sensori-moteur, intellectuel et affectif, dans le but de partager ses idées, ses sentiments, ses expériences, ses sensations, d'exprimer ses besoins et de comprendre ceux de son entourage.

● **11. Agir selon ses valeurs et ses croyances :** nécessité pour l'être humain de conformer sa vie et ses pratiques à ses convictions et ses valeurs.

● **12. S'occuper en vue de se réaliser :** nécessité pour tout être humain d'accomplir des activités physiques, intellectuelles, affectives, spirituelles qui lui permettent de satisfaire ses aspirations, de se valoriser et/ou d'avoir le sentiment d'être utile.

● **13. Se divertir, se récréer :** nécessité pour l'être humain de se récréer par une occupation agréable dans le but d'obtenir détente et plaisir physique, intellectuel, psychologique, affectif et spirituel.

● **14. Apprendre :** nécessité pour l'être humain d'acquérir des connaissances et des attitudes afin d'obtenir des comportements favorables au maintien ou au recouvrement de la santé.

▶ D'AUTRES AUTEURS ont construit des outils d'évaluation des besoins en termes d'autosoins, de sous-systèmes, de fonctions de santé, nous en verrons quelques-uns dans le chapitre 17, intitulé « Concepts et théories en soins infirmiers » (voir page 151).

Première étape d'une démarche méthodologique en soins infirmiers : évaluer l'état de santé du patient.

Quel que soit l'outil choisi, il permet d'apprécier, d'évaluer l'état de santé d'une personne ou d'un groupe, ceci constitue la première étape d'une démarche méthodologique en soins infirmiers.

Bibliographie

BEAULIEU M.-B. — *La personne âgée. Rôle de l'aide-soignant.* Masson, 2001.

COLLIÈRE M.-F. — *Promouvoir la vie. De la pratique des femmes soignantes aux soins infirmiers.* Masson, 1998.

COTINAUD O. — *Psychologie et soins infirmiers, approche relationnelle.* Le Centurion, 1983.

1. Les définitions qui vont être données pour chaque besoin proviennent du *Guide du service infirmier*, 5, série Soins infirmiers, fascicule intitulé : « Typologie des actes de soins infirmiers », ministère de la Santé, 1987.

CRESPINET A. — *Guide d'observation des 14 besoins de l'être humain*. De Boeck Wesmael, 1989.

HERZLICH C. — *Santé et Maladie*. École des hautes études en science sociale, 1984.

HOGSTEL M.-O., KEEN-PAYNE R. — *Évaluation clinique du patient*. Maloine, 1995.

LAZORTHES G. — *Sciences humaines et sociales : l'homme, la société et la médecine*. Masson, 2001, 6e édition.

LOUX F. — *Traditions et soins d'aujourd'hui. Anthropologie du corps et professions de santé*. InterEditions, 1990, 2e édition revue et corrigée, 2e tirage.

ROY C. — *Introduction aux soins infirmiers, un modèle de l'adaptation*. Lamarre, 1991.

Deuxième partie

OUTILS MÉTHODOLOGIQUES UTILISÉS EN SOINS INFIRMIERS

Dans tous les domaines où l'infirmier(e) exerce son activité professionnelle, il/elle rencontre d'autres soignants avec lesquels il/elle collabore. Travailler en collaboration nécessite des relations de confiance et de concertation. L'infirmier(e) se doit également d'établir une relation de qualité avec les personnes soignées, dont il/elle a la responsabilité.

L'infirmier(e) aura, par conséquent, à développer des compétences spécifiques relatives à la communication interpersonnelle, en particulier dans des domaines tels que l'observation ou l'entretien.

Après avoir exposé les données de base de la communication, nous aborderons l'observation ainsi que l'entretien.

Un autre volet de l'activité infirmier(e) consiste à examiner les situations les plus diverses, à proposer ou apporter des solutions, d'où la nécessité de maîtriser la méthodologie d'analyse de situation et de résolution de problème.

Acquisition des connaissances théoriques et cliniques en soins infirmiers 7

Le programme des études

Le programme des études conduisant au diplôme d'état d'infirmier(e) (DEI) est fixé par arrêté :

– annexe à l'arrêté du 23 mars 1992 modifié ;

– annexe à l'arrêté du 28 septembre 2001.

Sans entrer dans le détail, rappelons que les enseignements se répartissent comme suit :

Enseignements théoriques obligatoires	2 080 h
Enseignements optionnels obligatoires	160 h
Sous-total	**2 240 h**
Stages cliniques obligatoires	1680 h
Stages laissés à l'appréciation des équipes pédagogiques	700 h
Sous-total	**2 380 h**
Suivi pédagogique	140 h
Total général	**4 760 h**

Les connaissances théoriques

Le programme des études conduisant au DEI suppose l'acquisition de connaissances théoriques diversifiées et denses. En effet, les enseignements théoriques représentent 47 % du contenu du programme.

Comment est-il possible de mémoriser tant d'informations ?

Quelques notions sur notre manière de mémoriser l'information semblent utiles. Nous possédons une mémoire à court terme et une mémoire à long terme.

Afin qu'une information gravée transitoirement sur notre mémoire à court terme s'enregistre durablement sur notre mémoire à long terme, il faut nécessairement qu'il y ait redondance, c'est-à-dire que nous répétions l'information autant de fois que nécessaire, cette répétition étant variable pour chacun d'entre nous.

Cela signifie donc que, à moins d'être un surdoué, nous aurons à faire un travail actif (certes parfois laborieux) de mémorisation, ceci après chaque apport théorique.

Pour bien mémoriser, il faut :

- avoir des notes de cours claires et lisibles;
- être capable de différencier l'essentiel de l'accessoire;
- être organisé;
- réaliser des fiches concises et précises.

Reprenons chacun de ces items.

▶ Avoir des notes de cours claires et lisibles

● **Utiliser des stylos qui vous permettent une écriture rapide et soignée.**

● **Utiliser du papier dont vous avez déjà anticipé le classement** (feuillets perforés, bloc de feuilles détachables,...).

- **Numéroter les feuillets.**
- **Corriger les mots erronés.**
- **Compléter les phrases inachevées ou peu compréhensibles dès la fin du cours.**

▶ ÊTRE CAPABLE DE DIFFÉRENCIER L'ESSENTIEL DE L'ACCESSOIRE

- **Repérer dans le discours de l'intervenant** (à l'oreille, à son visage, ses gestes…) **ce qu'il répète à l'identique ou d'une autre manière, ce sur quoi il insiste.**
- **Si le discours vous paraît flou, lui demander ce qui est important** (dites-vous bien que vous n'êtes probablement pas le seul dans ce cas).
- **Souligner ou surligner ce qui est essentiel.**
- **Relisez vos notes en fin de journée** pour vous assurer que vous comprenez bien ce que vous avez noté.

▶ ÊTRE ORGANISÉ

- **Être organisé** cela veut dire gérer son travail mais aussi savoir se donner du temps pour ses loisirs. Il faudra donc « fonctionner » avec un agenda (papier ou électronique).
- **Se tester** pour savoir si l'on est plus productif le soir ou le matin.
- **Se tester également** pour savoir si l'on a une mémoire plutôt auditive ou visuelle.
- **Travailler régulièrement.**
- **Noter les évaluations prévues** sur votre agenda.
- **Noter sur votre agenda ce que vous prévoyez de réviser et le nombre d'heures que vous estimez devoir y passer** (au besoin réajuster).

▶ EXEMPLE

L'évaluation du module de cardiologie est prévue fin novembre, le module est enseigné sur les mois de septembre, octobre et mi-novembre. Comment vais-je m'organiser ?

- **Tous les soirs,** je relis mes cours et je m'assure que j'ai bien compris ce que j'ai noté, puis je surligne l'essentiel.
- **À la fin de la semaine,** j'accorde une heure par cours pour réaliser une fiche de révision (celle-ci me sera utile non seulement pour l'évaluation de cardiologie mais aussi en cours de formation si j'effectue un stage en cardiologie ou si un patient atteint d'une affection cardiologique m'est confié au cours d'un autre stage).
- **Les fiches de septembre seront révisées en octobre, celles d'octobre en novembre.**

Durant les 2 à 3 semaines précédant l'évaluation, il faut travailler différemment. Plusieurs méthodes peuvent être utilisées conjointement :

– Travailler sur des cas cliniques : les ouvrages de cas cliniques corrigés permettent de mobiliser les connaissances acquises à partir de situations concrètes, très proches de la pratique infirmière et d'évaluer ce qui est à revoir.

– Constituer un sous-groupe de travail (2 à 4 collègues de promotion) et se poser mutuellement des questions.

– Se « mettre en situation » de devoir écrit en réalisant à la maison un devoir sur table posé les années précédentes et se tester sur le fond (contenu) mais également sur la durée, la forme, sans oublier la gestion du stress.

Les connaissances pratiques

Souvent nommées savoir-faire et savoir-être, les connaissances pratiques sont à la fois les gestes techniques infirmiers courants, les protocoles de soins, les soins éducatifs et relationnels.

Nous exclurons des « connaissances pratiques » les procédures car, bien que ces connaissances soient indispensables à la pratique infirmière, elles s'apprennent sur le terrain et varient considérablement d'un établissement à un autre, voire d'un service à un autre au sein d'une même institution.

Les gestes techniques infirmiers courants

Ce sont les soins techniques que l'on retrouvera dans la quasi-totalité des unités de soins comme par exemple la pose d'une sonde d'oxygénothérapie nasale, le prélèvement sanguin, la pose de perfusion…, à la différence des soins beaucoup plus spécifiques de chaque spécialité médicale comme l'entretien d'un respirateur en réanimation, l'héparinisation d'un dispositif de dialyse, la toilette d'un nouveau-né en incubateur en néonatalogie…

Ces gestes techniques infirmiers courants sont souvent démontrés en salle de pratique en IFSI et sont parfois accompagnés d'une fiche technique.

Précisons que juridiquement, l'acteur d'un soin en est responsable (celui qui agit sera légalement tenu pour responsable de l'acte réalisé et de ses conséquences, même si la décision a été prise par un tiers). Autrement dit, la responsabilité de l'étudiant est engagée si celui-ci a réalisé un soin inadéquat. L'étudiant devra toujours s'assurer qu'il est autorisé à réaliser un soin technique, que ce soin ait été démontré en IFSI, en stage et supervisé par un professionnel habilité.

▶ EXEMPLE

Une infirmière vous demande de poser une perfusion médicamenteuse d'antimitotique. Les questions à se poser sont :

– Est-ce que je possède les connaissances théoriques nécessaires à l'administration et à la surveillance des produits que je vais manipuler ?

– Est-ce que j'ai déjà vu faire ce soin en IFSI ou en stage ?

– Est-ce que j'ai été encadré pour ce soin ?

– Est-ce que je suis capable de le réaliser en toute sécurité ?

Si je réponds oui à toutes ces questions, alors je pourrai réaliser le soin. En revanche si je réponds à l'une de ces questions au moins par la négative, alors je ne réaliserai surtout pas le soin.

Certains vous diront que le service se porte garant pour vous, vous « couvre », que vous êtes assuré ; pourtant, au regard de la loi, votre responsabilité sera engagée.

Pour vous aider dans votre apprentissage technique, vous pouvez vous aider d'ouvrages de référence, d'un carnet de suivi (tableau 7.1) dans lequel vous solliciterez les professionnels pour qu'ils s'engagent et signent lorsqu'ils estiment que le soin est maîtrisé.

Tableau 7.1. Exemple de carnet de suivi

	Non acquis	En cours d'acquisition	Acquis	Date/signature
Pose perfusion	++++			7/03/01 Mme M. IDE
		++		22/03/01 Mme D. IDE
			+++	9/06/01 Mme F. IDE
Ablation d'agrafes	++			2/07/01 Mme H. IDE
		+		12/07/01 Mme L. IDE
			+++	27/07/01 Mme F. IDE

NB : le signe + est mis pour chaque encadrement, dans l'exemple « pose de perfusion », l'étudiant a été encadré 9 fois.

Les protocoles

Il existe différents types de protocoles, les protocoles d'urgence, d'hygiène, administratifs… (voir page 216).

Les protocoles d'urgence également appelés gestes d'urgence désignent les conduites à tenir dans certains cas, par exemple devant la chute d'un patient en unité de long séjour, de la suspicion d'alcoolisation d'une personne amenée par la police, d'une hyperthermie du nourrisson… Ces protocoles sont décrits en IFSI, parfois expérimentés à l'occasion du module urgences-réanimation. Ils ne pourront cependant être applicables en unité de soins que s'il existe un protocole écrit daté et signé par le médecin responsable de l'unité.

Les autres protocoles peuvent :

- **soit être validés par une commission interne à l'établissement** et donc faire autorité pour tous les services, par exemple :

– protocole de nettoyage d'une chambre à la sortie d'un patient, protocole validé par le CLIN et la CME ;

– conduite à tenir en cas de fugue d'un mineur, protocole validé par la CME ;

– conduite à tenir en cas de décès d'un patient la nuit, protocole validé par la CME ;

– conduite à tenir en cas de piqûre septique d'un agent de l'établissement, protocole validé par le CHSCT, la CME, le CLIN ;

- **soit être signés par le médecin responsable de l'unité** et donc ne sont valables que pour l'unité considérée, par exemple :

– protocole d'isolement d'un patient en aplasie totale, protocole de l'unité F, signé par le Dr G. ;

– protocole d'insulinothérapie en cas de glycémie supérieure à 22 Mmoles/L, unité de diabétologie de l'hôpital V.

Soins éducatifs et relationnels

Ces soins feront appel à l'observation de la pratique quotidienne du personnel en exercice, ils

CAS CONCRET

M. C., 68 ans, vit seul depuis le décès de sa femme survenu il y a 1 an (cancer de la tête du pancréas).

M. C., atteint d'angor depuis 7 ans, est porteur d'une prothèse cardiaque type stent depuis 3 ans.

Le 14 décembre, M. C. est hospitalisé en réanimation à la suite d'un malaise cardiaque grave ayant entraîné 4 arrêts cardiaques consécutifs.

Le traitement d'urgence entrepris précocement a permis d'éviter un infarcissement cardiaque massif.

Après un bref séjour en soins intensifs de cardiologie, M. C. est transféré en service de médecine à orientation cardiologique pour l'instauration d'un traitement ambulatoire en vue d'une sortie prochaine.

Outre les données cliniques et paracliniques spécifiquement cardiologiques, on peut noter une surcharge pondérale de 23 kg ainsi qu'une hypercholestérolémie à 2,87 g/L.

Le recueil d'informations suivi de l'analyse de la situation de santé de M. C. permettent d'identifier le diagnostic infirmier suivant :

Excès nutritionnel lié à :

- un manque de motivation à se maintenir en santé (se sent seul depuis la mort de sa femme il y a 1 an);
- un manque de connaissances des règles hygiéno-diététiques usuelles (confectionne ses repas seul mais n'avait jamais cuisiné avant);
- une fringale dès qu'il se retrouve tout seul à la maison et qu'il s'ennuie.

Se manifestant par :

- une surcharge pondérale de 23 kg;
- une hypercholestérolémie à 2,87 g/L;
- une intolérance à l'activité physique (se fatigue vite et s'essouffle au moindre effort);
- un problème cardiaque sévère ayant entraîné une hospitalisation en réanimation et nécessitant un suivi au long cours.

Concernant l'état de santé de M. C., les soins éducatifs et relationnels envisagés vont répondre aux objectifs de soins suivants :

Objectifs d'ici 15 jours

- M. C. sera capable de confectionner des repas équilibrés et peu riches en graisses.
- M. C. acceptera de venir à l'atelier diététique 2 fois par semaine.
- M. C. mènera une réflexion sur les activités pouvant lui permettre de rompre son ennui et son isolement.

Objectifs d'ici 3 mois

M. C. aura perdu 10 kg et son taux de cholestérolémie sera abaissé.

peuvent faire l'objet de protocoles; cependant, ils sollicitent non seulement un savoir-faire mais aussi un savoir-être que l'étudiant acquiert avec l'expérience ainsi que la maturité professionnelle.

Ils ne doivent pas être oubliés ou négligés sous prétexte que le temps manque, que « c'est toujours pareil », qu'ils sont encore peu reconnus…

Par exemple, l'éducation d'un patient sous traitement anticoagulant oral ne sera jamais identique d'un patient à l'autre. Un ouvrier dont la langue maternelle est le portugais ou une personne de 56 ans cadre supérieur en entreprise n'intégreront pas les informations aussi rapidement qu'une femme ayant l'expérience de son fils atteint d'hémophilie. En outre, les outils éducatifs seront différents.

En psychiatrie, les soins relationnels nécessitent de longues années de pratique avant d'être maîtrisés, par exemple, identifier l'affabulation du patient psychotique, empêcher le passage à l'acte d'un adolescent suicidaire… On aura beau consulter toutes les références en la matière, seules les expériences itératives rendront l'infirmier capable d'adopter une conduite compatible avec la situation de la personne ici et maintenant.

Les soins éducatifs et relationnels relèvent rarement d'une prescription médicale. Ils s'inscrivent le plus souvent dans le cadre du rôle propre infirmier. Pour être cohérents et pertinents, les soins éducatifs et relationnels sont en toute logique la résultante d'une démarche de soins infirmiers (voir cas concret ci-contre).

Préparation de stages

Le stage représente 50 % du temps d'enseignement, c'est dire combien le stage prend une place importante dans la formation infirmière, et pour cause puisque c'est une formation professionnelle.

En quoi le stage est-il formateur ?

- **Il permet l'apprentissage technique et la maîtrise gestuelle.**
- **Il permet de se confronter aux différentes équipes de soin et aux différentes pratiques,** donc de se forger une identité professionnelle (par identisation aux modèles référents).
- **Il procure une éthique de soins** qui guidera les choix professionnels ultérieurs.
- **Il permet l'intégration des connaissances théoriques** par la découverte de patients atteints de pathologies dont la singularité, la personnalité sont à considérer.

● **Il permet l'apprentissage de l'organisation des soins** donc l'identification des priorités de soins ainsi que la prise en charge globale d'un groupe de patients.

● **Il permet également l'apprentissage relationnel de type professionnel** qui ne peut se comparer à la relation que l'on établit au quotidien avec ses proches.

NB : il existe presque toujours un décalage entre la représentation de la pratique professionnelle qui est formalisée en IFSI et les pratiques professionnelles découvertes au cours des stages, dans les unités de soins : l'étudiant doit s'y préparer et pouvoir s'adapter aux différentes situations de soins tout en gardant en mémoire un idéal de soins, fondé sur des valeurs personnelles et professionnelles.

Comment se préparer aux stages ?

Avant le stage

▶ IDENTIFIER LES APPRENTISSAGES À ACQUÉRIR AVANT LE STAGE (VOIR TABLEAU 7.2).

● **Objectifs institutionnels.**

● **Objectifs personnels :** qu'est-ce que je veux apprendre ou acquérir au cours de ce stage ?

▶ PRÉVOIR LE MATÉRIEL UTILE.

● **Fiches techniques** qui ne sont que des guides, des outils (elles ne seront pas plaquées sur le patient).

● **Résultats examens biologiques courants.**

● **Calculatrice.**

● **Ouvrages de référence** (pharmacologie, diagnostics infirmiers…).

● **Documents fournis par l'IFSI** (fiches de bilan mi-stage, feuille d'appréciation de stage, carnet de stage…).

● **Fiche conduite à tenir en cas d'accident** (ex. : accident exposition sang, accident trajet…).

● **Date et grille de la mise en situation professionnelle** (MSP).

Se présenter au responsable de l'unité ou à la personne référente des stagiaires à l'occasion d'un rendez-vous.

Tableau 7.2. Objectifs d'un stage en service d'endocrinologie.

Institutionnel	*Personnel*
Connaissance de la pathologie, être capable de réaliser : – glycémie capillaire – tests sanguins courants en diabétologie – insulinothérapie	Acquérir : – calculs dose-débit – pose de perfusion (voies veineuses) – réaliser analyse d'urines – réaliser analyse gaz du sang artériel Mener une démarche éducative auprès d'un patient diabétique

Au cours du stage

● **Repérer les locaux, le matériel, les personnes référentes des stagiaires.**

● **Identifier les habitudes de travail** spécifiques à l'unité.

● **Identifier les pathologies les plus couramment rencontrées dans le service.**

● **Solliciter la ou les personne(s) référente(s) des stagiaires afin de bénéficier d'un encadrement suivi.**

● **Solliciter un bilan de mi-stage.** Il témoigne de votre implication dans l'apprentissage professionnel. Il permet d'évaluer les acquisitions à mi-parcours donc de réajuster en 2e partie du stage. Il est souhaitable que ce bilan soit réalisé par la personne référente des stagiaires, en votre présence et par écrit.

Si une épreuve de mise en situation professionnelle (MSP) est prévue au cours du stage, il convient de la préparer :

● **Solliciter auprès de l'équipe une MSP formative.**

● **Solliciter de l'IDE référente un encadrement spécifique** pour :
- l'accueil d'un patient ;
- la réalisation d'une démarche de soins ;
- la réalisation de soins techniques ;
- la rédaction de transmissions écrites et orales ;
- la rédaction de fiche de liaison ;
- le relevé des prescriptions médicales (PM)…

En fin de stage

Préparer l'entretien permettant la rédaction de la feuille d'appréciation du stage, c'est-à-dire faire le point de ce que j'ai appris.

● **Mes points forts.**

● **Mes points faibles.**

- **Mes difficultés au cours du stage.**
- **Les objectifs de stage atteints ou non** (institutionnels ou personnels).
- **Les points à améliorer.**
- **Les objectifs à fixer** pour le prochain stage.

Conserver un double des documents de demande de soins réalisés (en général l'original constitue le dossier de soins du patient) et rendre anonyme les documents, ils peuvent être utiles pour réviser des pathologies, des démarches éducatives.

Conserver les remarques formulées suite à l'épreuve de MSP, elles vous permettront de progresser dans la prise en charge globale des patients à l'occasion de stages ultérieurs.

Le plan médical

8

Généralités

Définition

Le plan médical rassemble la totalité des informations médicales se rapportant à la ou les pathologies de la personne soignée.

Pourquoi un plan médical

Il s'agit d'un outil pédagogique (non utilisé par les professionnels sur le terrain) qui vise plusieurs objectifs.

▶ APPROFONDIR LES DIFFÉRENTES PATHOLOGIES à partir des cas cliniques (cas concrets) rencontrés en stage.

▶ ÊTRE CAPABLE D'ASSUMER ET D'ASSURER LE RÔLE SUR PRESCRIPTION MÉDICALE, c'est-à-dire être capable de :

- **préparer,**
- **administrer,**
- **surveiller,**

les thérapeutiques prescrites utilisées dans le cadre des soins préventifs curatifs ou palliatifs.

▶ ÊTRE CAPABLE D'ORGANISER LES SOINS INFIRMIERS sur prescription médicale de manière cohérente avec les soins relevant du rôle propre, en fonction des priorités des soins.

▶ ÊTRE CAPABLE DE PRÉSENTER DE FAÇON SYNTHÉTIQUE LES INFORMATIONS INDISPENSABLES à une appréciation globale et rapide de l'état de santé de la personne (problèmes prioritaires médicaux relevant du rôle propre) en vue d'effectuer des transmissions infirmières significatives.

Ces 4 objectifs peuvent être regroupés en un :

Être capable de prendre en charge la personne soignée nécessitant des soins médicaux.

Lors de la mise en situation professionnelle (MSP) du diplôme d'État d'infirmier(e), l'étudiant en soins infirmiers doit être capable de prendre en charge un groupe de 2 à 10 malades selon la spécificité de l'unité de soins.

Au cours de l'exercice professionnel, il n'est pas rare que l'IDE ait à prendre en charge un groupe d'au moins 15 patients.

Élaboration du plan médical

Sources d'information

Les outils du service

▶ LES TRANSMISSIONS INFIRMIÈRES, en particulier le jour de l'arrivée (aux urgences, par exemple) où sont indiqués en termes simples :

- **La raison de l'hospitalisation.**
- **L'état de la personne à l'entrée.**
- **Le devenir envisagé.**

▶ LE DOSSIER MÉDICAL ainsi que les examens complémentaires classés avec le dossier médical.

▶ LE DOSSIER DE SOINS INFIRMIERS, ainsi que les différents outils de transmission ou de planification du service (ex. : planification murale, transmission aux aides-soignants, diagramme de soin).

▶ LE VIDAL pour la connaissance des thérapeutiques.

Les personnes ressources

- **Le patient et sa famille.**

- **Les IDE, AS, le cadre infirmier du service.**
- **Les médecins.**
- **Les autres intervenants :** kinésithérapeute, diététicienne, assistante sociale, orthophoniste…

Les connaissances théoriques

- **Elles peuvent être déjà acquises.**
- **Ou bien nécessaires à la compréhension de la pathologie, des signes cliniques :** elles seront à rechercher.

Histoire de la maladie et synthèse de l'hospitalisation

Cette partie constitue la première étape du plan médical. Elle doit être chronologique, synthétique et exhaustive ; elle comporte 3 rubriques.

Histoire de la maladie

Elle résume les principaux paramètres ou événements à l'origine de la maladie.

Elle met en valeur les antécédents et/ou les complications en rapport avec la maladie.

Diagnostic médical ou chirurgical

Elle présente les éléments ayant permis le diagnostic (où, quand, comment ?) ainsi que les résultats d'examens à l'arrivée du patient.

Synthèse de l'hospitalisation

Elle présente les éléments et événements importants survenus au cours de l'hospitalisation (cliniques, biologiques, radiologiques…) ainsi que les grandes lignes des traitements entrepris.

Elle résume l'état de santé de la personne à ce jour et indique le changement et/ou le degré de gravité (amélioration, aggravation, état stationnaire…).

Consignes

La présentation de cette partie doit être actualisée, c'est-à-dire complétée ou modifiée selon l'évolution de l'état de la personne, le retour d'examens complémentaires, l'évolution de l'hospitalisation.

Éviter de surcharger cette présentation par des éléments superflus. Par exemple, ne donner des résultats d'examens que s'ils permettent ou ont permis d'établir le diagnostic ou d'identifier les complications.

S'il s'agit d'une maladie évoluant depuis plusieurs années, le patient revient à l'hôpital pour :

– un épisode aigu ;

– une complication récente.

Elle devient donc la pathologie prioritaire à prendre en charge.

Exemple

M. B. a consulté son médecin traitant à différentes reprises depuis l'âge de 16 ans car il souffre de douleurs abdominales diffuses, sans étiologie apparente, et de diarrhées.

En 1990, découverte au cours d'une coloscopie, d'une maladie de Crohn ; M. B. est alors âgé de 20 ans.

Le 4 mai 2000, M. B. vient consulter à l'hôpital, il se plaint de douleurs articulaires, hyperthermie à 38,8 °C continue depuis 4 jours, associée à des diarrhées.

Il est hospitalisé pour un bilan qui comprend :

- *un bilan biologique dont NFS, VS, CRP ayant révélé un important syndrome inflammatoire ;*
- *une fibroscopie gastrique dont le résultat est normal ;*
- *une coloscopie à la recherche d'altérations de la muqueuse digestive. Celle-ci révèle des petites lésions disséminées à type d'ulcérations.*

À ce jour M. B. est traité par :

– corticothérapie : Solupred ;

– pansements gastriques ;

– perfusion de glucosé isotonique pour réhydratation à arrêter demain ;

– antibiothérapie ;

– régime d'épargne digestif peu salé.

M. B. n'a plus de douleurs ni de diarrhée, il est apyrétique. Son état s'améliore et le médecin envisage une sortie d'ici 8 jours.

Problèmes médicaux

Les problèmes médicaux réels

Il faut classer les pathologies par ordre de priorité : de la plus sérieuse ou grave, nommée en premier, à la plus légère, nommée en dernier.

Il est important de présenter les pathologies dont le patient souffre à ce jour, (ce qui peut être différent du motif d'hospitalisation).

▶ EXEMPLE

Mme H., 69 ans, entre à l'hôpital le 4 janvier pour tachycardie accompagnée de céphalées.

Un bilan cardiaque comprenant ECG, holter, échographie cardiaque, épreuve d'effort permet de poser le diagnostic d'AC/FA (arythmie complète par fibrillation auriculaire).

Le médecin prescrit un traitement par Digoxine, Lasilix *et complémentation potassique qui permettent de réduire l'arythmie de Mme H.*

Une radiographie pulmonaire pratiquée à l'entrée de Mme H. montre des anomalies évoquant une tuberculose pulmonaire.

Une IDR pratiquée le 9 janvier donne un résultat positif à 20 mm.

Des examens cytobactériologiques des crachats confirment le diagnostic de tuberculose pulmonaire active.

Un traitement antituberculeux doit être entrepris dès le 20 janvier.

À ce jour, Mme H. présente un bon état général, son amaigrissement est modéré (elle a perdu 2 kg en 6 mois, elle pèse 55 kg pour 1,64 m) et se sent prête à entreprendre le traitement. Elle est informée de sa maladie et de la durée du traitement.

Dans cet exemple, si on réalise le plan médical à J 2, soit le 5 janvier, la pathologie présentée sera l'AC/FA.

Si l'on réalise le plan médical le 19 janvier, soit à J 16, les pathologies seront présentées dans l'ordre suivant :

– tuberculose pulmonaire active diagnostiquée en janvier 2001,

– AC/FA (elle passe donc en seconde position).

▶ REMARQUES

La pathologie se désigne par :

– le diagnostic médical connu ou suspecté;

– les signes cliniques, biologiques..., si le diagnostic n'est pas posé à ce jour.

Exemple 1 : hyperthermie à 39,9 °C en cours d'exploration.

Exemple 2 : suspicion de septicémie.

Exemple 3 : septicémie à gram négatif confirmée par 3 hémocultures positives.

Exemple 4 : angor instable en cours d'exploration.

Ne pas confondre diagnostic chirurgical et traitement chirurgical :

Exemple : fracture du col fémoral droit : la pose de prothèse totale de la hanche est le traitement chirurgical de la fracture du col fémoral droit. Elle s'accompagne de prescriptions médicales : pansement, Lovenox, *kinésithérapie.*

Les problèmes médicaux potentiels ou risques encourus

Ils sont souvent introduits par l'expression : « risque de ».

Exemples :

Risque de phlébite du membre inférieur.

Risque d'accès hypertensif, de déséquilibre tensionnel.

Risque d'hypoglycémie.

Risque de l'aggravation de l'état dépressif.

Risque d'infection...

Prescriptions médicales

Les prescriptions médicamenteuses sont précisées par

Le nom commercial suivi de :

– la dénomination commune internationale (DCI),

– la classe thérapeutique,

– la voie d'administration.

Il est possible de noter les médicaments dans le plan médical, en revanche il est interdit de recopier la prescription médicale accompagnée de sa posologie journalière (interdiction médico-légale).

Exemple 1 : M. D. est sous Lovenox *(héparine de bas poids moléculaire, anticoagulant) sous-cutané 1 injection le matin.*

Il est interdit de noter : M. Y. est sous Héparine SC *18 000 UI/24 h, en seringue électrique perfusion continue toutes les 12 heures soit 1,4 mL d'héparine.*

Exemple 2 : M. D. est sous Sectral *2 prises par 24 h – 1 prise matin et soir.*

Il est interdit de noter : M. D. est sous Sectral *200 mg 2 comprimés par 24 h – 1 comp. matin et soir.*

Les pansements

Les pansements prescrits doivent être précisés :

– siège de la lésion, plaie;

– protocole prescrit;

– périodicité de réfection.

Les mêmes précisions sont demandées pour :

– les drains, lames;

– les stomies et autres appareillages.

Les sondes

Être précis en ce qui concerne :

– le type de sonde (sonde nasogastrique différente de sonde de gastrostomie, sonde O_2 différente de lunettes à O_2) ;

– si nécessaire préciser le diamètre, connaître les repères témoins, les soins à apporter.

Prescription de soins paramédicaux autres qu'infirmiers

– kinésithérapie : préciser kiné passive, active, périodicité ;

– orthophoniste ;

– diététicienne : préciser le régime prescrit, sa répartition sur 24 h, ce qui est autorisé ou interdit.

Autres soins

Prise des constantes. Préciser la fréquence des prises des pulsations, pression artérielle, pesée, etc.

Intérêt de la prescription médicale

Comprendre l'intérêt, le but d'une prescription médicale est capital si on a l'intention de :

- **Concourir à l'efficacité d'une thérapeutique.**
- **L'administrer correctement.**
- **Surveiller l'apparition d'effets secondaires ou de complications éventuelles.**

Il s'agit de préciser ici l'intérêt de la prescription pour la personne soignée et non l'intérêt général (les indications multiples) de la thérapeutique.

Les interventions infirmières

Elles comprennent :

1. l'application de la prescription médicale.

2. la surveillance de l'efficacité des traitements.

3. la surveillance des signes en faveur de l'apparition d'effets secondaires.

4. la surveillance des signes en faveur de l'apparition de complications liées à la maladie, aux traitements ou à l'hospitalisation.

5. les résultats des interventions infirmières entreprises.

Exemple : voir tableau 8.1.

▶ REMARQUES

- **pour les points 2 et 3.**

– indiquer les signes cliniques, biologiques et radiologiques à surveiller ;

– si nécessaire donner les résultats des examens complémentaires réalisés.

Exemple : dernier résultat de TQ-TCA, ionogramme sanguin, radio contrôle/fracture, etc.

- **pour le point 3.**

– ne pas faire un catalogue de tous les effets secondaires d'une thérapeutique mais en surveiller les principaux, adaptés à la personne.

Exemple : surveillance de l'apparition d'une dysurie en faveur d'une complication prostatique.

– pour les plaies : donner le résultat de la surveillance infirmière, c'est-à-dire l'état d'évolution de la plaie et les observations réalisées.

- **pour le point 4.**

– les complications peuvent déjà être apparues : dans ce cas, indiquer l'évolution à ce jour.

Exemple : escarre fessière, infection urinaire : elles deviennent des pathologies qu'il faut inscrire dans le plan médical actualisé.

– les complications sont potentielles : dans ce cas, indiquer ce qu'il faut surveiller et donner le résultat de la surveillance.

Exemple : retour de bloc à 14 h : risque hémorragique, risque infectieux, donc surveillance particulière.

Tableau 8.1. Les interventions infirmières.

Problèmes médicaux	***Prescriptions médicales***	***Intérêt de la prescription médicale***	***Interventions infirmières***	
Signes cliniques, données biologiques, radiologiques et leurs complications possibles	Médicaments, examens complémentaires, diététique, kiné...	Pour la personne	Application de la PM Surveillance de l'efficacité du traitement, des signes d'apparition des effets secondaires et des signes d'apparition des complications	Résultat des actions

Soins infirmiers et communication

9

▶ LA PROFESSION INFIRMIÈRE EST UNE PROFESSION À HAUTE DENSITÉ DE COMMUNICATION. Celle-ci prend toutes les formes (observation, entretiens, transmissions écrites, orales) et tous les moyens disponibles (téléphone, réseaux phoniques, informatique, gestuel…).

L'enrichissement et la diversification des moyens techniques ont, dans le courant du XXe siècle, modifié nos modes relationnels, nos manières de communiquer avec les autres. Même notre mode d'expression s'en est trouvé changé.

Dans les cultures dites « primitives », la communication, qu'elle soit orale ou gestuelle, est ritualisée. Elle obéit à un code social, elle est soumise à des règles. Un sujet ne peut s'exprimer que s'il en a le statut et le droit, en un lieu et un moment socialement définis.

Dans les sociétés « modernes », la communication reste ritualisée, mais ces rites sont devenus implicites. Par exemple, la dernière personne arrivée à une réunion est celle qui se doit de dire bonjour à tous. Il s'agit là d'une réaction attendue, en regard de normes qui ne sont pas clairement établies.

▶ LA COMMUNICATION INTERHUMAINE CONSTITUE L'UN DES FONDEMENTS DE TOUTE SOCIÉTÉ

C'est pourquoi elle obéit à des règles, participant du code social. Il existe différents registres de communication : échange de lieux communs, de confidences personnelles, d'information professionnelle, de contenu éducatif…

Il existe aussi différents degrés de communication, nous pouvons échanger des propos sans importance, des contenus informatifs, des émotions, des convictions (tel le chef d'un parti politique désirant convaincre ses électeurs).

La compréhension des principes sous-jacents à la communication permettra, dans un second temps, d'aborder les situations spécifiques de communication que sont l'observation et l'entretien, dans le domaine des soins infirmiers.

Le terme « communication » revêt différents sens, il signifie à la fois échange, transmission d'un message, mais englobe également l'ensemble des moyens techniques permettant à l'homme de communiquer, c'est-à-dire des moyens de transport physique de personnes ou moyens de transmission de signes ou signaux acoustiques, vocaux, gestuels.

▶ LA COMMUNICATION EST LE CENTRE D'INTÉRÊTS DE DIFFÉRENTES SCIENCES : la biologie s'intéresse à la transmission de signes au sein du monde animal, la physiologie s'attache à explorer, entre autres, les systèmes sensitivo-moteurs soumis à des stimuli; nous pourrions citer également les mathématiques, l'électrotechnique, la cybernétique, la linguistique…

Les données actuelles sur la communication ont été développées à partir de la théorie générale de l'information (figure 9.1).

Théorie de l'information

Le corollaire à cette théorie est qu'il existe une distance (réelle ou virtuelle) entre un émetteur E et un récepteur R, E et R étant distincts.

L'émetteur E émet un message en direction du récepteur R.

E code son message, puis l'adresse à R par le biais d'un canal de transmission.

R, le destinataire, décode le message, transmis par E, pour le comprendre.

Le message M peut, par suite de transformations intentionnelles (codage-décodage) ou involontaires (brouillage, distorsion lors de la transmission) subir certaines modifications. De ce fait, le message final peut être différent du message initial.

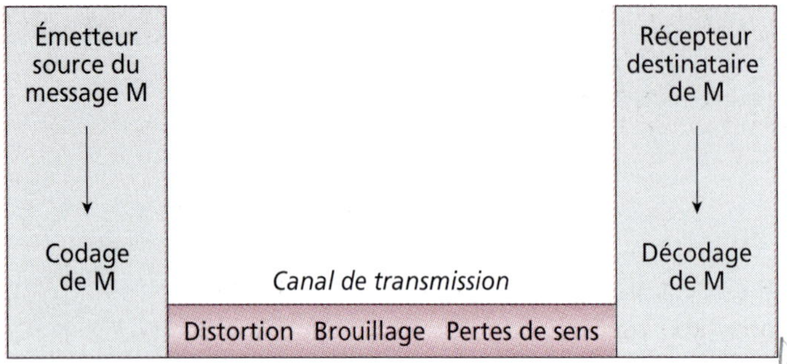

Fig. 9.1. Schéma de la théorie de l'information.

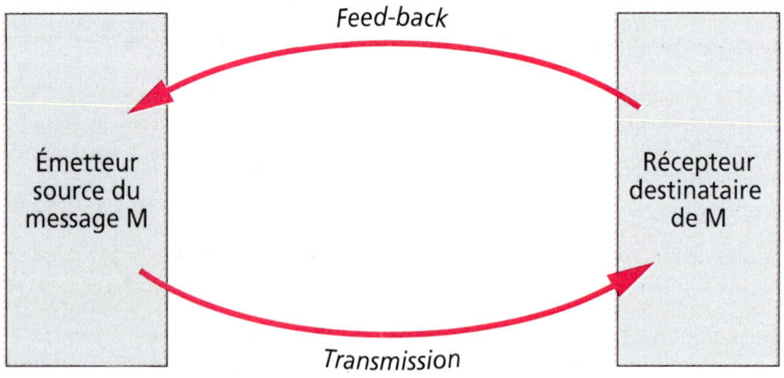

Fig. 9.2. Boucle de rétroaction ou feed-back.

▶ VOICI UN EXEMPLE ILLUSTRANT CETTE THÉORIE :

Mme X., actuellement à Lyon, désire annoncer à Mme Y., habitant Paris, la naissance de son petit-fils ; elle veut adresser un télégramme.

Émetteur, source du message : agent des Telecom de Lyon, pour Mme X.

Codage : transformations des mots en un code binaire composé de traits et de points.

Canal : téléphonie/télégraphie.

Décodage : transcription des traits et des points en syllabes, puis en mots.

Récepteur, destinataire du message : agent des Telecom de Paris, pour Mme X.

Message : *« Florian, né le 12/12 à 23 h STOP En bonne santé, 3,7 kg STOP Maman en forme STOP Rentrerai à Paris vendredi STOP »*

▶ CETTE THÉORIE A, PAR LA SUITE, CONNU DES DÉVELOPPEMENTS. Kurt Lewin, en 1936, va étudier les réseaux de communication professionnelle au cours de recherches en psychologie sociale. Claude E. Shannon et Warren Weaver développent vers 1950 une théorie mathématique de la communication, en termes de réseaux. La cybernétique (science qui s'attache à l'étude des techniques de commande et des processus de réaction aux messages) complète la théorie initiale de l'information et la rend opérationnelle et généralisable à tout système de communication linéaire par l'introduction d'une notion devenue par la suite fondamentale : le feed-back (ou rétroaction) (figure 9.2).

Feed-back

Le feed-back est un signal (acoustique, vocal, optique…) sollicité par l'émetteur, émis par le récepteur, et destiné à informer l'émetteur de la bonne réception du message. Il est semblable à un « accusé de réception ». Cette information en retour permet de contrôler la qualité de réception du message et de corriger celui-ci dans le sens voulu.

La notion de feed-back a par la suite connu de multiples applications. Le système nerveux, ainsi que tous les systèmes endocriniens, possèdent une boucle de rétroaction. Toute communication interpersonnelle suppose l'existence d'un message feed-back (vocal, gestuel).

Dans le registre des relations interhumaines, les données explicatives d'un tel modèle restent insuffisantes, elles risquent même d'avoir un effet réducteur sur la dimension communication parce que, au cours de la relation, s'opère un va-et-vient incessant de messages. De plus, source et destinataire sont dans le même temps émetteur et récepteur et échangent des messages utilisant simultanément plusieurs canaux de communication. Ce schéma ne rend pas compte de l'état psychoaffectif des personnes en présence, pas plus qu'il ne se réfère à leurs motivations à communiquer.

La communication est un processus complexe car elle met en présence des personnalités qui interagissent. Or, un grand nombre de nos réactions procèdent d'un code social.

Certains auteurs associent, à tout code social, la notion d'attribution de rôles sociaux, qui répondent à l'organisation structurelle d'une société, ainsi qu'aux différentes formes de communication, possibles et compatibles, avec le mode d'organisation d'une telle société. La communication peut, de ce fait, être définie selon sa nature et/ou sa fonction.

Nature et fonction de la communication

Nature

Selon certains auteurs[1], la communication peut être de nature consommatoire ou instrumentale.

- **Communication consommatoire :** expressive, elle est indépendante du code utilisé ou du contenu, elle constitue le rapport de soi à soi, elle ne vise pas autrui ; elle s'opère dans le rêve, la réflexion, l'art, la méditation…
- **Communication instrumentale :** modificatrice d'autrui, elle est de nature à changer l'état du destinataire sur le plan affectif ou cognitif. Elle peut modifier les actions menées ou les dispositions à l'action.

Fonctions de la communication

D'une manière générale, la communication vise à éliminer ou diminuer la distance (réelle ou virtuelle) existant entre l'émetteur et le récepteur. Dans le cadre de relations interhumaines, le message peut avoir différentes fonctions.

▶ FONCTION PHATIQUE : le message permet la reconnaissance mutuelle des deux interlocuteurs. Il assure l'ajustement de chacun au registre de communication utilisé. Dans ce cas, le message permet l'identification des interlocuteurs et du niveau de communication visé.

▶ FONCTION INFORMATIVE : le message permet à l'homme de se documenter, de garder le lien avec son environnement socio-économique, son milieu de vie, son milieu social, son travail. Dans ce cas, le message permet l'action.

▶ FONCTION POÉTIQUE OU ESTHÉTIQUE : le message permet l'expression de soi ; il rend l'émetteur, « visible » pour le récepteur. Dans ce cas, l'importance n'est pas donnée au contenu réel du message, mais à la forme intrinsèque de celui-ci. Ici, le message permet la perception de l'autre.

▶ FONCTION CONATIVE : le message est destiné à produire un certain effet sur le récepteur. Il vise à modifier l'action ou les réactions du destinataire.

▶ FONCTION MÉTALINGUISTIQUE : elle est sous-jacente à toute forme de communication. Il s'agit du contenu symbolique et souvent implicite de la relation. Ici, les interlocuteurs s'attachent à la reconnaissance de valeurs (morales, éthiques…) partagées. Dans ce cas, les mots, les expressions, les mimiques traduisent la dimension psychique, intellectuelle, etc., de chacun des partenaires.

▶ FONCTION ÉMOTIVE : le message vise à transmettre ou produire une émotion (colère, agressivité, peur, plaisir…). La fonction émotive d'un message est qualitativement importante puisqu'elle peut, dans certains cas, recouvrir ou dominer toutes les autres fonctions. Elle sollicite la structure même de notre personnalité. Elle fait référence aux comportements et attitudes, elle peut balayer tous les autres types de messages.

Qui n'a pas connu une situation particulièrement embarrassante, et dont le seul souvenir que nous gardions soit les émotions vécues, les attitudes prises, les réactions produites ? La fonction émotive d'un message est prévalante.

▶ AJUSTEMENT. Dans toute situation de communication interhumaine, se produisent des interactions, certaines d'entre elles visent à l'ajustement des deux interlocuteurs. Toutes les fonctions de la communication correspondent, à des degrés divers, à des zones d'ajustement.

Si, par exemple, nous étions mis dans une situation d'absence de réception des messages (bruit, lumière, mouvement, environnement), nous ne pourrions longtemps survivre. Cela est si vrai que notre cerveau, soumis à de telles conditions, va tenter de suppléer à cet isolement en développant notre imaginaire : construction d'une histoire fictive, dans les cas les plus critiques, d'hallucinations auditives ou visuelles. Cette situation anormale requiert un ajustement qui permette de supporter l'absence de vie et de relation.

Au quotidien, les ajustements sont le plus souvent imperceptibles, ou implicites.

1. En 1953, L. Festinger désigne par *autoplastique* la communication de type consommatoire, et par *alloplastique* la communication de type instrumentale.

L'infirmier(e) et la communication

L'infirmier(e) établit des relations de type professionnel avec différents partenaires de soins. Ces relations sont d'ordre hiérarchique avec la direction du service infirmier, la direction d'un hôpital, d'ordre technique pour la compréhension et l'affectation de données médicales ou avec des collègues paramédicaux, d'ordre relationnel avec des collègues de travail ou des personnes soignées. Ces interrelations vont mobiliser, à des degrés divers, toutes les fonctions de communication précitées. Les messages adressés ou reçus auront un contenu explicite et un contenu implicite. Si ce qui est explicite est aisé à comprendre, le contenu implicite des messages n'est, en revanche, pas toujours perceptible. Il dépend en grande partie du canal de communication utilisé (verbal, gestuel, regard…) ainsi que de la qualité de réception possible pour l'interlocuteur.

L'infirmier(e) doit être consciente des paramètres qui modifient la qualité de la relation : certains d'entre eux facilitent la communication, d'autres au contraire constituent des obstacles.

Atouts d'une bonne communication

État de préparation à la communication

▶ L'INFIRMIER(E) DOIT S'INTERROGER sur :

- **Ses motivations** à établir la relation (but ?).
- **Choix du code :** quel langage (verbal, gestuel…) est le plus approprié à la relation.
- **Les circonstances** au cours desquelles s'établit la relation : lieu, moment, position dans l'espace, présence d'autres personnes…

S'agissant du récepteur

- **Ses motivations, ses attentes.**
- **Celui-ci est-il habilité à recevoir le message ?**
- **Quelles sont ses capacités** de compréhension, ses aptitudes psychologiques à recevoir le message ?
- **Cette personne a-t-elle la volonté ou la force** de maintenir la relation au moment que l'infirmier(e) a choisi ?

Éléments qui facilitent la communication

▶ LA REDONDANCE est la répétition d'un message, sous la même forme ou sous une forme différente. Par exemple : vous souhaitez expliquer ce qu'est une fibroscopie gastrique. Si vous accompagnez vos explications orales d'informations gestuelles, celles-ci complètent votre message et en facilitent la compréhension.

La redondance augmente la densité du message (aurait tendance à l'alourdir) mais, dans l'éventualité d'un brouillage (incompréhension de mots, mauvaise audition, peur bloquant l'intégration du contenu), la redondance en améliore incontestablement la qualité.

En outre, solliciter, chez le récepteur, une redondance du message verbal permet à l'infirmier(e) de capter le contenu implicite, les émotions contenues dans le message, celles dont elle doit s'assurer avant toute interprétation.

▶ LE FEED-BACK **:** l'information en retour devra toujours être sollicitée par l'infirmier(e), même chez une personne qui ne peut s'exprimer oralement. Une personne atteinte de paralysie des membres et d'aphasie, pourra, si on lui en donne le temps, exprimer qu'elle comprend ce qui lui est dit à l'aide d'un clignement d'yeux, d'un mouvement de la tête ou des lèvres…

Le feed-back assure la continuité de la relation, une mise en confiance progressive de l'autre, et ne doit pas être négligé.

Obstacles possibles à la communication

▶ LE MESSAGE EST TROP RICHE dans sa forme, par suite de l'utilisation de termes techniques, les phrases trop longues.

***Exemple* :** l'infirmier(e), s'adressant à Mme X., lui dit : *« Le médecin a prescrit un antiémétique, vous allez vous sentir mieux. »*

Mme X. pense : *« Qu'est-ce que c'est un antiémétique ? Quel sera l'effet de ce médicament sur moi ? Quand va-t-on me le donner ? »*

Un tel message peut être reçu par Mme X. comme un signe de mépris, une source d'anxiété ou de colère.

▶ LE MESSAGE EST INCOMPLET, certains termes sont sous-entendus voire abrégés, l'interlocuteur ne peut de ce fait comprendre le message, il peut éprouver un sentiment d'infériorité parce qu'il se croit incapable de capter une information qu'il aurait dû comprendre.

▶ LE MESSAGE EST COMPLEXE, NON ACCOMPAGNÉ D'UNE REDONDANCE, NON SUIVI D'UN FEED-BACK.

***Exemple* :** l'infirmier(e) interroge Mme X. sous cette forme : *« Ne m'aviez-vous pas dit que vous aviez des difficultés à aller à la selle ? Je l'ai transmis au médecin, mais je doute qu'il vous prescrive un laxatif vu votre état. »*

Un tel message n'invite pas à la réponse, il bloque la communication. Certains mots restent incompris, compte tenu des multiples formes négatives utilisées. Ce message pouvait être remplacé par :

« Vous m'avez dit que vous souffrez de constipation, je l'ai dit à votre médecin, mais je ne sais pas ce qu'il va décider car certains médicaments ne vous conviennent pas, je crois. »

Le message signifie la même chose, mais il permet que la personne s'exprime, il appelle un feed-back.

▶ LE MESSAGE EST TRANSMIS À L'AIDE D'UN CANAL INADAPTÉ et de ce fait ne peut être reçu de l'interlocuteur.

***Exemple* :** Mme Y., atteinte de surdité, est allongée. L'infirmier(e) s'adresse à elle à une distance de 5 mètres, alors qu'en même temps, elle s'occupe d'ouvrir les volets.

Mme Y. ne peut entendre ce qui lui est dit et ne peut lire sur les lèvres de l'infirmier(e), elle ne peut ni entendre ni comprendre un message qu'elle ne reçoit pas.

Pièges de la communication

Ce sont des obstacles majeurs, que l'on doit éviter absolument.

▶ MANQUE D'AUTHENTICITÉ

Si l'on n'est pas authentique dans la relation, celle-ci se transformera très vite en impasse.

▶ DÉNI

C'est se comporter comme si l'autre n'existait pas. On ne le voit pas, on ne l'écoute pas, on joue l'indifférence.

Ici, la communication existe mais elle est tronquée. L'indifférence est un message très percutent, souvent destructeur, elle n'appelle aucune réponse sensée ou objective.

Le déni suscite des réponses à haut contenu émotionnel, il engendre la violence verbale ou physique. Se rappeler que le déni n'est pas toujours conscient.

***Exemple* :** Mme A. et Mme B. discutent de leurs congés, alors qu'elles assurent ensemble la toilette de Mme X., qui n'est pas invitée à la conversation.

Mme X. peut se sentir isolée, car inexistante pour les deux autres personnes autrement que par son corps qu'on lave. Les gestes de Mmes A. et B. seront-ils attentifs vis-à-vis de Mme X. ? La relation existe-t-elle réellement ? Comment Mme X. peut-elle manifester qu'elle existe ?

▶ DÉSINFORMATION

Le message est déformé volontairement dans un but peu licite ou peu honnête.

C'est le cas d'une « petite information » fausse qui, glissée dans un ensemble de propos véridiques, paraît d'autant plus vraisemblable.

La désinformation, même minime, a pour effet de discréditer la personne qui s'y prête, de ne pas susciter la confiance. Elle ferme la relation.

Règles d'or d'une bonne communication :

- Être authentique.
- S'adresser à l'autre en tenant compte de sa personnalité, de ses capacités à recevoir et à comprendre le message.
- Adresser un message clair et redondant.
- Utiliser le ou les langages appropriés (verbal, non verbal).
- Respecter le temps de réception du message.
- Utiliser le feed-back pour vérifier la bonne réception du message et pour assurer la poursuite de la relation.
- Rester objectif.
- Ne pas se prendre pour Superman, admettre qu'on est faillible et se préparer à réajuster tout message perçu négativement.

Bibliographie

ATTALAH P. — *Théories de la communication : sens, sujets, savoirs*. Presses universitaires du Québec, 1991.

GASPARUTTO G. — *L'infirmière et la communication*. Lamarre, 1989.

HAREL-BIRAUD H. — *Manuel de psychologie à l'usage des soignants*. Masson, 1995, 2e édition.

LEBEL P. — *Communication professionnelle de l'infirmière*. Éditions hospitalières, 1995.

MANOUKIAN A. MASSEBEUF A. — *La relation soignant-soigné*. Lamarre, 2001.

MONTAGU A. — *La peau et le toucher, un premier langage*. Seuil, 1979.

SAVATOFSKI J., PRAYEZ P. — *Le toucher apprivoisé*. Lamarre, 2002.

SFEZ L. — *La communication*. Presses universitaires de France, coll. Que sais-je, 1997.

TOURNEBISE T. — *Se comprendre avec ou sans mots*. Dangles, 1995.

Soins infirmiers et observation 10

Introduction

L'observation est une technique parmi d'autres qui permet à l'infirmier(e) de recueillir les données indispensables, et à la base de toute intervention. Elle constitue en général le premier mode de communication, et permet de découvrir un aspect de la personne, de percevoir les signes qui permettront à l'équipe soignante [médecin, infirmier(e), kinésithérapeute…], de réajuster leurs actions, de les adapter.

L'observation « se vit », ce qui explique pourquoi l'analyse de l'information, concomitante de l'observation, s'avère difficile.

Si l'observation, dans notre vie quotidienne, peut relever du hasard, de l'accidentel, il en va tout autrement de l'observation infirmière. Elle n'est pas le fait d'aptitudes « innées », mais s'acquiert par l'apprentissage, le développement de savoirs, de méthodes et d'outils empruntés à la fois aux sciences sociales et aux sciences médicales.

L'observation infirmière relève à la fois de l'activité de nos cinq sens (vue, ouïe, odorat, goût, toucher), mais également de notre habileté à identifier chez notre interlocuteur, en l'occurrence la personne soignée, une demande spécifique, une difficulté, un changement brutal, majeur ou mineur dans l'état de santé.

L'observation constitue la compétence la plus importante que l'infirmier(e) doive acquérir durant sa formation, et maîtriser plus tard dans sa pratique quotidienne.

Définitions

▶ LE DICTIONNAIRE LAROUSSE donne de l'observation les définitions suivantes :

Observation :

- **Action de regarder avec attention** les êtres et les choses, les événements, les phénomènes pour les étudier, les surveiller, en tirer des conclusions. Avoir l'esprit d'observation, disposition ou habileté à observer. En médecine : surveillance d'un malade pendant un temps donné, destinée à permettre au médecin de préciser ou infirmer un diagnostic incertain. Exemple : mettre un malade en observation.
- **Compte rendu,** ensemble de réflexions de quelqu'un qui a observé, étudié quelque chose. Exemple : consigner ses observations sur un registre.
- **Fait de pratiquer les prescriptions d'une loi, d'une règle.**
- **En psychosociologie :** méthode d'étude du comportement d'un individu ou d'un groupe, où l'observateur, après avoir dressé la liste d'un certain nombre d'indicateurs susceptibles de lui fournir des renseignements sur cet individu ou ce groupe, en repère la présence ou l'absence dans le comportement concret de celui-ci ou de ceux-là.

▶ LE TERME « OBSERVATION » revêt, nous le voyons, des sens différents :

- **Du point de vue juridique et moral,** se conformer à des normes (sociales, culturelles…).
- **Émettre un jugement, un avis** sur un objet, une personne.
- **Observation scientifique, psychosociologique,** synonyme de recherche expérimentale.

Dans ce cas, le terme « observation » englobe à la fois l'action d'observer et le résultat obtenu (compte rendu d'observation).

L'observation peut être intentionnelle, libre ou dirigée, elle procure l'accès à un savoir. Cependant, le regard que nous portons sur les êtres et les choses varie selon l'observateur, le contexte de l'observation, le temps disponible pour la réaliser, les contraintes…

Difficultés de l'observation

Difficultés naturelles de l'observation

Perception

La perception est l'une des fonctions permettant aux êtres vivants de s'adapter au milieu dans lequel ils vivent.

Pour J. Piaget : *« La perception est la connaissance que nous prenons des objets ou de leurs mouvements par contact direct et actuel. »*

La perception est un processus actif au cours duquel, nous mobilisons nos organes des sens pour capter des informations qui seront transmises à des récepteurs sensitivo-moteurs. Ces informations mobilisent nos schémas de pensée qui les transforment en signifiants, en messages, en sensations.

▶ LES CAPACITÉS SENSORIELLES diffèrent par leur qualité et leur nature :

- **Les capacités sensorielles de l'homme sont spécifiques de l'espèce :** l'homme ne possède pas la vision nocturne du chat, ni même l'odorat du félin. Chez l'animal, la perception relève de l'instinct (percevoir les dangers pour les contrer ou les éviter, percevoir une proie).
- **Les capacités sensorielles de l'homme sont limitées :** au-delà d'un certain seuil, nous n'entendons plus les sons.
- **Les capacités sensorielles sont variables dans le temps et dans l'espace :**

– notre attention n'est pas la même dans la journée, elle varie selon notre état de fatigue ;

– nos capacités sensorielles sont susceptibles d'être atteintes par le vieillissement ;

– il est plus facile de percevoir des objets, des événements en mouvement que lorsqu'ils sont immobiles.

- **Les capacités sensorielles varient d'un individu à un autre.** Les tests visuels ou auditifs pratiqués dans la petite enfance montrent une disparité des aptitudes (accident naturel, maladie, hérédité...).
- **La perception varie également en fonction de nos schémas de pensée,** résultant de l'influence de notre culture sur nos modes de perception.

▶ A. BINET DÉCRIT QUATRE TYPES PERCEPTUELS :

- **Le type descripteur.** Observateur minutieux et sec (beaucoup de détails d'ordre parfois secondaire, peu de liens entre les différents éléments observés).
- **Le type évaluatif.** Observateur ayant tendance à juger, estimer, interpréter.
- **Le type érudit.** Observateur fournissant des informations savantes supplémentaires.
- **Le type imaginatif et poétique.** Observateur négligeant les données et donnant libre cours à son imaginaire.

La perception constitue donc un facteur limitatif, quantitatif et qualitatif de l'observation.

Sélectivité

▶ SELON UNE SÉLECTIVITÉ NATURELLE, l'observateur peut être l'objet :

– d'une imprécision de ses moyens sensoriels,

– d'une fatigabilité et/ou d'une sélectivité de son attention,

– d'une difficulté à mémoriser les observations,

– d'un manque de méthode.

▶ LA PROJECTION : il s'agit, le plus souvent, d'un phénomène inconscient, l'observateur attribue à la personne qu'il observe des attitudes, des motivations, des sentiments, des opinions ou des idées qui sont les siens. Elle a pour conséquence une interprétation erronée, peu fiable, quant au phénomène observé.

Nous observons souvent en fonction de nos propres représentations du monde vivant.

De ce fait, même dans le cas d'une observation-recherche, nous sélectionnons des données observables et nous écartons inconsciemment d'autres données, nous ne les voyons pas. Si par exemple deux personnes regardent une toile de maître, ils ne décriront pas les mêmes choses.

Cependant, plus nous apprenons à nous connaître, à formaliser nos valeurs personnelles, plus nous prenons conscience de notre sélectivité et donc plus nous avons de chance de réaliser des observations pertinentes.

La sélectivité est également un facteur limitatif de l'observation. Cependant, par opposition à la perception, celle-ci est réversible.

Difficultés liées à l'acte d'observation

Champ des observables

Nous pouvons observer des objets, des phénomènes, des faits, des événements, des personnes.

Plus nous nous écartons de l'observation d'éléments simples, plus notre observation est rendue difficile. L'observation se complexifie à mesure que l'on passe de l'observation de phénomènes naturels à l'observation des comportements humains.

Observer des personnes exige des compétences car les individus « donnent à voir » des attitudes et des comportements dont le décodage est loin d'être simple. L'observé peut en outre choisir de « cacher » certains éléments de sa personnalité de manière consciente ou inconsciente, ce qui constitue un obstacle supplémentaire à l'observation des personnes.

Observateur

▶ CLARIFIER INTENTIONNALITÉ ET BUT DE L'OBSERVATION

Si nous nous situons du côté de l'observateur, nous reconnaissons que pour lui, l'acte d'observation comporte un caractère d'intentionnalité, que celle-ci soit consciente ou inconsciente. Il s'agit cependant de marquer une distinction entre intentionnalité et but de l'observation :

- **L'enfant observe et garde pour lui.** Il s'approprie les observations et va s'efforcer de les reproduire, exprimant ainsi son intention de communiquer avec le monde qui l'environne. L'observation et la répétition constituent pour l'enfant un mode d'apprentissage.
- **L'adulte peut exercer son attention à observer dans un but spécifique.** Dans ce cas, cette activité s'apparente à celle du chercheur.

Acte d'observation interhumaine

Dans les sciences de type expérimental (physique, biologie,...), l'observateur a pour but d'isoler un fait, un phénomène, de formuler une hypothèse puis de la valider.

▶ EN SCIENCES HUMAINES, un fait n'a de sens que s'il est étudié, analysé dans son contexte. L'observation en sciences humaines a pour objectif la compréhension de phénomènes complexes et leur décodage.

Selon R. Mucchielli[1] : *« Observer, c'est choisir consciemment ou inconsciemment ce que l'on observe et ce que l'on note dans la multitude des faits, des actes, des paroles, des gestes, des silences, des signes verbaux et non verbaux. »*

▶ L'OBSERVATION INTERHUMAINE COMPORTE DES DIFFICULTÉS SPÉCIFIQUES

- **La personne observée n'étant pas figée,** les éléments à observer sont en mouvement, d'où une difficulté pour l'observateur à « fixer » son observation.
- **L'observation interhumaine met en présence des personnes ayant chacune une personnalité plus ou moins marquée.** Au cours de l'observation, les interlocuteurs échangent, se confrontent, il y a de ce fait une interaction réciproque entre l'observateur et l'observé. En d'autres termes, la personnalité de l'un des interlocuteurs produit des effets, engendre des attitudes, des comportements chez l'autre, et modifie l'acte d'observation (dans ce cas il y a observation-participation).
- **Au cours de l'observation, les constats (de l'ordre de l'objectif) et les ressentis (subjectif) sont simultanés.** Ceci diminue chez l'observateur sa capacité à analyser la situation présente.
- **La restitution de l'information est le plus souvent différée,** et, si elle permet de prendre le recul nécessaire à l'analyse de l'observation, elle s'accompagne fréquemment d'une perte d'information.

Cadre de référence de l'observation

Au cours de l'observation, l'observateur « active » un cadre de référence spécifique, adapté à la situation qu'il souhaite analyser. Il s'agit donc du contexte dans lequel se situe l'observation.

Ce cadre de référence regroupe à la fois la nature et le but de l'observation ; il est déterminant quant à la méthode d'observation à utiliser.

1. R. MUCCHIELLI, *L'observation psychologique et psychosociologique*. ESF, 1974.

▶ DANS LE CADRE D'UNE RECHERCHE, les buts de l'observation sont clairement définis. Les résultats obtenus peuvent être différents des résultats attendus. Le chercheur peut parfois s'arranger pour faire coïncider ses activités d'observation aux résultats attendus. Dans ce cas, l'observation est tronquée, avant même qu'elle ne commence.

Pour le chercheur, l'acte d'observation doit rester scientifique. Cela signifie qu'observer, c'est recueillir des informations dans le but de produire des constats fiables et reproductibles pour la recherche. Toutes les informations recueillies subiront une analyse, une interprétation, suivies, le cas échéant, d'un exposé ou d'une publication.

C'est la raison pour laquelle le chercheur, afin d'atténuer les obstacles inévitables de l'observation, se dote de méthodes et d'outils spécifiques.

Il faut cependant garder à l'esprit que même l'observation du chercheur conservera, par le choix même de méthodes et d'outils, un caractère inévitable de subjectivité.

R. Canter-Kohn[1] dit : « *Dans l'informel, on observe ce qui est coutumier, on emploie les structures et le langage courants pour voir et pour comprendre. Si l'on veut "mieux" voir, faut-il se déraciner du monde et du langage familiers ?* »

▶ EN CONCLUSION, nos capacités à observer sont limitées, mais non finies. Elles peuvent évoluer grâce à la connaissance et l'apprentissage. Il est important que l'infirmier(e) s'entraîne à l'observation car celle qu'il/elle réalise auprès des personnes peut s'apparenter à une recherche : mieux connaître pour mieux soigner.

1. R. CANTER-KOHN, *Les enjeux de l'observation*. Presses universitaires de France, 1982.

Techniques d'observation

La qualité des résultats d'une observation est variable selon le type et les méthodes d'observation utilisés.

Variations selon la durée d'une observation

Une observation peut être de type longitudinal ou transversal.

Observation longitudinale

L'observation longitudinale se définit comme l'observation de faits, d'événements, de série d'événements, de personnes ou groupe de personnes. Elle est réalisée de manière continue dans le temps.

Observation transversale

L'observation transversale se dit d'une observation réalisée à un moment précis et qui est limitée dans le temps.

- **Si l'on augmente la durée d'une observation,** les données recueillies ont toutes les chances d'être quantitativement plus importantes. Cependant, nos capacités de concentration et d'attention diminuent progressivement et peuvent, de ce fait, nuire à la qualité de l'observation.
- **Dans le cadre d'une observation limitée dans le temps,** toute l'attention est mobilisée ; l'observation peut donc se révéler très riche, mais sa brièveté dans le temps risque de la rendre incomplète.

Une juste proportion de ces deux types d'observation permet d'atteindre qualitativement et quantitativement de meilleurs résultats.

Fiabilité d'une observation

Une observation peut être réalisée, selon le cas, par un ou plusieurs observateurs, parfois même par le même observateur à des moments différents. Nous ne portons pas le même regard sur l'objet de notre observation, nous ne restituons de ce fait pas les mêmes informations.

Si, par exemple deux personnes ont pour tâche de regarder un même objet, on constate qu'ils restituent généralement par écrit des données différentes. Ceci constitue-t-il un obstacle à la fiabilité de l'observation ? Ce que perçoit et note chacun d'eux constitue bien au contraire un enrichissement à l'observation.

En outre, la fiabilité d'une observation se mesure à sa reproductibilité. Or, si l'on désire réitérer une observation, seule la technique peut attester de la fidélité des informations recueillies.

Tableau 10.1. Guide pour le choix d'une technique ou des méthodes d'observation.

Technique	*But*	*Moyens et méthodes*
L'auto-observation Technique consistant à s'auto-observer, à se confronter à soi-même ou à la représentation que se font les autres de soi. *Technique utilisée en psychologie.*	– Connaissance de soi.	– Enregistrement de sa propre voix à l'aide d'un magnétophone. – Film, vidéo. – Photographie, dessin.
L'observation discrète ou directe Observation au cours de laquelle l'observateur n'a pas de relation avec l'observé. *Technique utilisée en ethnologie, sociologie, psychologie.*	– Analyse des comportements sans que la personnalité de l'observateur n'ait d'influence sur l'observé.	– Non répertoriés.
L'observation systématisée ou systématique Observation intentionnelle et organisée, qui comporte des critères de reproductibilité. *Type observation clinique, utilisée en sociologie, médecine.*	– Analyse des comportements. – Études de phénomènes physiques, physiologiques, biologiques…	– L'observateur détermine au préalable des indicateurs d'observation et y soumet l'observé. – Prise en compte des biais possibles de l'observation. – Instrumentation précise comme : grilles, chronomètre, tests…
L'observation participante L'observateur est en relation directe avec le ou les observés, et s'implique personnellement dans la situation qu'il observe. *Technique utilisée en ethnologie.*	– Établir une relation de confiance avec les observés pour qu'ils adoptent les comportements qui leur sont habituels.	– Entretiens. – Activités diverses et habituelles des observés. Pas de code formel pour la méthode.

Techniques d'observation

Les techniques d'observation ont été initialement décrites en sciences sociales.

Le tableau 10.1 permet de distinguer en quoi la technique conditionne à la fois les méthodes, les moyens utilisés, et les buts sous-jacents à l'observation.

Grilles d'observation

Pour être fiable et précise, toute observation doit être dirigée, elle doit donc se doter d'une instrumentation.

Une grille formalisée donne un cadre à l'observation. Une fois élaborée, validée (c'est-à-dire acceptée de tous, comme étant l'outil assurant la performance de l'observation) et formulée sur un support écrit, la grille pourra enfin être utilisable.

La grille constitue un guide qui permet de repérer les paramètres (ou critères) à observer, de noter les informations recueillies, donc de les transmettre à un tiers. Cet outil diminue les risques d'oublis liés à une sollicitation excessive de la mémoire ou à la fatigue, voire dans certains cas, liés au manque d'expérience.

Comment élaborer une grille d'observation

Élaborer une grille d'observation est une étape importante. Il faut, dans un premier temps, définir ce que l'on désire observer, en référence à l'objectif initial. Puis, dans un second temps, choisir une manière de sérier les paramètres à sélectionner.

Supposons, par exemple, qu'il s'agit d'une étude visant à déterminer le choix de jeunes couples sans enfants concernant leur première habitation. Il est possible de sélectionner les paramètres suivants :

– situation géographique,
– surface habitable ;
– nombre de chambres ;

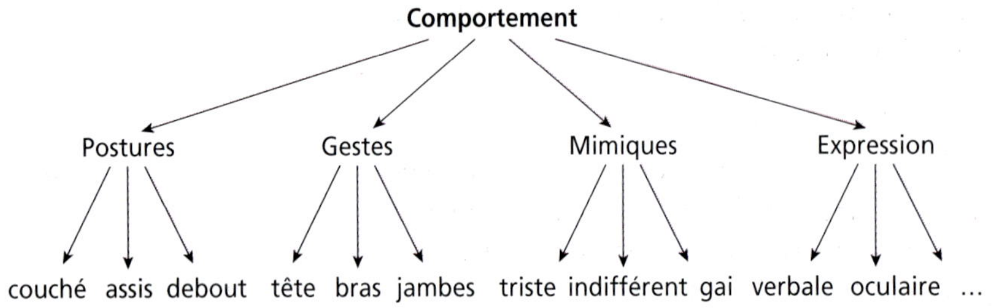

Fig. 10.1. Grille d'analyse.

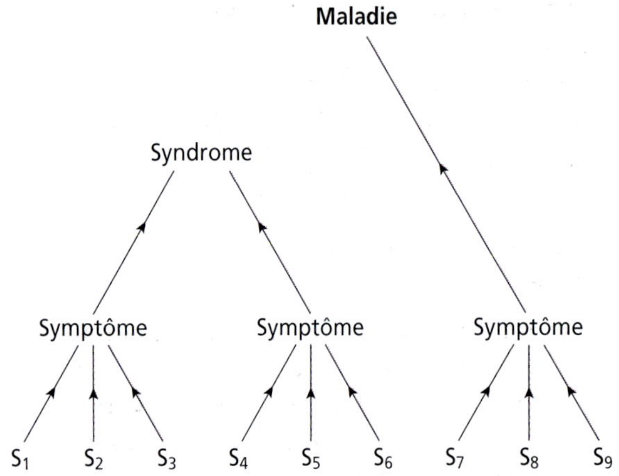

Fig. 10.2. Arborescence ascendante.

Nom :
Prénom : Nature de l'intervention :
Date de naissance : Bloc prévu le :
Âge : Vérification préop. le :

CONTRÔLE DOSSIER :

- Autorisation d'opérer : ❑
- Fiche identification : ❑
- Groupe, Rhésus : ❑
- Recherche d'agglutinines : ❑
- Hémostase du jour : ❑
- Bilan préop. complet : ❑
- Fiche anesthésie : ❑
- Fiche température : ❑
- Étiquettes nominatives : ❑

CONTRÔLE CUTANÉ :

- Bain : ❑ Douche : ❑ Douche avec antiseptique : ❑
- Rasage (préciser) : ❑
- Ongles : propres courts sans vernis ❑
- Ombilic bétadiné : ❑
- Pieds et ongles propres : ❑
- Absence bijoux : ❑
- Absence de plaie : ❑
- Anomalie cutanée (préciser) : ❑

DATE CONTRÔLE : **RÉALISÉ PAR :**

Fig. 10.3. Check-list préopératoire.

– salle de bains ;
– jardin ;
– montant du loyer ou remboursement des emprunts.

Cependant, comment identifier des données plus précises ?

D'une façon générale, plus l'objet à observer est complexe, plus il nécessite d'être décomposé en éléments simples.

Dans l'exemple précédent, la situation géographique sera précisée, à l'aide de critères tels que : lieu d'habitation (quartier, rue…), le type d'habitation, proximité des commerces, proximité des transports… Il est encore possible d'affiner ces critères ; par exemple, « type d'habitation » peut être décomposé en : pavillon de plain-pied, pavillon à étages, appartement en résidence, appartement HLM,…

Pour élaborer une grille d'observation, il convient de :
- préciser ce que l'on désire observer ;
- choisir une méthode pour sélectionner les paramètres à observer ;
- sérier les différents paramètres retenus ;
- établir les critères des paramètres ;
- réfléchir à l'outil support le plus pertinent et le plus facile à exploiter.

Différentes méthodes

Il existe différentes méthodes permettant d'affiner les paramètres à observer :

▶ ARBORESCENCE DESCENDANTE

Processus de mise à plat des données, une donnée complexe est décomposée jusqu'à obtention d'éléments descriptifs les plus petits possibles. *Exemple* : dans le cadre de l'analyse d'un comportement, l'observateur peut bâtir la grille présentée dans la figure 10.1.

▶ ARBORESCENCE ASCENDANTE

Processus qui consiste, à partir d'unités élémentaires d'observation, à remonter, par regroupements successifs, jusqu'aux paramètres génériques. *Exemple* : l'arborescence ascendante est couramment utilisée dans les disciplines médicales : dans la figure 10.2, S désigne un signe clinique.

▶ INVENTAIRE OU CHECK-LIST

L'objet à observer est soumis à une série de paramètres (ou d'items) qui n'ont pas forcément de lien direct et concret entre eux, mais qui, mis ensemble, sont significatifs de l'état de ce qui est observé. Ce type de grille est également nommé liste de pointage.

La grille type check-list est utile à l'infirmier(e) s'il s'agit d'une observation de type procédural. *Exemple* : la check-list préopératoire (figure 10.3).

Forme donnée à la grille d'observation

Pour être pertinente et utilisable, le document-support de la grille d'observation doit être simple, aisément maniable, ne pas perturber l'acte d'observation.

Parmi les formes données aux grilles d'observation, les plus connues sont les suivantes.

Tableau à compléter

Les paramètres à observer sont énumérés, les données doivent être complétées par écrit pour chacun des paramètres.

Ce type de grille présente un inconvénient : la personne doit retranscrire ses observations en même temps qu'elle les réalise ce qui perturbe l'acte d'observation.

Grille proprement dite

Chaque paramètre est accompagné d'indicateurs visant à le préciser, l'indicateur y est entouré d'un trait ou, l'observateur doit cocher la case correspondant à la donnée observée.

***Exemple* : évaluation des capacités visuelles.**

ŒIL DROIT :

- **Vue :** Très bonne [bonne] médiocre faible cécité
- **Trouble visuel :** myopie [astigmatisme] hypermétropie
- **Port de :** lunettes [lentilles] prothèse

Personnage à colorier ou griser, type géronte

Généralement accompagné d'un guide d'utilisation, chacune des ses surfaces correspond à un paramètre (figure 10.4). La zone correspondant à la donnée observée est colorée ou grisée, le reste du personnage restant en blanc.

Activités mentales
1. Cohérence
2. Orientation
3. Relation

Activités sensorielles
4. Voir
5. Entendre
6. Parler

Activités corporelles
7. Toilette
8. Habillage
9. Manger
10. Élimination urinaire et anale

Activités de déplacement
11. Se lever, se coucher, s'asseoir
12. Se déplacer à l'intérieur
13. Déplacer des objets
14. Se déplacer à l'extérieur

Activités domestiques
15. Gestion
16. Cuisine
17. Ménage
18. Communication à distance

Activités sociales
19. Transport
20. Achats
21. Suivi de traitement
22. Activités du temps libre

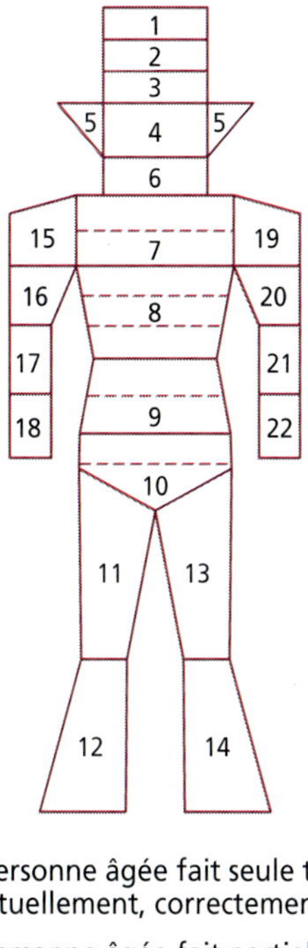

- [rouge] La personne âgée fait seule totalement habituellement, correctement.
- [gris] La personne âgée fait partiellement.
- [blanc] La personne âgée ne fait pas.

Habituellement traduit la référence au temps.

Correctement traduit la référence à l'environnement (conforme aux usages et aux mœurs).

Fig. 10.4. Le Géronte (extrait de : R. Leroux,* Évaluation gérontologique de la théorie à la pratique. *ENSP, 1991).

Observation en soins infirmiers

Comment, parmi les différents types d'observations précités, classer l'observation infirmière ?

▶ **DANS CERTAINS CAS OU SITUATIONS, L'OBSERVATION INFIRMIÈRE S'APPARENTE À L'OBSERVATION CLINIQUE STRUCTURÉE,** modèle médical par excellence.

R. Canter-Kohn[1] le décrit ainsi :

« Certains termes de ce modèle médical nous semblent les référents privilégiés de la forme la plus répandue d'une démarche d'observation clinique structurée :

– quelqu'un est allongé, alité, malade : il y est donc question du pathologique ;

– il est question également d'individus et de cas individuels ;

– c'est souvent un examen sur le terrain, en opposition aux examens en laboratoire, l'individu se trouvant soit dans son milieu ordinaire, soit dans un milieu assimilé ;

– la situation étudiée dure et évolue dans le temps ;

– un expert est appelé au secours, expert parce qu'il est armé de théorie, c'est lui qui sait et qui peut donc lire les signes et apporter réponse ;

– la relation entre eux est professionnelle, distanciée, chacun reste dans son statut : l'un est couché, mis à nu, objet de la réflexion d'un autre qui est debout, se penchant, en uniforme professionnel (costume-cravate ou blouse blanche) ;

– la vérification de la réponse théorique apportée (diagnostic et traitement) se fait dans l'après-coup, auprès du demandeur. »

▶ **AU COURS DE SITUATIONS AUTRES, L'OBSERVATION INFIRMIÈRE S'APPARENTE AU MODÈLE UTILISÉ EN PSYCHOLOGIE CLINIQUE**

D'après R. Canter-Kohn :

« La pratique clinique psychologique apparaît ainsi comme une arborescence de la clinique médicale, avec des caractéristiques propres :

– il s'agit d'un sujet qui parle pour lui-même, qui est considéré comme capable de dire des choses pertinentes sur lui-même ;

– la demande du sujet est le moteur de la démarche, ouvrant ainsi un espace de travail ;

– le décalage du clinicien par rapport au client est rendu productif et maîtrisable par un discours construit ;

– le clinicien, expert en écoute, doit provisoirement suspendre sa propre vision du monde ;

– la relation est à la fois formelle et humaine, les affects et l'expérience intérieure de chacun y étant engagés ;

– une telle situation exige du professionnel une attention double simultanée (à l'autre et aussi à lui-même) ;

– et un travail en conséquence sur son contre-transfert (terme technique approprié dans le contexte de la cure, l'« implication » ayant un sens plus large). »

▶ **L'OBSERVATION INFIRMIÈRE NE SE RÉCLAME PAS D'UNE DISCIPLINE SPÉCIFIQUE,** elle est à la fois de type médical (clinique structurée), psychologique ou psychosociologique (observation participante).

L'observation en soins infirmiers est un processus actif au cours duquel l'infirmier(e) maîtrise ses sens, ses connaissances, ses capacités à dépister, identifier, relever et transmettre des informations de types clinique, comportemental, socioculturel susceptibles d'influencer le devenir de la personne, lors d'une situation ou d'un état de santé spécifiques.

▶ **L'OBSERVATION EN SOINS INFIRMIERS PRÉSUPPOSE UN SAVOIR THÉORIQUE** relatif aux données anatomophysiologiques, psychocomportementales, socioculturelles, ainsi que la connaissance de l'ensemble des variations pathologiques possibles.

▶ **L'OBSERVATION INFIRMIÈRE SERA TOUJOURS RÉALISÉE :**

– conformément à un cadre de référence ;
– dans un but précis et préalablement défini ;
– à un moment et en un lieu donnés ;
– par une personne ayant les compétences requises pour l'observation ;
– avec méthode.

Cadre de référence

Il s'agit du cadre spécifique de l'observation médicale ou psychosociologique. Il fait référence aux concepts de santé et de maladie.

Le contexte dans lequel se situe l'observation infirmière prend en compte :

1. R. Canter-Kohn, P. Negre, *Les voies de l'observation : repères pour les pratiques de recherche en sciences humaines.* Nathan, 1991.

▶ LE LIEU : observation d'une personne ou d'un groupe de personnes à l'hôpital, au domicile, à l'école, en entreprise… L'observation d'une personne dans son milieu de vie habituel n'est pas de même nature que celle réalisée à l'hôpital, en particulier s'il s'agit d'une personne âgée (la personne se sentant plus en confiance, elle laissera transparaître plus d'éléments significatifs).

▶ LA DISTANCE INTERPERSONNELLE : elle est également importante lors de l'observation : si l'observateur est situé à cinq mètres de l'observé, il risque de ne pas voir les mêmes choses qu'en étant situé à un mètre de celui-ci.

▶ LES CONTRAINTES DE TEMPS : une observation réalisée dans une situation d'urgence vitale ne peut s'apparenter à celle faite lors de l'accueil d'une personne en service de soins. Plus le pronostic vital est mis en jeu, plus nous devrons être rapides et précis lors de notre observation.

Selon le contexte, ce que nous aurons à observer sera différent et nous devrons toujours optimiser les résultats de notre observation, en adaptant notre technique à la situation.

Buts de l'observation infirmière

▶ L'OBSERVATION INFIRMIÈRE PEUT VISER UN OU PLUSIEURS OBJECTIFS

- **Recueillir des informations permettant d'entrer en relation avec la personne soignée.** Par exemple, si, lors de l'accueil, l'infirmier(e) constate que la personne est malentendante ou malvoyante, il/elle saura d'emblée que certains modes de communication s'avèrent inappropriés.
- **Dépister les signes cliniques** en faveur d'une variation dans l'état de santé de la personne (signes indiquant une stabilité, une amélioration, une détérioration), en vue de transmettre les informations recueillies à la personne habilitée à en traiter le contenu.
- **Identifier les signes psychosociologiques, comportementaux** qui indiquent une inadaptation de la personne à son état de santé actuel.
- **Observer un ensemble de paramètres, spécifiques d'une recherche sur le terrain** (par exemple, un(e) infirmier(e) réalisant une étude relative aux moyens de continence des patients alités à l'hôpital).

Selon le ou les buts de l'observation, l'infirmier(e) va privilégier un certain nombre de paramètres à observer et se doter d'une méthode d'observation.

Méthodes d'observation en soins infirmiers

Les méthodes le plus couramment utilisées sont l'observation systématisée et l'observation participante :

- **Systématisée** car l'observation infirmière est de type clinique, elle est généralement instrumentalisée à l'aide de grilles.
- **Participante,** car l'acte d'observation s'effectue le plus souvent au cours d'un entretien ou lors d'un soin.

L'infirmier(e) se doit d'avoir de solides connaissances en sémiologie clinique, il/elle doit également savoir organiser son observation, la rendre opérationnelle. Pour cela, l'infirmier(e) pourra procéder par étapes et respecter une chronologie durant l'acte d'observation.

Les étapes d'une observation sont :

- observer la personne et son environnement;
- identifier les caractéristiques en faveur d'un changement d'état;
- mesurer l'importance ou le degré de gravité de ce changement (interpréter, formuler une hypothèse expliquant ce changement);
- informer/agir, en temps opportun, en ayant le comportement approprié à la situation;
- consigner les résultats de l'observation par écrit.

▶ EXEMPLE : l'infirmier(e) se rend dans la chambre d'une personne hospitalisée, qui souffre de troubles respiratoires. En cours d'observation, il/elle constate que la personne :

- a les doigts légèrement marbrés, aux extrémités;
- a une fréquence respiratoire inhabituellement élevée;
- transpire abondamment;
- a le visage rouge;
- est essoufflée;
- s'agite.

L'infirmier(e) interprète ces signes comme des données indiquant une brusque aggravation de l'état respiratoire.

- **Il/elle va, dans un premier temps,** aider la personne à mieux respirer (dégagement des voies respiratoires, installation en position demi-assise), puis très vite appeler le médecin.

- **Une fois l'urgence passée,** l'infirmier(e) notera l'ensemble des observations et des actions dans le dossier de soins.

L'infirmier(e) doit utiliser un vocabulaire approprié à la description du phénomène observé : visage rouge sera remplacé par érythrose, transpiration abondante par hypersudation…

Grilles d'observation infirmière

Il est important que l'infirmier(e) se dote de grilles d'observation simples qui faciliteront l'enregistrement des paramètres à observer.

Les grilles d'observation les plus utilisées sont de type arborescence descendante ou inventaire *(check list)* parce qu'elles ne nécessitent pas une prise de notes importante et optimisent la qualité de l'observation.

▶ EXEMPLE DE GRILLE TYPE « ARBORESCENCE DESCENDANTE », servant de base à l'observation d'une personne et son environnement (grille de critères non exhaustive) :

- **Aspect physique :**

– aspect général de la personne ;
– position ou posture générale du corps ;
– état vestimentaire et de propreté ;
– état de fatigue ;
– état de conscience ou de perturbation des fonctions supérieures ;
– atteinte pathologique visible (sudation, marbrures des extrémités, pâleur, frissons, atteinte de la peau…) ;
– présence de prothèses ;
– présence de matériel thérapeutique (perfusion, sondes, plâtres…) ;
– état de sécurité physique (installation, possibilités d'appel…).

- **Environnement : qualité et accessibilité :**

– situation géographique du mobilier et du matériel de soins ;
– état de propreté des surfaces, des sols, des sanitaires ;
– température et luminosité ;
– possibilités d'ouverture des portes et fenêtres ;
– effets personnels ;
– anomalies dans l'environnement (denrées alimentaires qui traînent, fuites d'eau…).

- **Perception des bruits :**

– émis par le patient : bruits respiratoires, toux, pleurs… ;
– émis par les appareils de soin ou de surveillance : respirateur, cardioscope…

- **Perception des odeurs :**

– état de salubrité de l'air ;
– odeurs de selles ou d'urines ;
– haleine (fétide, ammoniacale) ;
– odeurs témoignant de la présence de germes (pyocianique…).

- **Utiliser le toucher : pour compléter l'observation :**

– peau : tonicité, texture ;
– rechercher des œdèmes ;
– rechercher des traces d'humidité ;
– tester la sensibilité thermoalgique (au chaud, au froid, manœuvre d'évitement) ;
– réactions volontaires ou involontaires face au contact.

Pour développer des compétences à l'observation l'infirmier(e) doit :

– être attentive aux buts de l'observation ;
– faciliter l'observation en adoptant une attitude qui permette à la personne observée de s'exprimer (non-jugement) ;
– utiliser la perception sensorielle ;
– prendre note des signes verbaux et non verbaux ;
– avoir de bonnes connaissances de physiologie et de physiopathologie ;
– faciliter le recueil d'informations à l'aide d'un outil simple et exhaustif.

Bibliographie

CANTER-KOHN R. — *Les enjeux de l'observation*. Anthropos, 1998, 2e édition.

CANTER-KOHN R., NEGRE P. — *Les voies de l'observation, repères pour la pratique de recherche en sciences humaines*. Nathan, 1991.

JOVIC L. — Observation, aspects théoriques et pratiques. *Recherche en Soins Infirmiers*, 22, septembre 1990.

MONTESINOS A. — Technique d'observations instantanées. *Symbiose*, 26, octobre 1983.

MUCCHIELLI R. — *L'observation psychologique et psychosociologique*. ESF, 1974.

RIOUFOL M.-O. — *L'aide-soignant dans les services de soins*. Masson, 2000.

Entretien

11

Introduction

L'analyse de la relation d'entretien apparaît au XIXe siècle au moment où s'affirme la psychanalyse.

L'entretien joue un grand rôle au cours de notre vie sociale. Il peut, selon les buts poursuivis, prendre différentes formes, obéir à des règles de questionnement précises suivant les acteurs concernés, il n'en reste pas moins un face-à-face, un vis-à-vis au cours duquel se produit une série d'événements.

Dans le langage courant, nous entendons fréquemment : « ce fut un entretien productif », parfois aussi : « cet entretien est une impasse ». L'entretien est une situation de communication spécifique, voilà pourquoi il peut concourir à une meilleure relation ou au contraire y faire obstacle.

Dès notre enfance nous sommes confrontés à la relation d'entretien que cela soit avec l'un de nos proches, notre professeur, plus tard notre employeur. Il arrive que nous nous soyons préparé à un entretien (par exemple l'entretien d'embauche), mais bien souvent nous sommes pris de cours, déconcertés par ce qui s'y passe parce que nous n'avons pas l'initiative de l'entretien.

Dans la relation de soins, l'infirmier(e) a l'initiative de l'entretien (en règle générale), moyen qu'elle utilise entre autres pour établir la relation avec la personne soignée qui lui est inconnue. Il/elle doit, de ce fait, s'y préparer.

Mener un entretien ne relève pas d'une qualité personnelle supposée innée mais s'acquiert par l'apprentissage et l'expérimentation, au même titre que toute autre compétence professionnelle.

Définitions

Les dictionnaires donnent du mot « entretien » la définition suivante : action d'échanger des paroles avec une ou plusieurs personnes.

Avant de donner des définitions plus spécialisées de ce terme, précisons ce que l'entretien n'est pas :

▶ **L'ENTRETIEN N'EST PAS UNE DISCUSSION.** La discussion peut relever du hasard, mettre en présence des personnes qui n'ont pas d'intérêt spécifique à échanger.

La discussion se développe par l'argumentation d'idées, la confrontation d'opinions, sur des sujets divers, qui ne sont pas prédéterminés, qui ne prétendent pas à résultat.

▶ **L'ENTRETIEN N'EST PAS UN INTERROGATOIRE.** Lors d'un interrogatoire, toutes les informations sont considérées comme « bonnes à prendre », sujettes à l'analyse, l'interprétation, la suspicion. La personne interrogée peut ne pas être prise au sérieux, mentir. Le résultat attendu est la recherche de la vérité, c'est le cas au cours d'une enquête policière.

▶ **LES SCIENCES SOCIALES DÉFINISSENT L'ENTRETIEN COMME :** *« une technique d'investigation utilisant un processus de communication verbale afin de recueillir un certain nombre d'informations en relation avec un sujet ou un thème donné »*[1].

L'entretien doit être considéré comme une situation de communication spécifique au cours de laquelle il y a interaction entre deux personnes qui s'adressent mutuellement et volontairement la parole, et qui ont un intérêt ou un objectif communs.

La situation d'entretien, dans le contexte des soins infirmiers, met en présence des acteurs particuliers :

- **Le soignant est le plus souvent celui qui sollicite ou amorce l'entretien.**

1. G. FERRÉOL, *Dictionnaire de sociologie*. Armand Colin, 2001, 3e édition.

● **La personne soignée,** qui est en attente de relation, voire avide de renseignements ou a tout simplement grand besoin de chaleur humaine, ce qui est souvent le cas des personnes âgées par exemple.

▶ LES « RÔLES » AINSI DISTRIBUÉS ENGENDRENT DES COMPORTEMENTS ET DES ATTITUDES SPÉCIFIQUES, QUE NOUS ALLONS ÉTUDIER.

Différents types d'entretiens

L'infirmier(e) aura à mener différents types d'entretiens et doit savoir identifier les éléments qui, dans le discours de la personne, permettent d'affirmer qu'il y a passage d'un type d'entretien à un autre. Les entretiens diffèrent par leur but ou leur forme.

Typologie des entretiens selon leur but

▶ Entretien d'information ou de conseil

Son but est de transmettre un savoir, un savoir-faire ou de permettre à l'interlocuteur une prise de décision ou la modification de celle-ci. La personne qui mène l'entretien doit :

– connaître le niveau de connaissances initial de son interlocuteur ;

– développer une stratégie permettant de parvenir au niveau de connaissances escompté ;

– utiliser des moyens de communication adaptés ;

– évaluer les résultats obtenus à court, moyen ou long terme.

***Exemple* :** entretien d'information d'un directeur de projet à ses adjoints, entretiens d'éducation pour la santé.

▶ Entretien de sélection

Son but est de départager des candidats et de sélectionner ceux dont le profil est le plus proche du profil souhaité.

La personne, qui mène l'entretien, juge les candidats, en référence à des critères préalablement définis.

Chaque candidat connaît le but de l'entretien mais pas forcément le processus de sélection. Il a choisi une stratégie, préparé son entretien.

Les moyens utilisés pour la sélection sont variables, il peut s'agir de grilles de comportement, de mises en situation, de tests…

Après codification du score obtenu par chaque candidat, une sélection peut être réalisée parmi ceux qui présentent le meilleur score.

***Exemple* :** entretien d'embauche, sélection d'entrée dans une grande école comme l'ENA, Polytechnique…

▶ Entretien diagnostique

Son but est de déterminer le problème existant, de le préciser ou l'énoncer.

La personne qui mène l'entretien cherche à identifier toutes les données d'une situation et vérifier si, au cours de l'entretien, son interlocuteur exprime une difficulté.

L'entretien est prévu, préparé ou non, la personne qui mène l'entretien pose des questions précises, son interlocuteur s'efforce de clarifier et de préciser ses propos. L'exemple type est l'entretien diagnostique médical.

▶ Entretien de concertation

Le but visé est la collaboration de partenaires ayant un intérêt à partager des données en commun, afin de clarifier une situation, de préciser un problème, d'apporter une solution.

Chacun des interlocuteurs connaît un aspect de la situation que ne connaît pas l'autre. Au cours de l'entretien, chacun procède à un exposé méthodique des faits, argumente son point de vue. L'échange puis l'analyse des informations permettent aux participants d'avoir une connaissance globale de la situation ou du problème.

***Exemples* :** concertation entre instituteurs à propos de méthodes pédagogiques, concertation des soignants concernant le suivi d'un patient…

▶ Entretien de négociation

Le but de cet entretien est de parvenir à un accord en vertu du principe de l'intérêt commun.

Les deux interlocuteurs ont connaissance de la situation ou du problème mais sont en désaccord quant aux solutions à apporter. Chacun a la volonté de convaincre l'autre et adopte une stratégie pour présenter ses arguments, pour démontrer la pertinence de son analyse. Au cours de l'entretien apparaissent progressivement des points de convergence, les interlocuteurs ajustent alors leurs positions et leurs propositions pour arriver à un consensus.

Exemples **:** négociations commerciales pour l'exportation de marchandises, négociations syndicales, négociations d'un traitement entre le médecin et son patient.

▶ ENTRETIEN DE RECUEIL D'INFORMATIONS

Ce type d'entretien a pour but d'obtenir ou de préciser des informations qui permettront de définir une situation, de connaître une personne. La personne qui mène l'entretien désire des informations précises, elle utilise une trame de questions, elle décide de la formulation de celles-ci, en tenant compte des capacités de compréhension et de réponse de son interlocuteur. Ce dernier peut connaître ou non les données recherchées. Cet entretien ne vise pas un changement d'état ou de comportement des personnes en présence.

Exemples **:** entretien au cours d'une enquête de terrain en sciences sociales (ergonomie du travail, sociologie...).

L'entretien de recueil d'informations est sans conteste le type d'entretien le plus utilisé en soins infirmiers. Il a pour but d'évaluer l'état de santé, il permet également d'établir une relation de confiance avec la personne soignée.

▶ ENTRETIEN D'AIDE

L'entretien d'aide peut relever de l'initiative de l'un ou l'autre des interlocuteurs. Il vise à apporter une aide psychologique à la personne en difficulté et doit lui permettre de clarifier une situation ou un problème, de parvenir à surmonter les obstacles au bien-être psychologique. L'aidant peut également avoir pour objectif de déterminer la nature de l'aide à apporter.

Exemple **:** solliciter l'aide d'un spécialiste en psychologie, en psychiatrie, etc.

Au cours de l'entretien, l'aidant laisse la personne s'exprimer librement, afin que celle-ci puisse opérer un recentrage sur elle-même et trouve les ressources nécessaires au dépassement du problème. L'aidant adopte une attitude qui facilite le bon déroulement de l'entretien.

L'entretien d'aide est couramment pratiqué en santé mentale. Les infirmier(e)s ont à mener des entretiens d'aide thérapeutique auprès des personnes en grande difficulté, en fin de vie, en deuil...

Typologie des entretiens selon leur forme

▶ ENTRETIEN DIRECTIF

Dans ce type d'entretien, l'enquêteur pose des questions précises, dans un ordre déterminé et suivant une logique préétablie. Il maîtrise l'entretien et ne donne pas réellement la parole à son interlocuteur, il dirige à la fois les questions et les réponses dans le sens voulu.

▶ ENTRETIEN SEMI-DIRECTIF

La personne qui mène l'entretien laisse l'interlocuteur s'exprimer librement, s'adapte à son rythme mais recentre toujours le dialogue sur des thèmes précis. Elle s'aide d'un questionnaire guide ou d'une trame d'entretien. L'enquêteur dirige les questions, non les réponses.

▶ ENTRETIEN NON DIRECTIF

La personne qui mène l'entretien adopte un comportement permettant à son interlocuteur de s'exprimer et d'exprimer ce qu'il souhaite en toute liberté et en toute confiance. Les questions ne sont pas prévues.

Tous ces types d'entretiens présentent un intérêt pour l'infirmier(e). Celui/celle-ci pourra, selon le but poursuivi et la personne soignée, adopter une attitude ou un comportement conformes à la situation.

Comportements et attitudes au cours de l'entretien

Parfois, sans nous en rendre compte, parfois volontairement, nous adoptons un comportement ou une attitude au cours de l'entretien.

Il est utile de repréciser ces deux termes qui, parce qu'ils sont utilisés quotidiennement, peuvent prêter à confusion.

▶ COMPORTEMENT **:** terme développé et utilisé en psychologie, en particulier, par les behavioristes et qui désigne l'ensemble des actions et des réactions humaines. Dans l'étude des comportements, les psychologues ne se préoccupent pas du rôle joué par la conscience. Ils mesurent les comportements en termes de résultat tangible, mesurable à ce qui devient apparent. Ce sont les interactions sociales qui permettent d'apprécier les comportements. Les paramètres culturels en usage dans la société considérée sont pris en compte pour l'étude des comportements humains.

▶ ATTITUDE : une attitude résume la physionomie (regards, mimiques...), la pose corporelle et la gestualité qui expriment une intention. L'attitude est une disposition psychologique qui s'exprime par le corps, qui est acquise et stable tout au long de la vie. Il existe des échelles de mesure des attitudes.

Contexte de l'entretien

Il est toujours frappant de constater combien, même dans nos rapports humains quotidiens, nous ajustons notre comportement ou nos attitudes conformément à des normes sociales. Il y a ce qui « se fait » et ce qui « ne se fait pas ». Il existe des stéréotypes culturels et sociaux avec lesquels nous composons en permanence.

La situation d'entretien va différer, selon le contexte dans lequel les personnes se trouvent mises en présence. Les circonstances de l'entretien ne doivent pas êtres négligées puisqu'elles déterminent, en partie, les attitudes et les comportements de chacun des interlocuteurs. Nous pouvons décrire ce contexte, à l'aide de deux types de caractéristiques.

▶ CARACTÉRISTIQUES OBJECTIVES

- **La nature de la relation** existant généralement entre les deux personnes.
- **Les lieu et circonstances de l'entretien :** au cours du travail, lors d'une pose, dans la rue, en privé dans un bureau, en présence d'un tiers, à la cafétéria...
- **Les relations hiérarchiques** existant généralement entre ces deux personnes.
- **L'appartenance à un groupe socioculturel spécifique :** lorsque, par exemple, l'un des deux interlocuteurs se trouve, du fait de son appartenance à ce groupe, en situation d'infériorité.
- **La nécessité de respecter des normes, des convenances, un protocole** même dans l'expression des émotions.
- **L'entretien est prévu, planifié** ou, au contraire, inattendu.

▶ CARACTÉRISTIQUES SUBJECTIVES

Elles relèvent de nos représentations mentales, de notre imaginaire, il s'agit de :

- **l'idée que chacun a des buts de l'entretien :** *« il faut que j'arrive à lui dire cela »* ;
- **l'idée que chacun a des buts poursuivis par l'autre, lors de l'entretien :** *« je vois où il veut en venir »*, *« il m'a sûrement convoqué pour me dire cela »* ;
- **l'image mentale que chacun a de l'autre :** *« si je lui annonce que je désire faire des études de publicité, c'est sûr il va refuser ! »* ;
- **l'idée que chacun a de l'opinion de l'autre :** *« de toute façon, il n'aime pas les nouveaux »* ;
- **la représentation que chacun a de son propre rôle :** *« en ma qualité de responsable des commandes, les magasiniers doivent respecter mes ordres »* ;
- **la représentation que chacun a du rôle de l'autre :** *« lui, c'est sûr, le chef nous l'a collé pour qu'il nous surveille ! »* ;
- **la représentation que chacun a de ses propres réactions affectives :** *« à tous les coups, il va émettre une critique et je vais me mettre à pleurer »* ;
- **la représentation que chacun a des affects de l'autre :** *« juste pour la contrarier, je vais lui rappeler son erreur de l'an dernier »*.

▶ DIFFÉRENTS TYPES D'ATTITUDES

On distingue six types différents d'attitudes couramment adoptées lors d'une conduite d'entretien.

- **Attitude de décision**

Cette attitude s'exprime à l'aide d'une phrase introductive comme :

– *« Je vous conseille... »*

– *« Dans ce cas je vous suggère... »*

– *« Si j'étais vous... »*

Il s'agit d'une attitude au cours de laquelle celui qui mène l'entretien propose une solution toute prête à son interlocuteur, parfois même sans solliciter son avis. Il indique comment lui-même aurait résolu le problème s'il s'était trouvé à la place de l'interlocuteur. Celui qui mène l'entretien ne cherche pas à prendre en considération la personnalité, les ressources personnelles, physiques, psychologiques et matérielles de l'autre. Ce dernier a le sentiment d'être infantilisé, nié, ceci engendre alors, en retour, un comportement infantile, un sentiment d'infériorité, une attitude de refoulement.

Attitude de jugement ou d'évaluation

La personne qui mène l'entretien se réfère à des valeurs, à des normes et interprète ou juge à l'aide de critères sociaux, moraux.

***Exemple* :** « Ah, vous êtes enceinte, et vous ne l'avez pas encore annoncé à votre conjoint… »

Une telle attitude peut entraîner chez l'autre, un sentiment de culpabilité, d'infériorité, de blocage, susciter de l'angoisse, de la révolte, voire de l'agressivité. La relation sera rapidement bloquée. R. Muchielli[1] décrit cette attitude comme celle d'une *« désapprobation moralisante »*.

Attitude d'interprétation

La personne qui mène l'entretien relève tel ou tel propos de son interlocuteur, et l'interprète selon son cadre de référence personnel. Elle tend à déformer ce qui a été dit, ou à donner un sens différent aux propos tenus.

L'interlocuteur a le sentiment d'être incompris, fait une tentative pour expliquer à nouveau, mais constate qu'il n'est ni écouté, ni compris. Il va, progressivement, se désintéresser de l'entretien, se taire et laisser son vis-à-vis dire ce qu'il veut.

Attitude d'enquête

La personne qui mène l'entretien opère un interrogatoire indiscret. Elle recherche des éléments d'explication complémentaires, qu'elle estime indispensables à la compréhension de la situation. Elle fait étalage de sa « science investigatrice », de ses compétences à mener l'entretien et à le diriger. Une telle attitude suscite de la méfiance.

L'interlocuteur donnera des réponses évasives, s'estimant soumis à un interrogatoire inacceptable où il est jugé d'après des faits sans importance. Ses réactions traduiront la soumission, la fuite, le mutisme, il contiendra son agressivité.

Attitude de support, de soutien

La personne qui mène l'entretien tente d'être rassurante, de consoler, de dédramatiser. Mais, en adoptant cette attitude, elle n'est pas aidante : elle fait preuve de détachement, elle ne s'implique pas. L'attitude de soutien se caractérise par une tendance à minimiser le problème de son interlocuteur.

***Exemple* :** « Vous verrez, tout va aller mieux. Ne vous inquiétez pas, ça va s'arranger. »

1. R. MUCCHIELLI, *L'entretien de face-à-face dans la relation d'aide*. Entreprises modernes d'Édition, 1972.

Une telle attitude peut engendrer chez l'interlocuteur des réactions d'hostilité, dans la mesure où il se sent infantilisé, pris en pitié. Il peut avoir l'impression qu'on le suspecte d'avoir, à dessein, exagéré ses difficultés, dans le but de se faire consoler. Il ne se sent pas vraiment écouté. Il peut, au contraire, se ranger à l'avis de celui qui mène l'entretien. Il se met en situation d'attente passive, de dépendance. Or, la dépendance n'est pas un indicateur de bonne santé.

Attitude de compréhension

Cette attitude est également nommée attitude d'écoute. Celui qui mène l'entretien va adopter un comportement conscient et volontaire qui permette à son interlocuteur d'exprimer ses difficultés, ses angoisses, ses peurs…

L'attitude de compréhension suppose un engagement réel dans la relation avec l'autre, elle nécessite un contrôle de ses propres émotions, de ses opinions, de ses valeurs, une maîtrise et un ajustement de la gestualité et de la voix. Cette attitude se fonde sur l'authenticité et l'empathie.

L'empathie se définit comme une attitude au cours de laquelle la personne qui mène l'entretien s'efforce de comprendre l'autre en adoptant son point de vue, ses opinions. Elle accepte les valeurs de l'autre et adopte une attitude de non-jugement.

L'empathie symbolise le non-jugement et l'absence d'implication affective. R. Muchielli qualifie l'empathie de *« sympathie froide »*. Grâce à elle, l'entretien reste centré sur la personne elle-même et non sur la difficulté exposée. Elle valorise la personne puisque l'on manifeste, à son égard, respect et considération.

En pratique, l'empathie s'exprime à l'aide de phrases d'introduction telles que :

– « Je n'ai pas bien compris quand vous avez dit… »

– « Pouvez-vous m'expliquer ? »

– « J'ai compris… est-ce bien ce que vous vouliez dire ? »

Implications affectives de l'entretien

L'entretien de face à face comporte des données affectives qu'il est important de prendre en compte. L'infirmier(e), au cours de l'entretien, engage ses valeurs, ses émotions, son histoire personnelle dans la relation avec l'autre. Il/elle risque de s'impliquer jusqu'à vivre la situation de l'autre, jusqu'à ressentir ses émotions. Il/elle s'expose ainsi au phénomène d'épuisement professionnel, décrit par les Anglo-Saxons sous le terme de *burn-out*.

▶ **L'INFIRMIER(E) DOIT ÊTRE VIGILANT(E) ; AUTREMENT DIT, IL/ELLE DOIT S'ENGAGER, S'IMPLIQUER MAIS SE PROTÉGER.** Ceci n'est possible qu'à la condition d'avoir réalisé un travail sur soi-même, qui consiste à :

- **Analyser ses propres émotions** face à ce qui est dit.
- **Étudier ses attitudes au cours de relations interpersonnelles,** entre amis ou dans une situation de travail (avec ses collègues, ses supérieurs hiérarchiques, les personnes soignées).
- **Confronter son vécu et ses valeurs avec d'autres.**
- **Savoir identifier ses stéréotypes de référence.**
- **Apprendre à adopter une position d'observateur neutre** même si on ressent les émotions.
- **Apprendre à garder le silence,** même si l'on brûle d'impatience.
- **Maîtriser la technique d'argumentation,** afin de rendre possible un comportement non polémique lors d'un entretien.
- **Apprendre à différer ses réponses,** dans l'optique de maîtriser ses réactions affectives et de donner des réponses objectives[1].

▶ **ON LE VOIT, L'ENTRETIEN EN SOINS INFIRMIERS NÉCESSITE UNE CERTAINE MATURITÉ AFFECTIVE,** qui n'a pas nécessairement de rapport avec l'âge, mais plutôt avec la connaissance que l'on a de soi-même ainsi que les expériences vécues. Un(e) infirmier(e) en souffrance ne pourra pas aider efficacement un patient.

Socrate disait : « Connais-toi toi-même », ce qui voulait également dire, comprends-toi avant de vouloir comprendre l'autre.

1. Ces notions seront approfondies dans le Nouveau Cahier de l'Infirmier(e) n° 3 *Soins infirmiers II : Démarches relationnelles et éducatives*, de N. AKNIN, M.-A. SION, C. JOURNIAC. Masson, 2002.

Tableau 11.1. Un comportement adapté à l'entretien, c'est :

– S'intéresser à la personne, avant de s'intéresser au contenu de l'entretien. – Contrôler ses attitudes. – Être authentique. – Utiliser l'empathie, la reformulation. – Rester centré sur l'autre. – Adopter soi-même un « profil bas », pour valoriser la personne et faciliter son expression. – Recentrer l'entretien chaque fois que cela est nécessaire. – Considérer que la personne, qui donne sa confiance et accorde ses confidences, mérite notre considération.	– Ne pas négliger toutes les sources de perturbation de l'entretien. – Ne pas se centrer sur la prise de notes. – Éviter la familiarité ou la vulgarité. – Ne pas être polémique. – Savoir parler sans interrompre. – Ne pas être infantilisant ou gênant. – Respecter le sens du silence.

Bibliographie

CHALIFOUR J. — *La relation d'aide en soins infirmiers*. Lamarre, 1997.

HÉTU J.-C. — *La relation d'aide. Éléments de base et guide de perfectionnement*. Gaëtan Morin, 2000.

MANOUKIAN A., MASSEBEUF A. — *La relation soignant-soigné*. Lamarre, 2001.

MERCUEL A., MONFORT J.-C., LAUTH B., RECA M., GARNIER B., TRIBOLET S., PARADAS C., GRÉMION J., PACAUD H., LEVEAU J. — *Entretien et relation d'aide dans les situations psychiatriques et psychologiques difficiles*. Masson, 1999.

MUCCHIELLI R. — *Le questionnaire dans l'enquête psychosociale*. ESF, 1990.

MUCCHIELLI R. — *L'entretien de face à face dans la relation d'aide*. ESF, 1972.

ROGERS C. — *Le développement de la personne*. Dunod, 1996.

ROGERS C. — *La relation d'aide et la psychothérapie*. ESF, 2002.

Entretien de recueil d'informations

12

Objectifs de l'entretien

▶ L'ENTRETIEN DE RECUEIL D'INFORMATIONS A POUR OBJECTIFS :

- **D'entrer en relation avec la personne soignée.**
- **De connaître la personne.**
- **D'identifier les besoins de la personne en matière de santé.**

▶ L'ENTRETIEN DE RECUEIL D'INFORMATIONS EST UNE ÉTAPE INDISPENSABLE DE LA DÉMARCHE DE SOINS, il permet d'identifier les problèmes de santé de la personne dans le but de définir les priorités de soins et d'y répondre de la manière la plus adaptée. L'infirmier(e) se doit de tenir compte de la pluridisciplinarité des soins donnés [les informations à recueillir ou recueillies ne concernent pas exclusivement l'infirmier(e)]. L'entretien de recueil d'informations a toutes chances d'atteindre l'objectif visé s'il a été bien préparé et s'il est bien conduit.

Préparation de l'entretien

La personne qui mène l'entretien doit :

▶ CHOISIR LE MOMENT APPROPRIÉ À L'ENTRETIEN

- **Avant toute entrée en matière, il est indispensable de se présenter** personnellement et d'indiquer son statut professionnel.
- **Il convient de prendre rendez-vous** avec la personne et de lui annoncer le but de l'entretien, son déroulement, sa durée.
- **Il est important de s'assurer de la disponibilité de la personne** pour l'horaire possible de l'entretien (vérifier que la personne n'a pas prévu autre chose, n'a pas pris un autre rendez-vous, n'a pas de soins à ce moment-là).

▶ CHOISIR LE LIEU DE L'ENTRETIEN

- **Redouter les endroits passants, bruyants,** ils constituent une gêne au bon déroulement de l'entretien (phénomène de brouillage).
- **Éviter de mener l'entretien en présence d'un tiers,** la personne risque d'adopter une attitude de réserve, elle ne se confiera pas.
- **Préparer une trame de questions ou un questionnaire guide,** pour cela :
  – répertorier les différents thèmes à aborder;
  – choisir le type de questions à poser (ceci sera spécifié plus loin);
  – choisir un outil de recueil d'informations simple à utiliser, fiable, qui ne perturbe pas le bon déroulement de l'entretien (il est possible d'utiliser une grille type, une bande d'enregistrement sonore après accord de la personne, les deux à la fois lorsque l'on manque d'expérience).

Déroulement de l'entretien

▶ AU DÉBUT DE L'ENTRETIEN :

- **Vérifier que la personne entend bien, voit bien, est dans une forme psychique et physique suffisante pour participer à l'entretien.**
- **Repréciser le but, le déroulement, la durée de l'entretien.**
- **Annoncer la caractère confidentiel de l'entretien.** Cela est très important car la personne ainsi mise en confiance sera rassurée quant à l'utilisation ultérieure des informations recueillies et se confiera plus volontiers.
- **Préciser les différents thèmes qui seront abordés** pour que la personne comprenne que l'entretien n'est pas une discussion. Ceci permet de garder la maîtrise du déroulement de l'entretien.
- **Vérifier que la position adoptée** (de préférence assis face à face, si la personne est couchée, s'asseoir de préférence côté tête de manière que les regards puissent se croiser) facilite la communication.
- **Veiller à ne pas utiliser d'objets bruyants** (type stylo qui clique, chaise ou table qui grince,…).
- **Fermer portes et fenêtres s'il y a du bruit,** en accord avec la personne.
- **Adopter une attitude incitant la personne à communiquer et à se confier.**

Conduite d'entretien

Mode de questionnement

Formulation d'une question

▶ EN PREMIER LIEU, TOUJOURS S'ASSURER QUE LA PERSONNE COMPREND LES TERMES UTILISÉS. Si ce n'est pas le cas, il convient d'expliquer ou de poser les questions autrement. La formulation d'une question doit être claire, compréhensible, elle *ne doit pas induire la réponse*.

▶ EXEMPLE DE QUESTIONS À ÉVITER :

- *« Quelles sont vos activités ludiques »*, *« De quelle confession êtes-vous ? »* Certains termes risquent d'être inconnus de votre interlocuteur.
- *« Vous n'avez pas beaucoup mangé à midi, vous n'aviez pas faim ? »* Cette question induit la réponse. Préférez la question *« Vous avez laissé les trois quarts de votre déjeuner à midi, pourquoi ? »*
- *« Alors là je ne vous comprends pas, pourtant vous m'avez dit que vous étiez d'accord pour prendre une douche ? »* Cette question est polémique, elle peut susciter le silence ou l'agressivité de votre interlocuteur.
- *« Je vous ai vu arriver avec deux autres personnes avant-hier, l'une d'elle avait d'ailleurs un très joli manteau rouge avec de la fourrure au col, mais qui était l'autre personne ? »*

Cette dernière question est mal formulée pour trois raisons :

– elle est trop longue, donc difficile à comprendre ;

– elle comporte une interprétation de type subjectif, le très joli manteau rouge laisse supposer un jugement de valeur quant à la personne qui le portait (ça lui va bien ou au contraire un beau manteau comme cela coûte cher, elle doit être d'un bon niveau social ou encore un si joli manteau sur une personne aussi laide !) ;

– elle n'est pas logique : on demande qui est la seconde personne accompagnatrice, tout en prétendant connaître la première identifiée grâce à son manteau.

Pertinence d'une question

▶ UNE QUESTION EST DITE PERTINENTE lorsqu'elle est en rapport avec le thème abordé, logique, posée au moment opportun et susceptible d'amener à une réponse satisfaisante et exhaustive.

***Exemple* :** vous souhaitez connaître les boissons absorbées quotidiennement par la personne, vous posez la question suivante :

« Combien d'eau buvez-vous dans la journée ? » Les réponses possibles sont :

– *Oh, beaucoup !*

– *Environ 1 litre, je crois.*

– *Je n'aime pas l'eau.*

Les réponses sont imprécises, incomplètes, peu satisfaisantes.

Si la question posée est :

« Quelles boissons buvez-vous dans la journée et en quelles quantités ? »

Vous obtiendrez des réponses comportant à la fois des données de type qualitatif et quantitatif.

***Exemple de réponse* :** *« Je bois du café au lait le matin (un grand bol), de l'eau (4 à 5 verres je pense), de la soupe le soir (s'il fait froid), parfois du jus d'orange ou du lait, le dimanche midi je bois un apéritif et du vin pendant le repas, sans dépasser deux verres. »*

Lorsque vous calculez les boissons, vous obtenez un chiffre approximatif de 1 300 à 1 600 mL/24 h, chiffre correspondant à une absorption liquidienne quantitativement satisfaisante.

▶ NE POSER QU'UNE SEULE QUESTION À LA FOIS ; respecter un temps de réponse (nécessaire à la réflexion) ; ne jamais couper la parole.

▶ RECENTRER L'ENTRETIEN si la personne, à l'occasion d'une question, s'égare dans des explications longues ou sinueuses.

▶ ADAPTER SON EXPRESSION ORALE AU NIVEAU DE COMPRÉHENSION DE L'INTERLOCUTEUR : débit des mots, hauteur de voix, tonalité...

▶ AVOIR CONFIANCE EN SOI, se dire que la personne est *a priori* bienveillante à votre égard, elle aime parler, elle va apprécier l'entretien.

Nature des questions posées

Il existe différents types de questions, le choix de l'un ou l'autre répond également au critère de pertinence.

Question fermée

La question est dite fermée lorsqu'elle n'admet que deux types de réponses possibles, ou permet une évaluation au regard d'une gamme de jugements prévus.

Exemple 1 : « *Vous allez au cinéma ?* » Les réponses possibles sont oui/non.

Exemple 2 : « *Vous est-il arrivé ces deux derniers mois de vous mettre en colère ?* » Les réponses possibles sont oui/non/je ne me rappelle pas/sans réponse.

Exemple 3 : « *Quelle est votre qualification professionnelle ?* » Les réponses possibles parcourent toute une gamme de qualifications déjà repérées en sociologie.

▶ AVANTAGES DES QUESTIONS FERMÉES :

- **Elles facilitent le déroulement de l'entretien** puisque les réponses à donner sont courtes et simples.
- **Elles facilitent le classement des informations,** en particulier si l'on possède une grille d'entretien préremplie.
- **Lorsqu'elles introduisent l'entretien, elles permettent une rapide mise en confiance** de la personne.

▶ LES QUESTIONS FERMÉES PRÉSENTENT ÉGALEMENT DES INCONVÉNIENTS :

- **Elles ciblent une caractéristique objective** de type quantitatif, rarement de type qualitatif.

Exemple : « *Combien de fois descendez-vous les escaliers de votre pavillon ?* » La réponse appelle une donnée chiffrée, elle n'invite pas l'interlocuteur à dire s'il a des difficultés à descendre les marches ; s'il est essoufflé...

- **Si la personne qui mène l'entretien utilise beaucoup de questions fermées et que celles-ci se succèdent, l'interlocuteur est tenté d'interpréter l'entretien comme un questionnaire directif, policé.** Très vite les réponses vont être abrégées jusqu'à n'être plus qu'une succession de oui/non.

Question ouverte

On appelle généralement question ouverte une question pour laquelle la réponse n'est pas prévue (parmi une gamme de réponses possibles), elle vise à donner à l'interlocuteur une entière liberté pour s'exprimer.

Exemple : « *Quels sont vos aliments préférés ?* »

▶ AVANTAGES : la question ouverte présente l'avantage d'aborder les sujets les plus divers et d'obtenir des réponses comportant le plus souvent des données de type qualitatif. Elle permet également que la personne exprime ses émotions, ses craintes.

▶ INCONVÉNIENTS : un grand nombre de questions ouvertes au cours d'un entretien en allonge la durée, la formulation peut induire la réponse ou bloquer l'entretien. Si la question posée est : « *Êtes-vous un grand buveur de vin ?* », on a toutes chances d'obtenir une réponse du type : « *Oh non, juste quelques verres de temps en temps, je ne suis pas un alcoolique !* »

Il ne faut pas oublier que votre interlocuteur craint toujours d'être jugé, la formulation d'une question risque de l'amener à répondre conformément à des stéréotypes sociaux.

Bien conduire un entretien c'est :

- Poser des questions simples, claires, pertinentes et qui ne comportent qu'une seule proposition.
- Éviter de commencer une question par « *Que pensez-vous de...* », « *À votre avis...* », « *Selon vous...* », « *Pouvez-vous dire...* ». Ces termes impliquent l'engagement de votre interlocuteur qui va probablement penser à une question piège.
- Respecter une chronologie dans le déroulement de l'entretien, les questions posées iront de la moins impliquante vers la plus impliquante.
- Commencer un entretien par des questions d'identification, elles permettent d'établir un climat de confiance propre au bon déroulement de l'entretien.
- Laisser à l'interlocuteur le temps de réflexion nécessaire à la réponse, ne pas chercher à remplir les silences à l'aide d'autres questions.

Dans le cas où l'interlocuteur semble ne pas bien comprendre la question posée, deux techniques peuvent être utilisées. Il s'agit de l'interpellation et de la reformulation.

Interpellation

Interpeller signifie susciter un écho, c'est-à-dire questionner en partant du discours de la personne. L'interpellation consiste à reprendre l'un des termes utilisés par le personne et d'en solliciter l'explicitation.

Exemple : la personne dit : « *Je suis toujours seule, mes enfants ne s'occupent pas de moi.* » L'interpellation consiste à dire : « *Ils ne s'occupent pas de vous, est-ce que cela veut dire qu'ils ne viennent pas vous voir ?* »

L'interpellation indique que vous êtes attentif à ce que dit la personne, que vous cherchez à comprendre et que vous avez de l'intérêt pour elle. Se sentant ainsi valorisée, la personne va oser se confier.

Reformulation

Reformuler signifie vérifier que l'on a compris ce que notre interlocuteur cherche à exprimer, en lui manifestant notre attention et en l'aidant à progresser et expliciter sa pensée ou ses émotions. La reformulation permet également la verbalisation de l'implicite. Elle exige de grandes compétences relatives à la conduite d'entretien.

La personne qui mène l'entretien reformule, répète ce qui a été dit, mais avec d'autres termes, de telle sorte qu'elle obtienne une réponse du type : *« Oui, c'est exactement cela ! »* ou, c'est souvent le cas, *« oui, oui ! »*

***Exemple* :** la personne dit : *« Je suis toujours seule, mes enfants ne s'occupent pas de moi »*. L'une des reformulations possibles peut être : *« Vous êtes toujours seule et vous avez le sentiment d'être abandonnée ? »*

La reformulation comporte divers procédés décrits par C. Rogers[1], ceux-ci seront vus avec la relation d'aide[2].

Fin de l'entretien

La fin de l'entretien ne signifie pas fin de communication ; il s'agit de laisser le dialogue ouvert à des relations ultérieures. Pour cela il est nécessaire de :

- **Demander à la personne si elle désire ajouter quelque chose.**
- **Demander à la personne si elle désire des informations particulières ou une aide particulière.** Éviter la forme interro-négative : *« vous n'avez besoin de rien ? »* qui bien évidemment appelle la réponse *« non »*.
- **Réaliser un résumé global de l'entretien et le soumettre à la personne** pour qu'elle le valide.
- **Demander à la personne si elle donne son accord pour que vous reveniez l'interroger si nécessaire** (complément d'informations).
- **Remercier la personne** de la confiance et du temps qu'elle vous a accordés lors de l'entretien.

Résultats de l'entretien

▶ L'ÉVALUATION DES RÉSULTATS d'un entretien est généralement réalisée après l'entretien et comprend :

- **L'évaluation du contenu de l'entretien en regard de l'objectif ayant motivé l'entretien.** Dans le cas de l'entretien de recueil d'informations, les informations recueillies sont-elles qualitativement et quantitativement suffisantes pour identifier un éventuel problème de santé ?

– *Si ce n'est pas le cas*, il s'agira de réajuster en demandant à la personne des *informations complémentaires*.

– *Si, au cours de l'entretien, un problème spécifique de santé est identifié, ou si le patient sollicite une aide* (demande d'informations, relation d'aide…), *il sera nécessaire de recourir à d'autres types d'entretiens*.

- **L'évaluation de la conduite d'entretien :** il est important, si l'on a le désir de progresser dans la conduite d'entretien, de s'autoévaluer. L'infirmier(e) doit s'interroger sur :

– *Le langage utilisé et les moments d'incompréhension*.

– *Les attitudes prises au cours de l'entretien* (posture, gestualité, mimiques).

– *Les moments au cours desquels la communication a été facilitée, bloquée* et pourquoi.

– *La qualité de réponses obtenues en regard des questions posées* (pertinence des questions).

– *Le degré de satisfaction de la personne* à la fin de l'entretien.

Quelques difficultés de l'entretien

Un entretien n'est pas toujours simple, ni bien mené, ses résultats ne sont pas toujours satisfaisants. Il existe des situations qui risquent de perturber l'entretien ; s'y préparer permettra à l'infirmier(e) de réagir de façon appropriée en cours d'entretien.

▶ LA PERSONNE VOUS COUPE LA PAROLE **:** la laisser s'exprimer et reprendre le thème abordé plus tard dans l'entretien.

▶ LA PERSONNE PLEURE. Surtout ne pas lui dire : *« Oh, ne pleurez pas… »*, lui demander plutôt pourquoi elle pleure, elle sollicitera sans doute de votre part une écoute attentive. Dans ce cas, reprendre l'entretien de recueil d'informations à un autre moment ou un autre jour.

1. C. ROGERS, *Le développement de la personne*. Dunod, 1976.
2. N. AKNIN, M.-A. SION, C. JOURNIAC, *Soins infirmiers II : Démarches relationnelles et éducatives*, *op. cit.*

▶ IL SE PRODUIT UN GRAND SILENCE AU COURS DE L'ENTRETIEN. Le silence perturbe généralement le soignant qui ne sait pas gérer l'absence de paroles. Pourtant, le silence est lui aussi évocateur de réflexion ou d'émotion. Il indique souvent que la personne opère un recentrage sur elle-même. Si le silence se prolonge, demander à la personne pourquoi elle ne répond pas, ce qui ne va pas. Éviter de passer rapidement à une autre question, vous pourriez stopper net l'expression d'une confidence : les informations capitales de l'histoire de vie d'une personne qui permettent d'identifier un problème de santé sont très souvent données « entre parenthèses » ou en fin d'entretien lorsque vous franchissez la porte pour quitter la personne.

▶ SI LA PERSONNE EXPRIME UNE DEMANDE À LAQUELLE VOUS NE POUVEZ RÉPONDRE, ne pas fuir, ne pas donner de réponse hâtive. L'infirmier(e) doit pouvoir dire qu'elle ne sait pas, qu'il/elle va solliciter l'intervention d'une personne plus compétente ou légalement habilitée à répondre.

Transcription des informations, transmission à un tiers

▶ S'IL Y A EU UTILISATION D'UNE GRILLE D'ENTRETIEN, la transcription des informations consiste à reprendre ce qui a été abrégé, mal écrit, raturé, pour donner au recueil d'informations un aspect présentable, facilitant l'analyse du contenu.

▶ S'IL Y A PRISE DE NOTES EN COURS D'ENTRETIEN, l'infirmier(e) devra classer les informations recueillies pour que celles-ci soient utilisables. Le classement dépend le plus souvent du modèle conceptuel en soins infirmiers, préalablement choisi.

▶ IL EST IMPORTANT DE DISTINGUER DE L'ENSEMBLE DES INFORMATIONS RECUEILLIES, CELLES QUI PRÉSENTENT UN CARACTÈRE D'URGENCE ET POUR LESQUELLES LA RÉPONSE NE DOIT PAS ÊTRE DIFFÉRÉE. Ces informations seront transmises immédiatement et par oral à la personne habilitée à en traiter le contenu, dans un second temps, ces informations feront l'objet d'une transmission écrite.

▶ SI, AU COURS DE L'ENTRETIEN, CERTAINES INFORMATIONS S'AVÈRENT DIFFICILES À NOTER (n'entrant pas dans la grille, ne correspondent pas au thème de l'entretien...), il est préférable d'écrire textuellement ce que la personne a dit, en utilisant des guillemets. Dans ce cas, un travail de transcription devra être réalisé *a posteriori*.

Maîtriser la conduite d'entretien signifie :

- prévoir l'entretien et le programmer,
- préparer l'entretien,
- utiliser un outil de recueil simple qui facilite l'enregistrement des données,
- préparer l'environnement pour l'entretien et en fixer la durée,
- ne jamais juger ni interpréter,
- regarder la personne durant l'entretien,
- encourager la personne à se confier en utilisant les techniques d'interpellation, de reformulation et de feed-back,
- ne poser qu'une question à la fois,
- respecter le temps nécessaire pour la réponse,
- utiliser une phrase de transition entre chaque thème abordé,
- être attentif aux propos exprimés en fin d'entretien, ils sont souvent riches de signification,
- prendre congé convenablement, en remerciant votre interlocuteur,
- respecter le sens des propos tenus, au besoin les transcrire avec fidélité.

Conclusion

Un entretien n'est pas anodin, il engage celui qui le mène. Un entretien peut être suivi de conséquences, avoir une influence sur l'état psychique ou physique de la personne. L'infirmier(e) doit garder à l'esprit son appartenance à une équipe pluridisciplinaire; elle n'est pas l'unique dépositaire des informations recueillies, il faudra les partager avec d'autres dans le but d'une meilleure efficacité. La communication orale constitue une des méthodes thérapeutiques au moins aussi efficace que les traitements médicamenteux et, à ce titre, la relation ne doit pas être négligée au profit d'actes techniques.

Bibliographie

HOGSTEL M.-O., KEEN-PAYNE R. — *Évaluation clinique du patient*. Maloine, 1995.

Méthodologie d'analyse de situation et de résolution de problème 13

Introduction

Dans ce chapitre, nous nous attacherons à l'examen des moyens permettant la résolution de problèmes complexes. Nous avons, dans notre vie quotidienne, à gérer un nombre important de problèmes, certains d'entre eux requièrent un temps de réflexion, d'autres, jugés urgents, exigeront de notre part la recherche rapide d'une solution.

Certains problèmes d'ordre professionnel relèvent de notre compétence, il nous appartient donc d'y apporter la solution la plus adaptée. En outre, ce qui constitue un problème pour l'un ne l'est pas forcément pour autrui. Il y a donc, dans l'utilisation même du terme « problème », un aspect subjectif.

Dans le domaine des soins infirmiers, l'interprétation des données joue un rôle capital et influence la dispense des soins.

Comment éviter une interprétation subjective des données ? Comment déterminer qu'une situation est un problème ? C'est ce que nous allons voir dans ce chapitre.

Définir la situation

Qu'appelle-t-on situation ? Le *Dictionnaire encyclopédique Larousse* donne du mot « situation » la définition suivante : *« État d'un groupe, d'une nation, d'une société dans un domaine déterminé, conjoncture ; ensemble des événements, des circonstances, des relations concrètes au milieu desquels se trouve une personne ou un groupe de personnes. »*

Une situation est de ce fait un ensemble de données complexes, requérant un effort de raisonnement et qui résulte de l'interaction du « vivant » avec des facteurs qui peuvent être de nature historique, biologique, socioculturelle, économique, écologique, psychoaffective… (tableau 13.1).

▶ LA CURIOSITÉ DE L'HOMME, synonyme de progrès, est telle qu'en permanence il s'évertue à connaître et comprendre ce qui l'entoure. Cette démarche ne constitue pourtant pas une analyse formelle de situation.

En effet, quand on parle d'analyse de situation, on inscrit la recherche de données comme un processus actif de la pensée abstraite, dans une démarche comportant une intentionnalité. Toute analyse de situation comporte une évaluation explicite ou implicite des données, par la mise en évidence de liens ou de rapports de causalité existant entre différents paramètres.

▶ LES SITUATIONS PEUVENT ÊTRE CLASSÉES D'APRÈS LEUR DEGRÉ DE COMPLEXITÉ, en général, plus une situation fait référence aux interactions humaines, plus elle s'avère concrètement difficile à décoder.

Quelles sont les raisons motivant l'analyse de situation ?

▶ IL EXISTE TROIS « ÉTATS » À L'ORIGINE D'UNE ANALYSE DE SITUATION :

- **Explorer une situation ignorée de nous** dans l'optique de la connaître et la comprendre ou simplement d'en établir le constat.

Exemple **:** un électricien se propose de vérifier la conformité d'une installation.

- **Analyser une situation pour laquelle une hypothèse préalable a été posée.**

Exemple **:** l'hypothèse suivante est posée : « *Si l'infirmier(e) possède de bonne connaissances en organisation et planification des soins, il/elle optimise son temps de travail et les services rendus aux patients.* »

- **Analyser une situation d'emblée problématique et pour laquelle il est nécessaire d'envisager une action.** Dans ce cas, l'analyse de la situation s'attache à la mise en évidence des conséquences d'un état de choses, des actions à engager ou non. Elle comporte donc un aspect prospectif, projectif.

Exemple **:** un(e) infirmier(e) scolaire constate la recrudescence de poux en classe maternelle et pense qu'il s'agit d'un problème se rapportant à l'hygiène vestimentaire.

Tableau 13.1. Types de situation rencontrées.

Situation	*Objectif*	*Processus*	*Résultat*
Situation inconnue	Connaître, comprendre	ANALYSE SYNTHÈSE	Situation connue
Hypothèse sur situation	Confirmer ou infirmer l'hypothèse		Hypothèse affinée, confirmée ou infirmée
Problème	Apporter des solutions		Identification des paramètres responsables, proposition de solutions, élaboration d'un projet, prise de décision

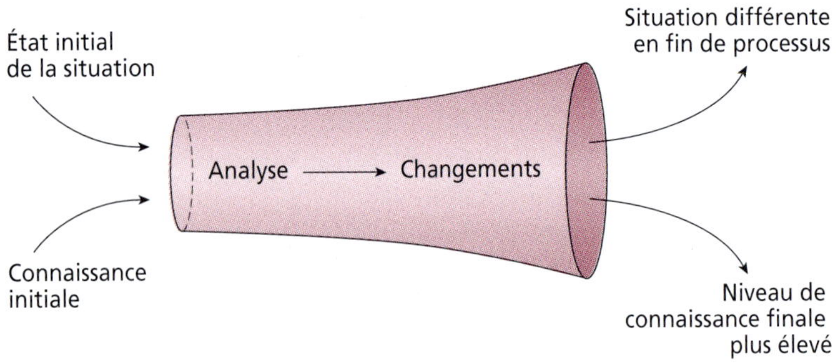

Fig. 13.1. Schéma du processus d'analyse.

Dans ce dernier cas, il est clair que la résolution de problème doit faire l'objet d'une analyse préalable de l'ensemble des paramètres de la situation, l'infirmier(e) scolaire devra vérifier qu'il s'agit effectivement d'un problème lié à l'hygiène des vêtements avant de faire l'inventaire des solutions possibles.

▶ AU COURS DU PROCESSUS D'ANALYSE, l'opérateur va, dans un premier temps, s'employer à décomposer la situation pour la rendre explicite puis, dans un second temps, la reconstruire d'une manière plus logique. Si la situation analysée fait l'objet d'un rapport, celui-ci sera alors synthétique et précis (figure 13.1).

▶ LE PROCESSUS D'ANALYSE EST, PAR CONSÉQUENT, GÉNÉRATEUR DE CHANGEMENTS :

- **Sur la situation** qu'il modifie dans le sens d'un éclaircissement ou d'un approfondissement.
- **Sur les personnes ayant motivé l'analyse,** dans le sens d'un niveau supérieur de connaissances par rapport au niveau initial.

Méthodologie d'analyse de situation

La méthodologie d'analyse de situation est un processus, c'est-à-dire qu'elle comporte une suite d'opérations organisées dans le temps, soit quatre phases.

▶ CES DIFFÉRENTES PHASES sont :

1. Phase descriptive.
2. Phase explicative.
3. Phase analytique.
4. Phase de synthèse.

▶ TROIS PRINCIPES doivent être respectés, lors d'une analyse de situation :

- **Une situation n'est pas forcément statique,** elle est susceptible d'évoluer : c'est pourquoi il est nécessaire de la définir dans l'espace et dans le temps.
- **L'opérateur doit se doter d'une méthode d'investigation fiable.** Il présentera sa méthode et en démontrera la fiabilité.
- **L'analyse de la situation doit être reproductible.** Autrement dit, dans les mêmes conditions, elle doit produire les mêmes résultats. Ceci atteste de la fidélité de l'analyse. La synthèse rend généralement compte de la fiabilité et de la fidélité de l'analyse sous le terme générique de validité.

Phase descriptive

La phase descriptive revêt un caractère indispensable, elle constitue un préalable à tout processus d'analyse. Elle a pour but d'exposer un énoncé clair, précis, concis et exhaustif de la situation.

Au cours de cette étape, il s'agira de faire l'inventaire de l'ensemble des paramètres concourant à la situation et de préciser, au besoin, le questionnement ou la problématique. Les données initiales ne sont pas modifiées mais précisées et structurées.

Pour amorcer une analyse de situation, on peut choisir de clarifier ce dont on parle à l'aide des deux méthodes suivantes.

Méthode du QQOQC

Cette méthode consiste à répondre aux questions « quoi, qui, où, quand, comment », c'est-à-dire à identifier :

- **De quoi s'agit-il ?**
- **Quelles sont les personnes concernées par la situation ?**
- **Dans quel lieu la situation est-elle définie ?**
- **À quel moment, avec quelle occurrence ?**
- **En quels termes, de quelle manière la situation est-elle apparue ?**

Méthode étymologique

Elle consiste à spécifier chacun des termes qui au départ définissent la situation.

***Exemple* :** les soins d'hygiène et de confort relevant du rôle propre infirmier sont fréquemment confiés à l'aide-soignant(e). Dans cette situation, on peut choisir de spécifier ce que signifient les termes « hygiène, confort, rôle propre, confier ».

La méthode étymologique permet de clarifier la définition provisoire de la situation et va par conséquent réduire les travaux de description ou d'explication qui vont suivre.

▶ Identification du contexte

Préciser dans quel champ ou courant théorique le « chercheur » se situe pour analyser la situation.

***Exemple* :** s'agissant des soins infirmiers, on peut désirer aborder :

– l'aspect historique des soins infirmiers ;
– la gestion des coûts en soins infirmiers ;
– l'évaluation de la qualité des soins infirmiers ;
– l'organisation et la dispense des soins infirmiers.

Selon le point de vue adopté, la mise à jour des paramètres importants de la situation sera différente (mise en évidence d'aspects politique, administratif, organisationnel, humain,...).

▶ Décrire les concepts

Beaucoup de termes abstraits sont utilisés dans le langage courant. Ils n'ont pas le même sens pour chacun de nous, il est donc nécessaire de définir de quoi on parle, de s'entendre sur les mots, de préciser le sens que l'on attribue à chacun des concepts utilisés.

Par exemple, les motivations, les croyances, les attitudes sont de prime abord des termes dont le contenu est difficilement perceptible. Le concept de maladie est un concept large qui inclut les aspects médicaux (caractère aigu, chronicité, évolution, pronostic...), les aspects culturels, la perception, le vécu...

▶ Définir la situation

Préciser une situation, c'est lui donner une définition qui soit opérationnelle pour l'analyse. Il s'agit de préciser les données formelles et informelles de la situation.

- **Pour définir la situation d'une manière à la fois simple et précise, il peut s'avérer utile de la décomposer en parties élémentaires** qui seront plus aisément appréhendées lors de la phase analytique.
- **Énumérer l'ensemble des paramètres mis en jeu dans la situation considérée.**
- **Rechercher et décrire à la fois les aspects qualitatif et quantitatif d'une situation.**

***Exemples* :** un étudiant en soins infirmiers désire étudier la qualité du sommeil des patients hospitalisés. Les paramètres de type qualitatif susceptibles de variations sont :

– endormissement ;
– qualité du sommeil ;
– réveil durant la nuit ;
– perception de la qualité du sommeil par le patient ;
– utilisation des sédatifs ;
– sources de perturbation du sommeil.

S'il désire étudier l'occurrence des affections nosocomiales chez des patients hospitalisés, les paramètres de type quantitatif, susceptibles de variations sont :

– élévation de température ;
– délai d'apparition de cette élévation ;

– identification du germe responsable (par mise en culture) ;

– nombre de patients pour lesquels un même germe est retrouvé.

- **La définition de la situation à analyser,** précisée à l'aide de paramètres de types qualitatif et quantitatif, devient opérationnelle.

De la même manière, dans le contexte clinique, le médecin décrira les différents symptômes, ceux-ci constituent une définition opérationnelle pour identifier la maladie.

- **Remarque concernant les données implicites ou informelles :** tout discours peut bénéficier d'une construction où certaines informations demeureront cachées. Il faut toujours garder à l'esprit qu'il peut y avoir des non-dits ou des informations tues intentionnellement.

Les informations recueillies ne doivent, de ce fait, jamais faire l'objet d'un « pré-tri », qui risquerait de fausser l'analyse.

▶ CLASSER LES INFORMATIONS

Afin qu'elles puissent être expliquées puis interprétées, les informations doivent être classées. Différents modes de classement sont possibles :

- **Par ordre chronologique** d'apparition de chaque paramètre.
- **Selon un ordre d'importance croissant ou décroissant** de complexité, difficulté, d'importance attribuée à chaque paramètre.
- **Classement permettant un exposé pertinent de la situation.**

▶ PRÉCISER LES LIMITES DE LA SITUATION À ANALYSER

Certaines situations sont parfois dépendantes d'autres situations, il existe entre elles des éléments connexes. Identifier les limites de la situation que l'on désire étudier permet de préciser d'emblée les limites du processus analytique et d'exclure les données qui ne font pas partie du champ de l'analyse.

Par exemple, si l'on désire étudier la qualité du sommeil des patients hospitalisés, on peut choisir d'exclure du champ de l'analyse, tous les patients ayant un traitement sédatif.

▶ ÊTRE OBJECTIF DANS LA PRÉSENTATION DE LA SITUATION

Il faut toujours se garder d'émettre des hypothèses hâtives ou de vouloir, avant même l'exposé complet de la situation, l'expliquer ou l'analyser. On risque de parasiter la description d'appréciations d'ordre subjectif.

Cependant, certaines situations présentent, en elles-mêmes, des paramètres d'ordre subjectif. Ils devront être exposés avec rigueur, fidélité et objectivité.

Exemple : un(e) infirmier(e), assumant la responsabilité de la gestion du matériel à usage unique, constate la dilapidation rapide des réserves, moins de 48 heures après leur arrivée dans le service. L'un(e) de ses collègues affirme qu'il y a des vols imputables à l'un des patients du service. Le premier point exposé énonce le problème. Le second point constitue un paramètre d'ordre subjectif (quelqu'un a dit : « … »), il fait partie de la situation à analyser et devra être traité comme un paramètre objectif.

▶ ÉNONCER L'HYPOTHÈSE OU LE PROBLÈME

Certaines situations se fondent sur une hypothèse préalablement posée.

Une hypothèse se définit comme une supposition que l'on fait d'une chose ou d'un phénomène et que l'on admet provisoirement comme vraie, avant de la soumettre au contrôle de l'expérience

---

L'hypothèse (ou le problème) devra toujours être présentée au terme de la description de la situation. Son intitulé devra être clair et respecter une formulation précise. La formulation communément adoptée se présente généralement sous la forme de plusieurs propositions. Subordonnées les unes par rapport aux autres, il existe entre elles un lien de causalité :

– si la proposition A est vérifiée, et si,

– la proposition B est vérifiée alors,

– la proposition C survient (ne survient pas).

Exemple : constat résultant de la description de la situation : la consommation de tabac commence chez les jeunes, en moyenne à l'âge de 13 ans.

Hypothèse

– **Si** une campagne de prévention est réalisée auprès des enfants d'âge scolaire, et **si,**

– les adolescents acquièrent les connaissances permettant de mesurer les méfaits du tabac, **alors,**

– le taux de consommation de tabac chez les jeunes peut être abaissé.

▶ UNE AUTRE FORMULATION est possible pour l'hypothèse : « L'apprentissage des gestes techniques spécifiques est facilité lorsqu'il existe des protocoles écrits et actualisés dans le service. » L'hypothèse est ici construite sur la forme affirmative, le travail d'analyse consistera à vérifier si cette affirmation est exacte ou inexacte.

▶ UN PROBLÈME PEUT ÊTRE EXPRIMÉ SOUS LA FORME D'UN DIAGNOSTIC INFIRMIER : déficit nutritionnel lié à des prises alimentaires insuffisantes du fait d'une baisse des ressources, ainsi qu'à un mauvais état dentaire.

La description d'une situation permet :

– de préciser de quoi il s'agit sans modifier la situation ;

– de décomposer des données complexes en éléments plus accessibles à la compréhension ;

– d'organiser les données de base de l'analyse ;

– d'identifier une hypothèse, un problème ;

– de choisir une méthode d'analyse ainsi que les outils appropriés à la recherche d'informations complémentaires (se fixer des objectifs de travail).

Phase explicative

La phase explicative a pour objet d'apporter des éclaircissements concernant la situation que l'on s'apprête à analyser (c'est aussi poser des questions pour comprendre). Il existe différents niveaux d'explication, ceux-ci dépendent de la nature des données initiales.

Explications théoriques ou empiriques

Si une situation a pour base un corpus de données empiriques, il s'avère souvent nécessaire d'enrichir le champ de l'analyse à l'aide de données théoriques (démarche hypothético-déductive).

Exemple : un(e) infirmier(e) désire analyser les manifestations algiques chez des patients suivis en oncologie. Il/elle décrit la situation à partir de cas cliniques rencontrés dans sa pratique quotidienne. Dans ce cas, les explications théoriques, indispensables à l'analyse de la situation, seront :

– approche théorique du processus algique ;

– les différentes méthodes permettant une appréciation qualitative et/ou quantitative de la douleur (utilisation d'une réglette, signes physiques spécifiques, postures...) ;

– les méthodes thérapeutiques actuellement utilisées dans le traitement de la douleur et leurs effets...

De la même manière, un corpus de données théoriques, à la base d'une situation, doit être enrichi par l'expérience.

Éclaircissements méthodologiques

La phase explicative doit également apporter des précisions concernant :

– la méthode qui a permis de recueillir les informations sur le terrain ;

– le choix de la méthode elle-même ;

– le mode de traitement de l'information qui est envisagé.

Identifier les interactions entre les différents paramètres

▶ LORS DE CETTE ÉTAPE, il s'agit de :

● **Sélectionner les paramètres** qui présentent entre eux des liens de cause à effet, ou des liens de subordination.

● **De comparer les données chiffrées** en regard de données initiales de base ou de données unanimement reconnues.

● **De mettre à jour des hypothèses provisoires** qui serviront de base à l'analyse.

Exemple : dans un établissement hospitalier, une enquête d'évaluation des conditions de travail, réalisée par questionnaire, donne les informations suivantes :

– nombre de personnes interrogées : 270 ;

– nombre de questionnaires recueillis : 198 ;

– pénibilité physique :

  – un peu : 45 % ;

  – beaucoup : 33 % ;

  – pas du tout : 20 % ;

  – sans réponses : 2 %.

Les hypothèses provisoires suivantes peuvent être posées : « La pénibilité physique est en rapport avec :

– l'aménagement des locaux ;

– l'adéquation du matériel ;

– la charge de travail par agent ;

– l'ergonomie du travail. »

Identifier les aspects contradictoires d'une même situation

▶ CERTAINES SITUATIONS PRÉSENTENT DES PARAMÈTRES QUI AURAIENT TENDANCE À S'OPPOSER, À S'ANNULER. Si l'on reprend l'exemple précédent, et que l'on imagine des résultats différents :

- pénibilité physique :
  - un peu : 13 % ;
  - beaucoup : 29 % ;
  - pas du tout : 56 % ;
  - sans réponses : 2 %.

On constate que 42 % des agents trouvent leur travail physiquement pénible, alors que 56 % émettent un avis contraire. Dans ce cas, il sera nécessaire d'affirmer les données chiffrées à l'aide d'appréciations de type qualitatif :

- **Quel est le poste de travail des agents ayant qualifié leur travail de pénible,** celui des agents considérant leur travail comme peu ou pas pénible ?
- **Concernant la pénibilité du travail,** quelles sont par ordre de priorité les raisons de la pénibilité du travail ?

▶ DES RÉSULTATS CONTRADICTOIRES PEUVENT COEXISTER DANS L'ÉNONCÉ D'UNE SITUATION. Ils devront faire l'objet d'une analyse spécifique, sachant qu'il peuvent concourir à une redéfinition de la situation (la situation au départ peut, par exemple, avoir été mal posée).

Phase analytique

▶ ANALYSER UNE SITUATION signifie appliquer une méthode de raisonnement à un ensemble de paramètres et en tirer des conclusions utilisables pour :

- **Confirmer ou infirmer une hypothèse.**
- **Mettre en évidence les conséquences de la situation.**
- **La recherche de solutions à un problème.**
- **L'analyse d'une situation de même nature se présentant ultérieurement.**

Raisonner signifie

Activité de l'esprit de type discursif par laquelle on passe d'un groupe de propositions à un autre groupe de propositions en vertu de liens logiques. Il existe différents processus de raisonnement.

▶ RAISONNEMENT HYPOTHÉTICO-DÉDUCTIF

Nous en avons parlé précédemment à propos de la description d'une situation comportant une hypothèse préalable. Il consiste à identifier les relations de cause à effet qui existent entre les différents paramètres d'une situation.

▶ RAISONNEMENT PAR L'ABSURDE

Il consiste à subordonner l'hypothèse à des conditions préalables. Si celles-ci ne sont pas vérifiées, alors l'hypothèse, exprimée en terme de résultat, pourra être infirmée ou confirmée. Le postulat de départ se présente généralement sous la forme :

- si la proposition A n'est pas fondée, et si,
- la proposition B n'est pas fondée, alors,
- l'hypothèse est confirmée (ou infirmée).

Cette méthode de raisonnement est peu utilisée car elle est difficile.

▶ RAISONNEMENT PAR ANALOGIE

Lorsqu'une situation se fonde sur des données abstraites, procéder par analogie permet de ne pas bloquer le processus de raisonnement. Le raisonnement analogique consiste à :

- **Transposer la situation dans un autre cadre de référence.**

Exemple : pour étudier les relations hiérarchiques à l'hôpital, on peut s'aider des études réalisées dans les entreprises (psychosociologie des organisations).

- **Remplacer la situation à analyser par une autre,** qui présente des données plus concrètes, et examiner quels phénomènes se produisent ou peuvent survenir.

Exemple : pour étudier les conséquences des maladies professionnelles des agents hospitaliers, on peut plus facilement identifier les conséquences d'une projection d'eau de javel dans l'œil d'un agent.

▶ RAISONNEMENT PAR L'ARGUMENTATION

Chacune des propositions de la situation fera l'objet d'un argumentaire où l'on développe :

- **Les éléments favorables ou positifs de la situation.**
- **Les éléments défavorables ou négatifs de la situation.**
- **Les éléments qui justifient ou réfutent certaines données de la situation.**

Exemple : dans une entreprise, la flexibilité du temps de travail est envisagée. L'argumentaire devra être développé selon les axes suivants :

– avantages et inconvénients de la flexibilité du temps de travail pour l'entreprise, pour les employés de l'entreprise ;

– aménagements des horaires envisagés, avantages et inconvénients ;

– incidence de ces aménagements sur l'organisation générale de l'entreprise et sur la productivité...

▶ RAISONNEMENT PAR L'ÉNONCÉ CATASTROPHE

Cette méthode de raisonnement consiste à pousser la situation jusqu'à l'extrême et à en inventorier les conséquences possibles.

Exemple **:** certains murs porteurs sont sujets à l'humidité. L'énoncé catastrophe consiste à :

– imaginer que le degré d'hygrométrie a augmenté de façon importante et durable ;

– imaginer que les murs porteurs se chargent considérablement d'humidité ;

– imaginer les conséquences de ce changement extrême.

Phase de synthèse

Cette phase consiste à exposer la situation après analyse et à en présenter les conclusions.

▶ LA PHASE DE SYNTHÈSE PERMET :

– d'évaluer la situation elle-même ;

– de mettre en évidence les conséquences de la situation ;

– de valider l'analyse en attestant d'un processus de raisonnement logique ;

– de définir un problème ;

– de déterminer le degré d'urgence du problème à résoudre.

▶ ELLE PEUT ÉGALEMENT :

– amener à la prise de décision ;

– faire l'objet d'un rapport juridiquement défendable ;

– être un constat à visée prospective ou spéculative, c'est-à-dire que les résultats de l'analyse vont permettre d'anticiper l'avenir de la situation.

Exemple **:** l'analyse d'une situation de soins fait l'objet de la synthèse suivante : les prélèvements sanguins, réalisés à l'unité de soins X, mettent en évidence l'insuffisance et l'inadéquation de l'utilisation de gants à usage unique, non stériles. Les informations recueillies auprès du personnel indiquent une bonne connaissance de ce matériel, une difficulté à disposer de ce matériel en quantité suffisante. On observe, par ailleurs, de grandes variations dans la pratique de ce soin.

Après enquête, il apparaît que les commandes suivent les besoins des agents et peuvent être augmentées, et que, concernant la pratique du soin, un manque de concertation existe.

Les conséquences possibles de cette diversité des pratiques peuvent être :

– des fautes d'hygiène ;

– une contamination manuportée des patients ;

– une contamination des soignants.

La phase de synthèse est importante car elle permet :

– un exposé clair, précis et logique de la situation ;

– de sélectionner les données utiles à l'analyse et d'en exclure les données connexes, écartées du champ d'analyse ;

– de présenter l'ensemble des hypothèses retenues pour la recherche de solutions ultérieures ;

– d'inventorier les domaines où des solutions sont à rechercher.

▶ DANS L'EXEMPLE PRÉCÉDENT, les solutions à envisager peuvent être :

– l'élaboration d'un protocole de soin ;

– l'information et éducation du personnel ;

– la gestion prévisionnelle adaptée à la pratique du soin...

▶ LA MÉTHODOLOGIE D'ANALYSE DE SITUATION trouve de multiples applications dans le domaine des soins infirmiers :

- **Analyse de la situation de santé d'une personne,** première étape de la démarche de soins.
- **Analyse de l'état de santé d'un groupe de personnes,** point de départ d'une démarche de santé publique.
- **Analyse d'une situation relative à l'organisation ou la dispense des soins** au sein d'une équipe, d'une structure, d'un système de santé.

Cette méthodologie est également indispensable à la réalisation du travail écrit et personnel de troisième année comptant pour l'obtention du diplôme d'État.

Méthodologie de résolution de problèmes

Phase analytique

La méthodologie de résolution de problèmes est la suite logique de l'analyse de situation. Elle comporte quelques variantes par rapport à ce que nous avons étudié précédemment :

- **La situation est définie en termes de problème.**
- **L'objectif prioritaire consiste à trouver une ou des solutions possibles au problème posé.**

Résoudre signifie

Apporter une solution à une situation qui se présente en termes de difficultés ou d'obstacles, en utilisant un raisonnement scientifique. Il faut noter que la prise de décision, quant à la solution à adopter, peut être réalisée par une personne différente de celle qui a inventorié et proposé les solutions.

Identifier les sources du problème

Les sources du problème peuvent être multiples mais se situer dans l'un des quatre champs spécifiques présentés dans la figure 13.2.

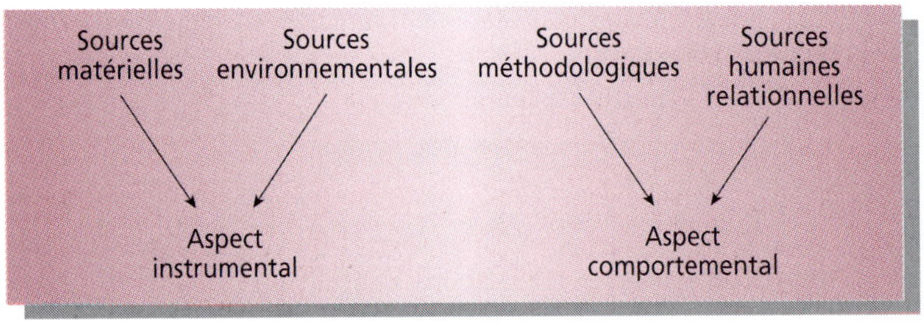

Fig. 13.2. Nature des problèmes.

Identifier la nature du problème

Selon M. Fustier[1], il existe différents types de problèmes.

▶ PROBLÈMES DE FONCTION SIMPLE

- **Ils suscitent la question :** « Comment faire pour… ».

Exemple : comment faire pour :

– régler le débit de l'eau ;
– réparer la sonnette ;
– brancher le téléphone ;
– mettre en marche l'ordinateur.

- **La réponse à apporter** est généralement d'ordre technique ou ergonomique. Ce type de problème se résout facilement grâce à l'élaboration de fiches techniques.

À noter que les problèmes de fonction simple peuvent être à la base de problèmes plus complexes.

Exemple : mise en marche de l'ordinateur puis utilisation d'un logiciel.

▶ PROBLÈMES D'INSTRUMENTS

Il s'agit de problèmes formés par la combinaison d'un ensemble de techniques. L'infirmier(e) est fréquemment confronté(e) à ce type de problème dans la pratique quotidienne, compte tenu du haut degré de technicité des matériels développés dans le secteur électrotechnique, médical, etc.

Les problèmes d'instruments suscitent la question : « Quelle est la méthode pour réaliser, faire fonctionner, réparer… ? »

Exemple : quelle est la méthode pour faire fonctionner :

– un respirateur,
– un tensiomètre électronique,
– un perfuseur à débit constant…

Ce type de problème guidera l'infirmier(e) vers l'élaboration de fiches pratiques d'utilisation.

▶ PROBLÈMES DE PROCESSUS OU DE PROCÉDURE

Les problèmes de processus ou de procédure surviennent lorsque :

- **Parmi un ensemble d'activités organisées dans un même but,** une ou plusieurs activités comportent une difficulté propre à perturber l'ensemble.
- **Dans un processus séquentiel,** l'une des séquences ne peut être réalisée convenablement et interrompt, de ce fait, l'ensemble du processus.

Exemples :

– Dans une entreprise, la production est organisée à la chaîne. Toutes les opérations de la chaîne sont possibles, mais le magasinier ne peut procéder à l'empaquetage des produits, les activités en amont devront être interrompues.

1. Michel FUSTIER, *La résolution de problème, méthodologie de l'action*. Entreprises modernes d'Édition, 1977.

– Un(e) infirmier(e) doit, sur prescription, mettre en route un traitement antibiotique par perfusion continue. Cependant, la pose de la voie veineuse périphérique s'avère impossible.

Ce type de problème nécessite généralement l'élaboration de protocoles.

▶ PROBLÈMES D'ORGANISATION

Les problèmes d'organisation peuvent être de type instrumental et/ou comportemental. Il peut exister des problèmes d'organisation au niveau :

– des outils ou des techniques utilisés ;

– de la circulation de l'information ou des produits ;

– du travail ou du temps de travail ;

– de l'espace de travail, d'ergonomie ;

– de la répartition des tâches entre différents membres d'une équipe de travail.

Exemple **:** en milieu hospitalier, le circuit des traitements médicamenteux pose un réel problème d'organisation. Certains pharmaciens se prononcent :

– contre le stockage de médicaments dans des armoires, en service ;

– contre la préparation des thérapeutiques pour 24 heures voire, dans certains établissements de soins, pour trois jours.

Le circuit des médicaments actuellement en vigueur dans de nombreux établissements demeure insatisfaisant.

▶ PROBLÈMES D'AMÉNAGEMENT GÉOGRAPHIQUE

L'aménagement de l'espace peut être à l'origine de problèmes importants s'il n'a fait, au préalable, l'objet d'aucune étude de proximité.

Par exemple, l'implantation d'une école doit être pensée en fonction des zones d'implantation de l'habitat, de moyens de transports…

De la même manière, l'implantation d'une salle de soins en dispensaire ou en milieu hospitalier devra intégrer un ensemble de paramètres tels que : accessibilité, portes d'entrée et de sortie, disposition des chambres ou des boxes d'examen et de consultation, circulation et encombrement, attente, sécurité,… L'infirmier(e) est de plus en plus sollicité(e) dans les cas de réaménagement des espaces de travail.

Des problèmes d'aménagement de l'espace peuvent également être rencontrés lorsque l'on envisage le retour à domicile d'une personne ayant, suite à une maladie ou un accident, perdu partiellement son autonomie (l'aménagement est en général confié à l'ergothérapeute).

▶ PROBLÈMES DE STRUCTURE DES ENSEMBLES SOCIAUX

Il s'agit généralement des problèmes rencontrés par différents partenaires qui ont ensemble un projet ou une activité en commun. Ces problèmes font généralement référence à la conformité, l'adéquation et le regroupement de moyens matériels ou humains.

Par exemple, l'implantation d'une crèche engage à la fois la municipalité, la DDASS (direction départementale des affaires sanitaires et sociales), le conseil régional.

Identifier les personnes concernées par le problème

Il peut s'agir des personnes directement concernées par le problème ou de celles qui auront à en être informées. Ces personnes peuvent constituer une ressource ou, au contraire, être un frein à l'émergence d'une solution.

Synthèse

Le problème étant une situation particulière, la méthodologie d'analyse de situation permettra d'aboutir à une synthèse du problème.

La synthèse comportera :

– un énoncé clair, précis et logique de la genèse du problème ;

– la source et la nature du problème ;

– les personnes concernées par le problème ;

– l'identification des obstacles majeurs à la résolution du problème.

Phase de résolution

Également nommée phase constructive, la phase de résolution a pour objectif de trouver des solutions appropriées et satisfaisantes.

La recherche de solutions vise à :

– éliminer les obstacles,

– supprimer les dysfonctionnements.

Sachant que tout problème peut présenter à la fois un aspect instrumental et un aspect comportemental, il conviendra de rechercher des solutions qui envisagent, à la fois, ces deux aspects.

▶ IDENTIFIER LES VARIABLES SUR LESQUELLES ON PEUT AGIR

● **Si le problème est posé sous la forme suivante :** « Les agents de nettoyage se plaignent du manque d'égards des autres catégories de personnels », il exprime :

– le sentiment que l'utilité de leur travail n'est pas reconnue ;

– une difficulté liée à l'organisation générale du travail ;

– un problème relationnel avec les autres membres de l'équipe.

● **Quelles sont, dans le cas présent, les variables sur lesquelles on peut agir ?**

Aspect instrumental : des solutions peuvent être apportées en modifiant l'organisation du travail.

Aspect comportemental : des solutions sont à rechercher à partir de :

– la représentation que se font les différentes catégories de personnels concernant les agents de nettoyage ;

– la reconnaissance de la valeur du travail de ces agents, au regard des objectifs communs.

Ces deux points ont toutes chances d'influencer les relations entre les différentes catégories de personnel. Il est clair que modifier les représentations mentales ne constitue pas le champ des solutions à envisager en premier.

▶ TOUJOURS ENVISAGER PLUSIEURS SOLUTIONS POSSIBLES

La proposition d'une solution unique tend généralement à bloquer la prise de décision. La recherche de solutions peut, si elle se fait en groupe, aboutir à une grande diversité de solutions possibles.

Dans l'exemple précédent, il est important de proposer des solutions, simultanément, dans les registres suivants : organisation du travail et valorisation du travail des agents de nettoyage.

▶ PROPOSER DES SOLUTIONS CONCRÈTES

Les solutions concrètes apparaissent comme des solutions opérationnelles, plus accessibles, elles facilitent également la prise de décision. Même lorsqu'il s'agit de problèmes relationnels ou relatifs à la motivation des personnes, les solutions proposées doivent considérer ce qui, concrètement, est envisageable. Fondées sur le quotidien, les solutions concrètes encouragent chacun à envisager des changements possibles, donc diminuent la peur liée à l'incertitude.

▶ DÉFINIR UNE STRATÉGIE POUR PRÉSENTER LES SOLUTIONS

● **Analyser l'ensemble des caractéristiques pour chacune des propositions avancées ;** envisager les contraintes, les avantages et les inconvénients de chaque solution, ainsi que leurs conséquences. Ceci permettra d'identifier les critères de choix pour chacune des solutions possibles.

● **Déterminer les niveaux décisionnels.** S'agit-il d'une prise de décision d'ordre politique, financier, hiérarchique… ?

● **Identifier les acteurs mis en jeu dans les solutions proposées :** quels seront les personnes concernées par les solutions avancées et leur rôle ?

● **Argumenter les solutions proposées.**

● **Présenter les solutions selon un ordre déterminé** sachant que la manière de les présenter influence considérablement la prise de décision. Il est parfois judicieux de présenter la solution la plus favorable en dernier : suffisamment argumentée, elle retiendra l'attention.

Prise de décision

La prise de décision permet la mise en œuvre des actions et aura pour conséquence un changement de la situation initiale.

Elle vise à retenir la solution « idéale », celle qui propose un ajustement maximal avec le problème, celle qui a toutes les chances d'optimiser les résultats obtenus par rapport aux résultats attendus. Cette étape nécessite généralement un temps de réflexion, c'est pourquoi la prise de décision devra être différée de la présentation des solutions.

Le choix d'une ou plusieurs solutions se fonde sur des critères tels que faisabilité, coût, temps… et aboutit à la mise en forme d'un projet. Chaque solution proposée devra, en effet, être accompagnée de son processus d'évaluation.

Une fois la ou les solutions choisies, le projet bâti, les résultats attendus devront être présentés avec des critères d'évaluation ou des indices de performance.

Phase de mise en œuvre

Comme son nom l'indique, cette étape consiste à appliquer concrètement, sur le terrain, les solutions proposées. Elle doit être soigneusement préparée et planifiée dans le temps. Des consignes précises seront données aux personnes chargées de la mise en œuvre.

Elle doit bénéficier d'un suivi afin que toutes les difficultés apparaissant, lors de la mise en œuvre, ne fassent pas obstacle au projet.

Phase d'évaluation

Elle constitue la phase finale de la résolution de problème. Elle permet la comparaison entre la situation initiale et la situation en fin de processus. Les critères d'évaluation préalablement déterminés permettent de mesurer l'écart existant entre les résultats escomptés et les résultats obtenus.

▶ LA PHASE D'ÉVALUATION DEVRA ÊTRE CONVENABLEMENT PRÉPARÉE et précisera :

- **Qui sera l'évaluateur.**
- **La date et la durée de l'évaluation.**
- **Les critères d'évaluation à prendre en compte.**
- **Les résultats attendus.**

Cette étape permet de rajuster les actions entreprises, de revoir à la hausse ou à la baisse les solutions proposées. La phase d'évaluation ne doit jamais être escamotée sous prétexte que, *a priori*, le problème semble résolu. La phase d'évaluation est assimilable à un contrôle d'efficacité de la solution privilégiée.

Conclusion

Toutes les étapes d'une analyse de situation ou d'une résolution de problème sont indispensables si l'on a le souci d'évaluer objectivement un ensemble de données et de proposer des solutions adaptées, réalistes et qui permettent l'adhésion de tous à un projet commun.

Le facteur temps devra toujours être pris en considération, c'est pourquoi il est recommandé d'établir un calendrier de travail (qui inclut les différentes étapes de l'analyse) et de se fixer des échéances.

La démarche de soins, que nous allons aborder au chapitre 16 (voir p. 135), est une analyse de situation particulière. Elle requiert de l'infirmier(e) des capacités à évaluer un état de santé, à identifier des perturbations dans celui-ci et à y apporter des solutions satisfaisantes.

La démarche de soins est une analyse de situation particulière.

Bibliographie

FUSTIER M. — *La résolution des problèmes, méthodologie de l'action*. ESF, 1977.

MUCCHIELLI R. — *La résolution des problèmes*. Entreprises modernes d'Édition, 1977.

QUIVY R., VAN CAMPENHOUDT L. — *Manuel de recherche en sciences sociales*. Dunod, 1995.

Recherche en Soins Infirmiers spécial méthodologie : publication ARSI, novembre 1994.

Troisième partie

SOINS INFIRMIERS

Définir les soins infirmiers 14

Vers un concept de soins infirmiers

Que signifie soigner ?

Le *Dictionnaire Larousse* indique pour soigner :

– Attention, application à… *Exemple* : « prendre soin, avoir soin de ».

– Moyens par lesquels on s'efforce de rendre la santé à un malade.

– Être aux petits soins pour quelqu'un : « avoir pour lui des attentions délicates ».

Dans le champ spécifique des soins infirmiers, tous les éléments de cette définition conviennent parfaitement au concept « soin ».

La mère soigne son enfant qui à son tour s'occupera de ses enfants. La grand-mère soigne les petits-enfants qui eux-mêmes prendront soin d'elle lorsqu'elle sera vieille.

Soigner c'est se porter réciproquement des soins, c'est prendre soin de soi-même mais également se préoccuper de l'autre, des autres. **Soigner** signifie, par conséquent, réaliser des actes courants pour le bien-être et la vie de chacun. C'est apporter une réponse satisfaisante aux **besoins** d'entretien et de continuité de la vie d'une personne, d'une famille, d'une collectivité.

Les termes « besoin » et « soin » ont, curieusement, la même étymologie, ils sont voisins de sens.

Soigner signifie réaliser des actes courants pour le bien-être et la vie de chacun.

Besoins de soins infirmiers

Tant qu'une personne est en bonne santé, elle pourra satisfaire ses besoins, se donner les soins nécessaires, en toute indépendance. Elle n'a donc pas spécifiquement recours au système de santé.

Ceci n'est pas le cas d'une collectivité qui a recours au système de santé pour la prévention.

Aux différentes étapes de la vie, une perturbation de son état de santé amènera cette personne à recourir aux soins infirmiers.

Évoquer la notion de besoin en soins infirmiers, c'est faire référence à des compétences spécifiques, développées par des professionnels, en vertu d'un cadre juridique d'exercice et selon une méthode de dispense de soins qui s'appuie sur une démarche scientifique.

La notion de besoins en soins infirmiers a suscité dans l'histoire des soins infirmiers deux axes de réflexion et de recherche :

– spécifier la nature et le but des soins infirmiers ;

– créer des outils à caractère scientifique, fiables et reproductibles qui permettent d'une part, le repérage des besoins en soins infirmiers chez les personnes, d'autre part, l'évaluation des soins infirmiers dispensés.

Soins infirmiers

▶ LA LANGUE FRANÇAISE a intégré en un même mot deux aspects du soin :

– réaliser les actes quotidiens d'entretien et de continuité de la vie ;

– réaliser des actes à visée curative.

▶ LES ANGLO-SAXONS utilisent deux termes distincts pour désigner les soins :

– *care* : prendre soin de, qui désigne tous les actes se rapportant aux soins coutumiers et habituels (*nursing care*) ;

– *cure* : traiter, donner un traitement, qui désigne tous les actes se rapportant aux soins curatifs.

▶ **CHEZ UNE PERSONNE MALADE, CES DEUX ASPECTS DU SOIN SONT INDISSOCIABLES.** La législation française autorise les infirmier(e)s à pratiquer ces deux types de soins, alors que, dans d'autres pays, ce sont les médecins qui pratiquent l'essentiel des soins curatifs.

M.-F. Collière donne des soins infirmiers la définition suivante : *« Les soins infirmiers sont l'ensemble d'un processus de discernement des besoins sanitaires d'une personne ou d'un groupe et l'action qu'il faut mettre en œuvre pour y répondre. »*[1]

V. Henderson définit les soins à travers le rôle de l'infirmier(e) : *« [...] Aider l'individu malade ou en santé au maintien ou au recouvrement de la santé (ou à l'assister dans ses derniers moments) par l'accomplissement de tâches dont il s'acquitterait lui-même s'il en avait la force, la volonté ou possédait les connaissances voulues, et d'accomplir ces fonctions de façon à l'aider à reconquérir son indépendance le plus rapidement possible. »*[2]

1. M.-F. Collière, *Réflexion sur les soins infirmiers, Soins*, module 1, SFIREC, 1984.

2. V. Henderson, *Principes fondamentaux des soins infirmiers*. CII, 1960.

Législation et soins infirmiers

Deux textes essentiels établissent les fondements des soins infirmiers :

Décret n° 81-539 du 12 mai 1981 relatif à l'exercice de la profession d'infirmier(e)

Art. 1er — La fonction infirmière comprend l'analyse, l'organisation et l'évaluation des soins infirmiers et leur dispense soit sur prescription médicale, soit dans le cadre du rôle propre de l'infirmier. Elle comprend en outre différentes actions concernant l'éducation, la formation, l'encadrement et la prévention en matière d'hygiène ainsi que l'application et la promotion des mesures de lutte contre l'infection et la contagion.

Ce texte est important car il détermine :

- **Le cadre global** de la dispense des soins infirmiers : les soins infirmiers peuvent être dispensés :
  – sur prescription médicale ;
  – dans le cadre du rôle propre.
- **Les missions générales de la fonction infirmière,** qui sont :
  – la santé et l'hygiène ;
  – la promotion de mesures de lutte contre l'infection et la contagion.

Décret n° 93-345 du 15 mars 1993 relatif aux actes professionnels et à l'exercice de la profession d'infirmier

Art. 1er — Les soins infirmiers, ***préventifs, curatifs ou palliatifs*** sont de nature ***technique, relationnelle et éducative***... Il ont pour objet...

Ce texte est important car il spécifie la nature (catégories ou composantes) et les buts (objectifs) des soins infirmiers.

Catégories et composantes du soin infirmier

▶ Les soins infirmiers peuvent être classés parmi trois catégories ou types distincts (figure 14.1) :

- **Soins préventifs.**
- **Soins curatifs.**
- **Soins palliatifs.**

▶ Chaque catégorie de soin intègre, en outre, trois composantes du soin, l'article 1 précise que les soins sont à la fois :

- **De nature technique.**
- **De nature relationnelle.**
- **De nature éducative.**

Les spécialistes de la recherche en soins infirmiers parlent volontiers de **dimensions de soins infirmiers** pour nommer les différentes composantes du soin (dimensions technique, relationnelle ou éducative des soins infirmiers).

▶ Caractériser les soins tout en spécifiant leurs dimensions signifie que selon la

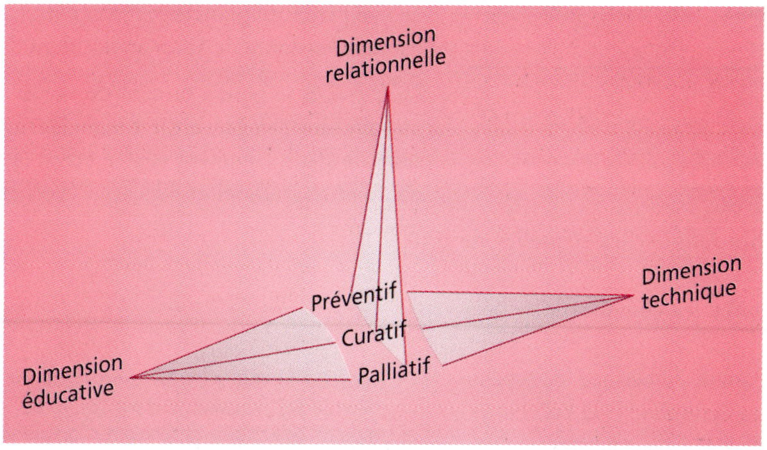

Fig. 14.1. Les trois dimensions des soins infirmiers.

personne à laquelle les soins s'adressent, l'infirmier(e) accentuera tel point d'éducation, telle précision technique… en fonction des besoins, des capacités et du niveau de connaissance.

► CLASSER LES SOINS PAR CATÉGORIE permet de situer le cadre de la dispense des soins (hôpital, dispensaire, domicile, école…) et invite à préciser les acteurs et les enjeux des soins infirmiers.

Soins infirmiers préventifs

Trois types de soins peuvent être dispensés :
– soins préventifs;
– soins curatifs;
– soins palliatifs.

Les soins préventifs visent au maintien d'un état de santé satisfaisant. Ils ont pour but de prévenir l'apparition de troubles ou de maladies (prophylaxie).

En référence aux données épidémiologiques développées en santé publique, trois stades de prévention ont été répertoriés.

Prévention primaire

« Tous actes destinés à diminuer l'incidence d'une maladie dans une population, c'est-à-dire à réduire l'apparition de cas nouveaux. Elle s'exerce avant que n'apparaisse la maladie. »[1]

Dans ce cadre, les soins infirmiers ont pour but de protéger l'individu, la famille ou la collectivité contre les différents agents pathogènes. Il s'agit donc de soins dispensés dans un contexte d'état de santé satisfaisant. Ces soins visent également à éradiquer les causes de maladie.

Exemples : vaccinations systématiques, prévention des caries dentaires chez les enfants d'âge scolaire, évacuation des déchets dans le cadre de l'hygiène collective, pratique du sport dans le cadre de l'hygiène individuelle.

Prévention secondaire

« Tous actes destinés à diminuer la prévalence d'une maladie dans une population, c'est-à-dire, à réduire la durée de l'évolution. »[1]

► IL S'AGIT DES SOINS INFIRMIERS DISPENSÉS DANS LE CONTEXTE D'UNE MALADIE EXISTANTE. Ces soins visent à :

- **Limiter le nombre de cas atteints.**
- **Enrayer le risque de contamination.**

Dans ce cadre, les soins infirmiers aideront au dépistage des sujets atteints ainsi qu'à la mise en évidence des facteurs de risque.

Exemple : dans les pays à fort développement socio-économique, les maladies cardio-vasculaires sont la première cause de mortalité. Dans une entreprise, la mise en œuvre de soins infirmiers préventifs pourra comprendre l'information relative aux maladies cardio-vasculaires, l'identification des sujets à risque ou des personnes déjà atteintes de troubles circulatoires ainsi que l'éducation en matière d'hygiène de vie et alimentaire.

Prévention tertiaire

« Tous actes destinés à diminuer la prévalence des incapacités chroniques dans une population, en réduisant au minimum les invalidités fonctionnelles

1. Définition donnée par l'Organisation mondiale de la santé (OMS).

consécutives à la maladie »[1]. Elle s'exerce avant que la maladie ne s'aggrave.

▶ IL S'AGIT DES SOINS INFIRMIERS DONNÉS À UNE PHASE AVANCÉE OU ÉVOLUTIVE DE LA MALADIE. Ils visent à :

- **Prévenir les récidives.**
- **Limiter les complications ou les séquelles de la maladie.**
- **Prévenir et/ou limiter les complications liées aux traitements.**

Exemples : chez un patient diabétique, ce type de soins infirmiers pourra comprendre la prévention du mal perforant plantaire ; réadaptation et réinsertion professionnelle après un accident du travail.

La question se pose à présent de savoir comment un soin infirmier préventif intègre les trois dimensions de soins, comment peut-il être à la fois technique **et** relationnel **et** éducatif ? (voir encadré et tableau 14,1).

1. Définition donnée par l'OMS.

CAS N° 3

Dans de la cadre de la santé scolaire, un(e) infirmier(e) travaillant dans un lycée a pour objectif prioritaire de prévenir la survenue de maladies sexuellement transmissibles, chez les adolescents. Cet(te) infirmier(e) a choisi deux objectifs opérationnels (tableau 14.1).

Tableau 14.1. Les deux objectifs opérationnels.

Objectifs	*Actions*	*Composantes*
• ***Informer les adolescents sur*** :		
– les risques de contamination sexuelle,	→ Instaurer un climat de confiance, informer sans effrayer en intervenant sur différentes classes…	Relationnelle et éducative
– l'intérêt du préservatif comme moyen de protection.	→ Convaincre du bien-fondé de ce type de protection en présentant ses avantages et inconvénients… Banaliser l'objet…	Éducative et relationnelle
• ***Familiariser les adolescents à la manipulation d'un préservatif*** :	→ Acquisition de la technique : montrer, faire faire en contrôlant, encourager, laisser faire seul.	Technique et éducative et relationnelle

CAS N° 4

M. V., 82 ans, est hospitalisé pour dépression consécutive à la perte de sa femme, il y a deux mois.

Les soins infirmiers sur prescription comportent, outre la surveillance de l'état de M. V., l'administration d'antidépresseurs et d'anxiolytiques. Nous retrouvons la dimension technique du soin infirmier.

Les soins infirmiers relevant du rôle propre infirmier comportent :

– la mise en œuvre d'entretiens d'aide, ils constituent la dimension relationnelle, mais aussi technique du soin infirmier (maîtrise d'une technique spécifique d'entretien) ;

– l'élaboration avec M. V., d'un projet de vie au sortir de l'hôpital. Ceci constitue la dimension éducative du soin infirmier.

Sans projet de vie, les traitements curatifs n'ont pas d'effet durable.

Soins infirmiers curatifs

Les soins curatifs sont dispensés à une personne, une famille ou un groupe, atteints de maladie. Ces soins sont donnés, soit dans le cadre du dépistage diagnostique, soit au cours de l'instauration d'un traitement. Ils visent à la disparition des signes avant-coureurs de la maladie. Ils sont susceptibles de guérir ou de permettre l'accès à un meilleur niveau de santé.

Cette catégorie de soins intègre également les trois dimensions du soin infirmier.

Soins infirmiers palliatifs

Les soins infirmiers palliatifs visent à atténuer les symptômes d'une maladie sans qu'ils puissent agir sur la cause. Ils visent à soulager la souffrance, et

« faire ce qu'il faut quand il n'y a plus rien à faire ». On retrouve également dans les soins palliatifs les dimensions préventive, relationnelle et technique (technique d'évaluation de la douleur, prévention d'une aggravation de l'état, relations avec la personne et son entourage).

Prévention des complications du décubitus

Généralités

Définition des décubitus : attitude du corps qui repose en position horizontale.

C'est l'attitude spontanée que prend l'homme malade.

▶ LE DÉCUBITUS PEUT RÉSULTER D'UNE PRESCRIPTION MÉDICALE

Autrefois le repos au lit était prescrit pour toutes les maladies. C'était un moyen thérapeutique auquel on ajoutait les synapses (pauvreté des traitements d'alors).

Aujourd'hui il existe des cas spécifiques où le repos strict ou non strict au lit est indiqué. Bien souvent on évaluera l'intérêt réel du décubitus :

Ex. : fracture → traction
IDM → repos strict
post-opératoire → lever à J 1 avec appui, puis sans appui, etc.

Même dans ce cas, seront pratiquées des mobilisations actives ou passives pour limiter les complications liées à l'alitement : « mobiliser ce qui est mobilisable ».

▶ AVANTAGES POUR LE PATIENT

Le décubitus dorsal associé à l'immobilité :

- **Calme la douleur et permet une meilleure consolidation des fractures.**
- **Permet de dormir** donc de moins souffrir physiquement et psychologiquement.
- **Évite les efforts.**
- **Facilite les soins.**

▶ LE DÉCUBITUS PEUT ÊTRE LA CONSÉQUENCE :

- **D'une inactivité, d'un handicap physique majeur.**
- **D'un mal-être, perte d'espoir, manque de motivation à l'effort.**
- **D'une envie de mourir** (syndrome de glissement de la personne âgée, ce qui entraîne la grabatisation).

Le but des soins

- **Maintenir ou restaurer l'autonomie physique et psychique de l'individu.**
- **Prévenir les effets secondaires d'un traitement** donc prévenir des risques de complications du décubitus prolongé.
- **Limiter la durée de l'hospitalisation** qui :

– perturbe la vie normale,
– diminue l'autonomie et peut entraîner la mort,
– peut être une source d'infection chez les personnes âgées et les enfants.

Donc il est important d'évaluer les conséquences néfastes du décubitus sur chaque besoin fondamental.

Besoin de respirer, fonction circulatoire (B F 1)

Surinfections bronchiques, pulmonaires et pleurales

Elles sont favorisées par

- **L'existence de troubles respiratoires** déjà connus que l'alitement accentue.
- **Les troubles de la déglutition** comme dans les maladies d'Alzheimer, de Parkinson, d'AVC avec paralysie (hémiplégie) ou troubles de la conscience dans ce cas (pneumopathies de déglutition).
- **Les troubles de régurgitation** (enfant) **vomissements** (pneumopathie d'inhalation).

Les différents degrés de l'infection

▶ L'ENCOMBREMENT BRONCHIQUE SIMPLE

- **Il est lié à :**

– la stagnation du mucus ou à son épaississement par une déshydratation ;
– des troubles de la conscience qui diminuent le réflexe naturel de toux ;
– la position allongée (situation défavorable à l'expectoration).

- **Il se manifeste par :**

– une respiration bruyante ;
– une toux rare, peu efficace ;
– une expectoration rare, collante, purulente ;
– une élévation thermique.

- **Prévention/éducation**

– mobilisation ;
– hydratation ;
– kinésithérapie respiratoire ;
– dire au patient de cracher, tousser (donner des mouchoirs, un crachoir) ;
– position demi-assise au lit, jamais à plat ;
– aérosols à l'eau plusieurs fois dans la journée (humidificateur). Pour l'enfant, on préconise de laisser couler l'eau chaude dans la salle de bains pour humidifier l'air et faciliter l'expectoration.

▶ PNEUMOPATHIES DE DÉGLUTITION/INHALATION

– fausse route lors de la déglutition (même de la salive) ;
– reflux gastro-œsophagien (le liquide gastrique passe dans la trachée puis dans les bronches et est très irritant).

- Signes

– parfois passe inaperçu (pernicieux) ;
– toux faible, improductive, demandant beaucoup d'efforts au patient qui devient rouge +++ ;
– si aliments, le patient est cyanosé (parfois troubles cardio-respiratoires) ;
– fièvre.

- Prévention/éducation

– mixer les aliments ;
– position assise lors du repas ;
– si troubles de la déglutition importants, arrêt de l'alimentation entérale, sur prescription médicale (PM) alimentation entérale par sonde NG, gastrostomie, alimentation parentérale (perfusions) ;
– si troubles modérés mixer + eau gélifiée ;
– faire manger lentement.

Problèmes circulatoires

Thromboses artério-veineuses

Phlébite du MI due à la stase veineuse (inflammation d'une veine consécutive à l'obstruction de sa lumière par un thrombus).

▶ SIGNES DE PHLÉBITE

- **Douleur, dorsiflexion du pied, « crampe ».**
- **Chaleur.**
- **Rougeur.**
- **Perte de ballottement du mollet.**
- **Dissociation pouls et température** (légère élévation de la température, fébricule).
- **Parfois anxiété.**

▶ PRÉVENTION

- **Mobilisation, surélever les pieds du lit.**
- **Anticoagulants, bas de contention** (sur PM).
- **Dans le cas d'une phlébite constituée, repos au lit strict** en attendant les prescriptions médicales.

Thromboses profondes

Elles sont plus difficiles à dépister (doppler, scintigraphie).

Embolie pulmonaire

C'est la complication majeure la plus fréquente de la phlébite, mais elle peut survenir sans phlébite apparente.

Migration d'un thrombus au niveau pulmonaire, parfois favorisé par l'existence de troubles circulatoires dus à :

- **La stase veineuse.**
- **La position allongée.**
- **Une maladie ayant exigé le repos au lit** (chirurgie thrombogène, troubles du rythme, IDM...).

▶ SIGNES

- **Début brutal.**
- **Angoisse extrême.**
- **Sensation de malaise général.**
- **Douleur à type « point de côté ».**
- **Polypnée superficielle.**
- **Tachycardie,** avec ou sans arrêt cardio-respiratoire.

▶ PRÉVENTION

- **Identifier les signes de l'observation et le dialogue.**
- **Lever le plus précoce possible ou mobilisations au lit.**
- **Traitement anticoagulant.**

L'AVC ischémique

C'est la migration d'un thrombus au niveau cérébral, dû aux mêmes causes, se manifestant par :

- **Augmentation brutale de la tension artérielle.**
- **Tachycardie.**
- **Troubles moteurs d'apparition brutale** (hémiplégie, paraplégie).
- **Troubles sensitifs.**
- **Angoisse + confusion + agitation.**
- **Aphasie,** pouvant aller jusqu'au décès brutal.

Hypotension orthostatique

Il s'agit d'une chute tensionnelle brutale au 1er lever et aux levers suivants même si jambes pendantes, assis au bord du lit.

▶ Causes

- **Répartition différente des différents volumes sanguins** pendant le décubitus avec diminution du retour veineux.
- **Diminution du volume sanguin central.**

▶ Signes

- **Malaises** jusqu'à syncope lors du lever.
- **Peut se produire 5 à 10 minutes après le lever** donc attention à rester dans la chambre.
- **Vertiges.**
- **Instabilité de la marche.**
- **Pâleur, sueurs, nausées, voile noir devant les yeux, sensation de malaise.**

▶ Prévention

- **Position demi-assise au lit.**
- **Lever en 3 temps le plus précoce possible.**
- **Bas de contention au lever.**
- **Si problème d'hypotension avec malaise vagal, allonger jambes surélevées** en attendant les prescriptions médicales.

Besoin de boire et de manger (B F 2)

Le décubitus prolongé entraîne :

Anorexie, perte d'appétit

▶ Causes

- **Changements des horaires et des habitudes alimentaires.**
- **Manque de convivialité.**
- **La maladie, les traitements, les examens.**

▶ Conséquences

- **Un amaigrissement** (perte de poids plus ou moins rapide).
- **Diminution du tonus musculaire** (position debout instable, asthénie, activité physique limitée).
- **Abaissement de la température corporelle** (car la diminution des apports caloriques et nutritifs entraîne la diminution des échanges).
- **Retard à la cicatrisation** des tissus, des muqueuses en raison de la diminution des apports protéiques indispensables (en cas d'escarres notamment).
- **Apathie, absence d'activité…**

▶ Prévention/éducation

- **Varier l'alimentation,** tenir compte des goûts et habitudes, proposer des collations protéiques.
- **Améliorer la présentation, bonne installation, convivialité.**
- **Si problème, peser, mesurer ingestats et/ou prévenir la diététicienne.**
- **S'assurer que l'anorexie n'est pas due à un état dépressif.**

Baisse de l'hydratation

▶ Causes

- **La sensation de soif** va disparaître parfois s'il y a diminution des apports hydriques.
- **Fatigue, manque d'exercice.**
- **Manque de moyens pour boire** (handicapés physiques).

▶ Conséquences

- **Déshydratation** (sécheresse de la peau et des muqueuses) entraînant des infections et candidoses.
- **Pli cutané.**
- **Troubles hydro-électrolytiques** (ionogramme sanguin perturbé).
- **Retentissement sur les urines** (hyperconcentrées donc risques de cystite et d'infection).
- **Retentissement sur le transit intestinal** (matières fécales durcissent et donc constipation).

Besoin d'éliminer (B F 3)

La constipation

▶ CAUSES

Elle est liée à des perturbations de l'ensemble de phénomènes nécessaires à une défécation normale qui sont :

- **L'impossibilité d'augmenter la pression intra-abdominale** pour évacuer les selles du fait de la position allongée.
- **La position allongée** qui n'est pas une position habituelle pour déféquer.
- **La pudeur :** les patients ont honte de demander le bassin et qu'on voie leurs selles.
- **L'insuffisance des apports hydriques** provoquant un durcissement des selles dans l'ampoule rectale, parfois la formation d'un fécalome : selles très dures et agrégées en un amas volumineux dans l'ampoule rectale (au toucher rectal) ; autre risque : occlusion.
- **Une perturbation dans l'alimentation** due souvent à la diminution des fibres.

▶ SIGNES

- **Absence de selles pendant une durée prolongée** (selon les habitudes des patients).
- **Diarrhée** (fausse diarrhée due à l'irritation du rectum ++, selles d'amont du fécalome).
- **Syndrome subocclusif.**
- **Fausses envies de défécation.**
- **Dysurie ou rétention d'urines.**
- **Météorisme abdominal.**
- **Absence de gaz et de selles.**
- **Nausées, vomissements.**
- **Température 38° ou plus,** avec parfois troubles cognitifs.

▶ PRÉVENTION

- **Inciter le patient à :**
  – une alimentation riche en fibres ;
  – boire ;
  – aller à la selle à heures fixes.
- **Prescrire des laxatifs oraux** (*Lactulose*, *Duphalac*, paraffine), suppositoires *Eductyl*, glycérine.
- **Effectuer des lavements évacuateurs :** *Microlax*, vrais lavements (sur prescription médicale).
- **Proposer 1 à 2 verres d'eau froide ou de jus d'orange** le matin à jeun, ou pruneaux.
- **Limiter l'alitement** (exercice physique).
- **Surveiller les selles +++ et les noter.**

Les complications urinaires

▶ CAUSES

- **Difficultés à uriner en position allongée.**
- **Problème de pudeur + peur de déranger le personnel.**
- **Douleur,** le bassin est un instrument de torture.
- **Fécalome.**
- **Suppression de l'activité musculaire abdominale.**

▶ SIGNES

- **Des douleurs pelviennes,** irradiant dans l'abdomen.
- **Envie d'uriner douloureuse.**
- **Globe vésical.**
- **Chez la personne âgée, elle s'accompagne de signes généraux** tels que confusion mentale, prostration, agitation.
- **Mictions par regorgement** qui traduisent un trop-plein vésical et une inertie du système urinaire.

L'infection urinaire

▶ CAUSES

- **Alitement** entraînant une stase urinaire qui favorise la pullulation microbienne.
- **La raréfaction des mictions** favorise la colonisation de l'urètre par les germes qui vont remonter les voies urinaires.
- **La vessie :** germes saprophytes deviennent pathogènes.
- **La diminution de diurèse** par insuffisance d'apports hydriques.

▶ SIGNES

- **Brûlures mictionnelles**
- **Élévation thermique.**
- **Diminution de la diurèse.**
- **Odeur forte des urines.**
- **Urines troubles, foncées** (hyperconcentrées).

▶ PRÉVENTION/ÉDUCATION

- **Proposer bassin ou pistolet** (urinal) **ou accompagner aux WC** (si accord médecin).
- **Donner sonnette** pour appel et dire que c'est normal qu'il ou elle sonne.
- **Faire boire +++.**
- **Sortir quand le patient urine** (ne pas rester à côté)/rétention aiguë et pudeur.
- **Surveiller température, diurèse et selles.**

Besoin de se mouvoir (B F 4)

L'alitement prolongé entraîne des :

– modifications osseuses (ostéoporose avec fuite calcique) ;

– modifications articulaires et musculaires ;

qui sont responsables de rétractions tendineuses et de douleurs ostéo-articulaires durables.

Modifications osseuses

L'ostéoporose est due à la fuite de calcium soit une déminéralisation d'autant plus grande que le sujet est jeune. Elle peut être localisée si l'immobilisation est elle-même localisée.

Elle peut être diffuse si l'alitement est global.

Par conséquent, l'os sera plus fragile et risque de se casser plus facilement (fractures spontanées).

▶ PRÉVENTION/ÉDUCATION

L'exercice physique même limité agit sur le métabolisme osseux et favorisera l'activité des ostéoblastes (le calcium rentrera dans les cellules). Il peut être indiqué de pratiquer une mobilisation passive.

Les problèmes musculaires

L'amyotrophie est une dégénérescence, une fonte des fibres musculaires par manque de stimulation. Son apparition est rapide. Elle s'accompagne d'une baisse d'endurance et d'une augmentation du temps de récupération.

La réduction de volume musculaire peut être considérable si on ne la prévient pas. Elle est souvent spectaculaire (plus que la perte de poids).

Ex. : un plâtre peut réduire de 50 % la force du quadriceps en 1 semaine et sa reconstitution sera beaucoup plus longue à obtenir.

▶ PRÉVENTION/ÉDUCATION :

- **faire varier la position du corps** pour mobiliser tous les muscles ;
- **faire travailler la musculature au lit :** gymnastique active, kinésithérapie active/passive.

Les rétractions

Elles entraînent une réduction de l'amplitude articulaire physiologique.

Elles se constituent très rapidement en 3 à 4 semaines.

Elles peuvent être à l'origine d'un handicap moteur ultérieur sévère et irréductible.

L'amyotrophie associée à la rétraction entraîne des chutes lors d'un premier lever et une grabatisation définitive des personnes âgées.

Les rétractions peuvent être dites :

- **équilibrées :** elles n'interdisent pas le retour passif à la position de fonction ;
- **déséquilibrées :** le membre se met naturellement en dehors de la position de fonction. Attitude vicieuse qui empêche la fonction motrice.

Attention au varus équin du pied.

▶ PRÉVENTION/ÉDUCATION

Toujours placer le segment du membre immobilisé en position de fonction lorsque le membre est au repos :

– le pied fait un angle droit avec la jambe ;

– le genou est en extension complète lors du décubitus dorsal ;

– la hanche est en extension complète ;

– les doigts en flexion d'environ 45°, pouce en opposition (balle de tennis + bande)

Besoin d'être propre, soigné (B F 8)

▶ L'ALITEMENT FAVORISE L'APPARITION :

- **D'escarres.**
- **Hypersudation** (génératrice d'érythème de contact, mycoses, odeurs).
- **Hypersécrétion séborrhéique** (cheveux gras, peau grasse).
- **Pousse des poils** (moustache, barbe, poils aux jambes pour les femmes).
- **Attention aux poux.**

▶ PRÉVENTION/ÉDUCATION

- **Changes et change des draps de lit.**
- **Toilette minutieuse** sans oublier les orifices naturels.
- **Séchage soigneux.**
- **Proposer miroir** s'il existe un problème de perception de l'image corporelle (ex. : amaigrissement).
- **Coupe des ongles, soins des dents et des prothèses dentaires.**
- **Observation à la recherche de mycoses des plis** (sous seins, inguinaux) **et des espaces interdigitaux.**

Besoin de se reposer, dormir

La suppression de l'activité physique conjuguée à l'anxiété de la maladie, des examens complémentaires et des traitements :
– favorise les siestes, la somnolence ;
– perturbe les habitudes de sommeil et de l'endormissement (qualité, quantité, réveils nocturnes).

▶ Prévention

- **Éviter, limiter la somnolence diurne et les siestes en stimulant, en incitant à l'activité.**
- **Favoriser l'endormissement le soir.**
- **Diminuer l'anxiété (sonnette, urinal).**
- **Installation.**
- **Tisane.**
- **Dialogue +++** pour rassurer le patient.
- **S'il y a risque de chute nocturne, vérifier auprès du médecin si les ridelles sont indiquées.**

Besoin de communiquer (B F 10)

L'alitement entraîne :
– l'isolement ;
– la raréfaction des contacts ;
– la perte de notion de temps (détérioration temporo-spatiale) ;
– le repli sur soi, la dépression.

▶ Prévention/éducation

- **Proposer télévision, téléphone, sonnette.**
- **Aller voir les personnes et communiquer.**
- **Attention aux appareils auditifs** (éteindre le soir et mettre la journée).
- **Lunettes.**
- **Prothèses dentaires.**
- **Si troubles du langage,** utiliser papier, crayon, ardoise.
- **Situer le jour, la date et l'heure** (toujours lui préciser qu'il (elle) est à l'hôpital).
- **Faciliter les visites.**
- **Voisins de chambre** (chambres à 2 lits préférables pour les personnes âgées).
- **Proposer des occupations permettant de communiquer.**
- **Observer les éventuelles modifications du comportement et de l'humeur et les signaler.**

Besoin d'apprendre (B F 14)

L'alitement prolongé entraîne :
– une baisse de motivation qui s'installe après séjour qui se prolonge ;
– une incapacité à se prendre en charge ;
– une fatigue, une anxiété qui peuvent inhiber les capacités cognitives (impossibilité d'apprendre).

▶ Prévention

- **Tester, évaluer les informations connues du patient et les compléter.**
- **Inciter à des activités cognitives** (lecture, jeux).

Besoin de se récréer (B F 13)

L'alitement ne favorise pas le divertissement, donc génère l'ennui, le repli sur soi, le manque d'intérêt pour ce qui l'environne.

▶ Prévention

- **Être attentif à la présence de visites, aux goûts** (proposer des divertissements y compris jeux électroniques) ; par exemple, pour une petite fille aphasique, algérienne, on proposera la musique.
- **Solliciter les bénévoles.**

Besoin d'éviter les dangers, anticiper les dangers potentiels (B F 9)

- **Bat-flanc si risque de chute.**
- **Matériel antiescarres.**
- **Penser à l'avenir de la sortie.**
- **Suivi à la sortie :** pour soins, vaccinations, examens…

Démographie et soins infirmiers

Parler de soins infirmiers, c'est également prendre en considération les caractéristiques de la population qui nécessite des soins.

Il paraît incontournable d'évoquer le vieillissement progressif de la population. Le tableau 14.2 indique la population de plus de 60 ans au sein de la population mondiale pour les années 1950 et 1975, et les perspectives pour les années 2000 et 2025.

Tableau 14.2. Estimations du nombre des personnes âgées dans le monde.

Année	*≥ 60 ans*
1950	200 millions
1975	350 millions
2000	590 millions
2025	1 milliard

Source : Institut national d'études démographiques, 1995.

D'autres données sont à prendre en considération : on estime à 21 % le pourcentage des personnes âgées retraitées qui vivront en France en l'an 2005.

Ceci invite les pouvoirs publics à reconsidérer le schéma économique et social sur lequel se fondent nos institutions (par exemple, le droit au versement d'une pension de retraite, les différentes structures d'accueil et d'hébergement pour personnes âgées…), et incite également à s'interroger sur la nature des soins infirmiers qu'il s'agira de dispenser.

Nous avons à optimiser l'offre des soins infirmiers à la demande de soins des usagers.

En d'autres termes, les personnes qui auront besoin de soins de façon continue et croissante seront les personnes âgées.

Le terme « usager » des services de soins s'applique en France puisque la santé est régie selon les règles du droit public. Les infirmier(e)s utilisent également les termes : personne soignée, patient, malade. Aux États-Unis, la santé étant du domaine privé, le terme « client » prévaut.

Les soins infirmiers devront inévitablement répondre à cette exigence démographique.

Bibliographie

COLLIÈRE M.-F. — *Soigner, le premier art de la vie*. Masson, 2001.

RAJABLAT A.-M. — *Voyage au cœur du soin : la toilette*. Masson, 1999.

Prise en charge individualisée de la personne âgée 15

L'accueil du patient et de ses proches

L'accueil constitue bien souvent le premier contact du patient avec le milieu hospitalier (ou l'institution sanitaire et sociale).

Un accueil bien mené permettra d'établir une relation de confiance soigné-soignant indispensable à la prise en charge ultérieure de la personne.

Les différents modes d'admission à l'hôpital

▶ LE PATIENT PEUT ÊTRE HOSPITALISÉ :

- **Suite à une consultation** au sein même de l'établissement.
- **Suite à une urgence,** dans ce cas il sera amené à l'hôpital :

– par les pompiers ;
– par le SAMU, le SMUR ;
– par la police ou la gendarmerie ;
– un membre de sa famille ou un proche.

- **Suite à la demande d'hospitalisation** réalisée (par écrit) par le médecin traitant.

Dans ce cas, le patient peut :
– être admis *via* les services d'urgence ;
– être admis directement dans le service d'hospitalisation après avoir réalisé les formalités administratives d'admission.

- **Suite à une hospitalisation préalablement programmée** et pour laquelle les formalités administratives d'admission ont été antérieurement réalisées (préadmission).
- **Suite à un transfert d'un autre établissement.**

▶ POUR L'HOSPITALISATION EN PSYCHIATRIE, trois cas sont possibles :

- **L'hospitalisation libre (HL).** Le patient notifie son consentement par oral et par écrit.
- **L'hospitalisation à la demande d'un tiers (HDT).** Le patient est accompagné par ses proches. Si le patient est trop délirant ou s'il refuse l'hospitalisation, il sera demandé aux proches une demande d'hospitalisation à la demande d'un tiers (HDT).
- **L'hospitalisation d'office (HO).** Le patient est pris en charge directement au service d'accueil de psychiatrie, amené par les agents de police, sur demande notifiée du maire de la commune concernée.

▶ POUR L'HOSPITALISATION EN PÉDIATRIE

L'enfant peut être hospitalisé à la suite d'un accident survenu à l'école, au centre de loisirs. Il est important de vérifier si les parents ou tuteurs légaux ont été prévenus.

Si l'enfant est accompagné de ses parents en vue d'une hospitalisation, il est important de prendre les coordonnées des personnes juridiquement responsables de l'enfant, de leur faire signer la fiche d'autorisation d'opérer dans l'hypothèse d'un acte chirurgical sur enfant mineur.

De nombreux établissements possèdent des unités « mère-enfant » ou de maison des parents au sein desquelles l'enfant et la mère sont hébergés dans un même lieu.

▶ L'HOSPITALISATION DE LA PERSONNE ÂGÉE

Plus encore que pour les adultes ou les enfants accompagnés, l'hospitalisation est vécue par la personne âgée comme un véritable traumatisme, comme une rupture avec la vie quotidienne.

De surcroît, l'hospitalisation fait peur à la personne âgée car elle peut être synonyme de souffrance, voire de mort.

Il est important que la personne âgée soit accompagnée jusqu'à sa chambre, que le service lui soit présenté ainsi que les personnes référentes [médecin, cadre, infirmier(e), aide-soignant(e)…]. La sécurité tant psychologique que physique dès l'accueil à l'hôpital contribueront à la conservation des repères temporaux, spatiaux ainsi que le devenir de la personne âgée.

Les formalités administratives d'admission

La personne elle-même ou l'accompagnant peuvent réaliser les formalités administratives d'admission. Les papiers nécessaires sont : la carte nationale d'identité, la carte Vitale, la mutuelle, l'adresse et le numéro de téléphone de la personne à prévenir. Il sera demandé à la personne si elle souhaite se faire hospitaliser sous le secret ou non pour éviter les appels téléphoniques non souhaités et les visites intempestives non désirées.

Le dossier administratif est établi par le service des admissions et comprend :

- **Un billet de salle** sur lequel sont indiquées l'identité du patient, son adresse, sa situation familiale, sa couverture sociale et les personnes à prévenir s'il y a lieu. L'infirmier(e) vérifiera avec le patient qu'il n'y a pas d'erreur notamment dans les numéros de téléphone.
- **Un bulletin de situation** servant d'attestation d'arrêt de travail lui sera remis pour l'adresser à l'employeur.
- **Une fiche de dépôt** pour l'argent et les objets de valeur.
- **Une fiche d'autorisation de permission et de sortie définitive.**
- **Une page d'étiquettes autocollantes d'identification du patient** servant pour tous les examens pratiqués.
- **Une fiche d'inventaire.**
- **Un double de la fiche d'identification** sera conservé dans le dossier de soins du patient.

L'enregistrement sur le système informatique de la gestion des patients est couramment pratiqué.

L'accueil du patient et de ses proches

La démarche d'accueil s'amorce dès le premier contact du patient avec l'hôpital. Ce premier contact peut avoir lieu en consultation, aux urgences.

Que signifie accueillir ?

Dans les dictionnaires d'usage, la définition donnée pour accueillir est : « manière de recevoir quelqu'un ».

Accueillir signifie donc donner l'hospitalité à quelqu'un, rendre son séjour agréable aussi bref soit-il. Pour autant sommes-nous hospitaliers ? Amorçons-nous toujours une relation telle que la personne vienne à nous en toute confiance et se sente véritablement accueillie ?

Toute équipe ayant en charge des personnes se doit de réfléchir sur sa démarche d'accueil ainsi que sur les moyens qu'elle met en œuvre afin que l'accueil soit cohérent et respectueux.

Dans le cadre de la démarche d'accréditation des établissements de santé participant au service public hospitalier, l'accueil s'inscrit dans une démarche de qualité incontournable aujourd'hui parce qu'il est la vitrine de l'organisation globale des soins.

La démarche d'accueil comporte différentes étapes qui peuvent être décrites ainsi : la personne qui accueille doit se présenter, identifier sa fonction et présenter les autres intervenants de soins en termes simples, avec concision.

La prise en charge de la personne commence dès cet instant. De ce fait, il est important de :

- **Resituer la raison de l'hospitalisation.**
- **Sa durée ainsi que la date et le mode de sortie prévus** (si ceux-ci sont connus).
- **Présenter le service et situer les lieux spécifiques** tels que :
  - bureau du médecin ;
  - salle de soins ;
  - bureau du cadre infirmier responsable de l'unité ;
  - WC, salle de bains, office…
- **Présenter la chambre et ses équipements :**
  - douche ;
  - sonnette, bassin, urinal ;
  - dispositif à oxygène (si besoin) ;
  - commandes du lit (si lit électrique).
- **Proposer des services complémentaires :**
  - diététicienne ;
  - culte ;
  - télévision ;
  - téléphone ;
  - bibliothèque…
- **Aider la personne à s'installer et à ranger ses effets personnels.**
- **Vérifier que l'inventaire des biens** a été réalisé convenablement et que les valeurs ont été déposées au coffre de l'hôpital (un membre du Trésor public est généralement délégué à l'hôpital pour assurer cette tâche).
- **Vérifier que la personne a remis ses ordonnances, résultats d'examens, carte de groupe, carte de don d'organes.**
- **Vérifier que la personne n'a pas conservé de médicaments ou de produits toxiques par-devers**

elle (dans l'affirmative, ces produits seront mis sous plastique étiquetés et conservés jusqu'à la sortie du patient où ils lui seront rendus).

- **Vérifier que la personne a compris les informations qui lui ont été données,** sachant qu'il sera nécessaire de les rappeler (l'anxiété de l'hospitalisation peut entraîner une incapacité à mémoriser l'information surtout si celle-ci est donnée en grande quantité en un seul temps).
- **Demander à la personne si elle a des questions ou des préoccupations et répondre à ses questions en termes simples,** tout en gardant en mémoire que les informations relatives au diagnostic médical et aux prescriptions ne peuvent être données que sur accord du médecin responsable de l'unité voire uniquement par lui.

Quelles que soient les circonstances du premier contact avec un établissement sanitaire et social, l'infirmier(e) devra faire preuve de compétences professionnelles spécifiques : écoute, disponibilité, tolérance et patience, puisque les patients anxieux ont tendance à réitérer les questions même s'ils ont déjà les réponses.

La prise en charge globale des patients en unité de soins ou en institution sanitaire et sociale

La prise en charge globale des patients en unité de soins suppose l'acquisition de compétences professionnelles qui peuvent se décliner comme suit :

- **Être capable d'accueillir le patient et ses proches** (voir page 114).
- **Être capable de réaliser une démarche de soins pour une personne, pour un groupe de personnes.**
- **Être capable de réaliser les soins infirmiers courants** (techniques, éducatifs et relationnels) (voir pages 50-52).
- **Être capable d'organiser les soins pour une personne, pour un groupe de personnes** (voir page 116).
- **Être capable de transmettre par oral et par écrit des transmissions significatives,** en temps opportun qui permettent la continuité des soins.
- **Être capable d'organiser la sortie du patient et de la gérer** (voir page 118).

Méthodologie de la démarche de soins

Définition

Il s'agit de la suite ordonnée des opérations. Elle vise à dispenser des soins individuels continus et adaptés aux besoins de la personne soignée. (*Dictionnaire des soins infirmiers*, par R. MAGNON, G. DECHANOZ, AMIEC. Lyon, 1995, 371 pages).

Elle comporte plusieurs étapes :

- **Recueil des données.**
- **Observation clinique.**
- **Projet de soins.**
- **Évaluation des actions et corrections éventuelles.**

Projet de soins

Il concerne la prise en charge globale du patient. Il s'applique à toute personne prise en charge en milieu hospitalier ou extrahospitalier et comporte 2 volets.

Les soins relatifs à l'application des prescriptions médicales (voir *Le plan médical*, page 55)

- **Les soins directs,** c'est-à-dire les soins proprement dits, et les soins indirects (ex. : la prise de rendez-vous).
- **L'application de la prescription médicale** (ex. : la prise des médicaments par la personne, ou l'administration en IV ou IM par l'IDE).
- **La surveillance clinique, biologique de l'efficacité du traitement.**
- **L'observation de l'apparition d'effets indésirables** des médicaments ou des soins prescrits (également nommés sur les notices pharmaceutiques, effets non souhaités ou gênants).

Soins relevant du rôle propre infirmier

Ils sont regroupés sous le vocable plan de soins infirmiers et sont établis à partir des diagnostics infirmiers posés.

Le projet de soins sera actualisé et suivi à l'aide des transmissions, ciblées ou non.

Plan de soins infirmiers

Il comporte :

▶ LE DIAGNOSTIC INFIRMIER

- **Titre, étiologie, signes** (ou facteurs de risque s'il s'agit d'un diagnostic infirmier de risque), par exemple : risque d'atteinte à l'intégrité cutanée.
- **Facteurs de risque** (âge : 83 ans, hyperthermie à 38,7 °C, déshydratation, alitement, mobilité réduite…).

▶ LES OBJECTIFS DE SOINS. Ils ciblent les buts à atteindre en terme de capacité pour la personne. Ils suggèrent les critères permettant l'évaluation de l'efficacité des soins dispensés.

▶ LES INTERVENTIONS INFIRMIÈRES. Elles regroupent l'ensemble des moyens mis en œuvre pour atteindre l'objectif fixé. Elles peuvent s'écrire en « style télégraphique ».

▶ LE DISPOSITIF D'ÉVALUATION DES SOINS prévus et/ou dispensés.

La planification

La planification permet à l'IDE d'organiser les soins au sein d'une équipe pluridisciplinaire. Elle résulte de la programmation des soins prévus et regroupe :

- **Les soins sur prescription médicale.**
- **Les soins relevant du rôle propre de l'infirmier(e).**
- **Les soins relevant des autres intervenants (aide-soignant(e), soins confiés en kinésithérapie, en diététique, au bloc, etc.).**

La planification consiste à « penser la programmation journalière des soins ». Elle organise leur mise en œuvre en tenant compte de :

- **La cohérence des soins prévus** en regard des objectifs.
- **La cohérence des soins prévus avec l'organisation globale de l'équipe et son fonctionnement.**
- **L'exhaustivité des soins prescrits et sur rôle propre.**

On se reportera aussi aux chapitres 19 et 21 du présent ouvrage.

Organiser les soins

Définition

« Organiser », dans le *Petit Robert*, signifie :

– soumettre à une méthode, à une façon déterminée de vivre ou de penser,

– agencer, disposer, ordonner.

« S'organiser » : organiser ses activités signifie prévoir ses actions pour qu'elles se déroulent dans les conditions les meilleures et les plus efficaces, diriger, monter, se concerter, prévoir et programmer.

Buts de l'organisation

- **Prévoir et réaliser les soins** pour une personne ou un groupe de personnes sur un temps déterminé, en tenant compte des préalables à l'organisation.
- **Assurer le suivi et la continuité des soins** sur 24 heures, indépendamment des changements d'équipe.

Intérêt d'une bonne organisation

- **Réaliser les soins dans le temps de travail prévu et selon une chronologie.**
- **Faciliter la collaboration du travail en équipe.**
- **Améliorer l'efficacité pour les patients.**
- **Permettre d'éviter les erreurs et les oublis.**
- **Permettre d'anticiper les imprévus.**
- **Évaluer la charge de travail par agent et assurer la répartition des tâches de manière équilibrée.**

Les préalables à l'organisation

Les éléments nécessaires à l'organisation des soins pour un groupe de personnes à charge sont :

▶ LA CONNAISSANCE DU PROFIL DU SERVICE avec la population accueillie et la politique de soins s'y référant.

▶ LA CONNAISSANCE DU FONCTIONNEMENT DU SERVICE : les horaires de fonctionnement des équipes, des différents professionnels, les habitudes de travail, les outils utilisés, le matériel, les protocoles ou procédures, les habitudes de gestion ou commande de matériel, l'organisation du travail (sectorisation ou non), l'organisation des soins, etc.

▶ LA CONNAISSANCE DES LIAISONS FONCTIONNELLES avec les différents services participant à la prise en charge de la personne soignée : les admissions, les urgences, le laboratoire, la radiologie, l'endoscopie, la pharmacie, le bloc opératoire, l'hôpital de jour, les consultations, etc.

▶ LA CONNAISSANCE DES RÔLES, qualifications et responsabilités de chacun des membres de l'équipe : cadre infirmier, aide-soignant(e), IDE, médecin, laboratoire, kinésithérapeute, ergothérapeute, diététicienne, ASH, etc.

▶ LA CONNAISSANCE DU GROUPE DE PERSONNES À CHARGE avec l'identification des problèmes prioritaires du jour, à partir des outils existants : dossier patient (médical et de soins infirmiers), fiche de liaison, fiche des urgences, fiches de surveillance, fiche de salle de réveil, fiche de réanimation, etc.

▶ LA CONNAISSANCE DE L'ENSEMBLE DES SOINS DU JOUR pour déterminer un ordre logique des soins pour le patient en fonction des priorités et de ses capacités (toilette avant le départ pour examen, antalgique avant un soin douloureux) et pour le groupe de personnes soignées afin de respecter les critères de sécurité des soins (du plus propre au plus sale).

Comment organiser les soins ?

Pour un patient

- **Lister, inventorier l'ensemble des soins du jour pour un patient.**
- **Déterminer avec l'équipe les priorités des soins du jour.**
- **Répartir, programmer les soins dans le temps.**
- **Planifier les soins** sur un support destiné à visualiser l'ensemble des soins du jour, support qui servira de repère à toute l'équipe.

Pour tous les patients du secteur pris en charge

Réaliser le même travail en veillant à :

- **Respecter les priorités individuelles.**
- **Observer l'adéquation de cette programmation avec les critères de faisabilité, d'hygiène, de sécurité des patients…** (voir *La planification des soins*, page 146).

L'organisation des soins se résume ainsi :

– connaître l'unité et son fonctionnement afin d'anticiper, programmer les soins prévus ;

– donner un « espace-temps » à l'imprévu (urgences, entrées…).

Acquisition de cette compétence

La compétence « organisation » au sein du cursus, voire de l'exercice professionnel infirmier, demeure la compétence la plus difficile à maîtriser car elle fait appel à des compétences connexes qui devront être acquises au préalable (voir ci-dessus *Les préalables à l'organisation*).

Pour acquérir cette compétence, l'étudiant doit, dès le premier stage hospitalier, se situer dans une prise en charge globale de patient (et non pas faire des soins en série tels que prendre la TA ou la température de tous les patients du service).

Par exemple, l'étudiant prendra en charge :

- **en première année :**

– une personne soignée (PS) au premier stage ;

– de une à trois PS aux autres stages ;

- **en deuxième année :** de trois à six PS selon la nature du stage et le stade de la formation ;
- **en troisième année :** de trois à dix PS selon la nature du stage et le stade de la formation, l'idéal étant, en fin de troisième année, la même prise en charge que l'infirmier(e) en poste.

La sortie du patient

Programmation de la sortie

Quel que soit le motif d'hospitalisation, la sortie d'un patient hospitalisé est envisagée et programmée dans 80 % des cas dès l'entrée. Raccourcir le séjour hospitalier obéit à des objectifs essentiels.

▶ RACCOURCIR LE TEMPS D'HOSPITALISATION pour :

- **Prévoir une sortie la plus rapide possible** afin que les personnes conservent leur activité salariée.
- **Éviter la survenue d'une infection nosocomiale et/ou surinfection** en particulier chez le sujet âgé ou immunodéprimé.
- **Éviter « l'hospitalisme » de l'enfant, le sentiment de surprotection de l'adulte qui par la suite redouterait la sortie.**
- **Élaborer une stratégie de retour à l'autonomie du patient** dans un délai qui soit le plus court possible et ceci en collaboration avec le patient lui-même.
- **Élaborer un projet de vie pour le patient dès son entrée,** c'est-à-dire l'inscrire et l'impliquer dans un processus de réhabilitation physique, psychique et socio-économique afin qu'il retrouve sa dignité de citoyen.
- **Raccourcir le délai d'hospitalisation d'un patient** afin que l'admission d'autres patients soit réalisable.
- **Raccourcir la durée moyenne d'un séjour** afin de limiter les dépenses de santé hospitalières et diminuer le temps des arrêts de travail.

▶ LA SORTIE DU PATIENT doit, dès l'entrée être envisagée en concertation avec le médecin responsable et l'équipe pluridisciplinaire, afin d'évaluer :

- **L'état clinique du patient, l'évolution de sa maladie** qui conditionnent le délai du séjour hospitalier, sachant qu'une affection chronique générera un handicap qui sera à évaluer.
- **L'état général** (physique, psychologique, l'environnement social et affectif) afin d'évaluer les ressources externes, rendant ou non possible la sortie.
- **Les aménagements de l'environnement habituel du patient,** qui, malgré le handicap, permettront une vie autonome dans un environnement sécurisé.
- **Les dispositifs institutionnels favorisant l'aide au retour à domicile,** en particulier pour les personnes âgées (auxiliaire de vie, aide à domicile, portage des repas, téléalarme, aide aux personnes handicapées, foyers thérapeutiques ou maisons thérapeutiques dans les cas de patients en psychiatrie, les réseaux de soins qui permettent le suivi et la continuité des soins même après la sortie du patient).
- **À noter que le décès constitue également un mode de sortie** et que ce dernier se prépare.

Les différents modes de sortie

▶ SORTIE SIMPLE AVEC RETOUR AU DOMICILE

Programmée dans le cadre d'une hospitalisation traditionnelle, d'une intervention chirurgicale bénigne, d'un accouchement…

Exemple de transmission ciblée : Patrice, 17 ans, vient de subir une appendicectomie. Au cours de l'hospitalisation d'une durée de 4 jours, la cicatrisation de l'incision s'est déroulée normalement.

- **Cible** : *sortie ce jour.*
- **Données** : *prévue à 14 h.*
- **Actions** : *parents prévenus, le père viendra faire la procédure administrative de sortie* ; Surgifix *vérifiés, cicatrisation en cours ; informations concernant l'hygiène de vie données.*
- **Résultats** : *a bien compris ce qu'il ne doit pas faire ; père venu à 14 h ; ordonnance de rendez-vous de consultation de chirurgie donnée ; carnet de santé rendu au père.*

▶ SORTIE SIMPLE ACCOMPAGNÉE DE MESURES SOCIALES

- **Lorsque la personne présente un handicap pouvant être compensé par un réseau d'assistance,** mais qui ne met pas en péril sa vie quotidienne.
- **En vertu du droit des malades hospitalisés, tout patient est autorisé à quitter l'institution** à condition que :

– son état physique et psychologique ne constitue pas un danger pour lui-même ou pour les autres ;

– il signe un document de sortie ou « décharge », qui va juridiquement dégager l'institution de la responsabilité de la sortie et de ses conséquences.

▶ Sortie contre avis médical

Les textes législatifs en vigueur permettent au patient de sortir contre l'avis de l'équipe médico-chirurgicale et de refuser les soins proposés (en référence à la Charte du patient hospitalisé). Dans ce cas, le patient doit s'impliquer personnellement dans la décision prise et signer un justificatif dans lequel il reconnaît les risques encourus et les conséquences possibles de sa décision. Le document a valeur juridique et médico-légale.

Cependant, la sortie contre avis médical engage légalement l'équipe pluridisciplinaire dans les cas suivants :

- **Patient présentant des troubles cognitivo-comportementaux et suggérant une décision prise sans que la personne ait toute sa conscience.**
- **Patient dangereux pour lui-même ou pour les autres.**
- **Patient atteint d'une affection psychiatrique laissant présager un changement brutal d'état** donc un risque vital non négligeable.
- **Patient donc le pronostic vital est mis en jeu.**
- **Mineur,** même si les parents signent un document de sortie contre avis médical (mineur en danger).

▶ La fugue

Elle ne constitue pas un mode de sortie administratif légal, bien sûr, mais dans l'hypothèse où elle se produit, il existe une conduite à tenir (voir page 121).

Tableau 15.1. Exemple de transmission ciblée en cas de fugue.

M. T., 68 ans, diabétique insulinodépendant, traitement en cours d'adaptation pour stabiliser la glycémie.

Date, Heure	*Cible*	*Données*	*Actions*	*Résultats*
24/12 19 H	Fugue	Patient recherché par l'AS au moment du repas reste introuvable A pris tous ses effets personnels (vestiaire et table de nuit vides) Le voisin de chambre discutant avec un autre patient n'a rien vu A bien pris son traitement à 18 h 30 Glycémie capillaire faite : 8,3 Mmoles/L Ne présentait aucun signe de confusion et n'avait pas exprimé à ce jour son désir de sortir Avait une voiture garée sur le parking de l'hôpital	Surveillante de garde informée par téléphone Administrateur de garde prévenu Médecin de garde aux urgences prévenu Service de sécurité appelé Service surveillance et standard informés Famille appelée doit nous informer si M. T. les appelle et revient à son domicile	Recherchent le patient dans l'hôpital Beaucoup de visiteurs sortis à cette heure – n'ont rien constaté d'anormal 20 h 30 : sœur a appelé pour nous informer que M. T. était effectivement rentré chez lui. Voulait passer Noël en famille malgré refus du médecin de lui donner une permission. Sa sœur l'amène en voiture pour qu'il signe une décharge
21 h 30 CB IDE NUIT		Patient venu accompagné de sa sœur	A vu la surveillante de garde ainsi que le médecin N'a rien voulu entendre Veut sortir	Décharge signée. Patient reparti vers 22 h. Administrateur de garde et services sécurité prévenus

▶ **Fugue d'un mineur ou d'un patient hospitalisé en HO ou HDT**

Toute personne hospitalisée sous contrainte (en psychiatrie HO, HDT), toute personne sous contrôle judiciaire ou tout enfant mineur de moins de 18 ans n'est pas autorisé à quitter l'établissement.

De la même façon, une personne en état d'ivresse aiguë, qui a perdu la capacité d'une décision éclairée, ne peut sortir librement car dans l'hypothèse d'un accident de la voie publique, d'un suicide…, l'établissement et la personne engagée dans la sortie seront juridiquement responsables des conséquences de la sortie ou de la fugue du patient.

Dans le cas d'une fugue, il existe bien souvent une conduite à tenir spécifique à chaque établissement, qu'il est nécessaire de mettre en œuvre très rapidement (voir page 121).

▶ **La sortie par transfert d'un établissement vers un autre établissement** est possible.

- **Soit l'établissement d'origine ne dispose pas d'un plateau technique** permettant de mener à bien la démarche diagnostique ou thérapeutique (ex. : accidents de la voie publique graves, grands brûlés, nourrissons…).
- **Soit le patient souhaite le transfert** pour rapprochement familial (ou d'autres raisons).

Il faudra dans la mesure du possible satisfaire les souhaits de la personne. Ce transfert n'est réalisé que sur autorisation écrite du médecin responsable ; l'équipe soignante, quant à elle, organisera le transfert afin que celui-ci se déroule dans les meilleures conditions.

Dans le cas d'un transfert, il est impératif de
– prévenir la famille ;
– réaliser un inventaire de sortie ;
– rassembler l'ensemble des documents administratifs, médicaux et paramédicaux qui faciliteront la prise en charge par l'établissement d'accueil (ne pas oublier fiche de liaison, résultats d'examens, etc.).

▶ **La sortie par décès**

Le décès ne doit jamais être annoncé par téléphone, ceci pourrait entraîner un accident chez la personne à qui le décès est annoncé (infarctus, malaise, accident de voiture…).

Dans la pratique courante, lorsque l'état de la personne est grave, l'équipe soignante informe les proches de la fin de vie probable du patient, soit à l'occasion d'un entretien, soit en exprimant par téléphone ou par télégramme, un avis d'aggravation de l'état de la personne.

Avant même le décès, certaines familles expriment le désir de ramener l'agonisant au domicile. Dans le cadre de la réglementation sur l'humanisation des institutions médico-sociales, le retour à domicile doit être rendu possible :

– Il est possible d'organiser une hospitalisation à domicile afin d'assurer les soins d'entretien et de continuité de la vie.

Certains groupes ethniques préfèrent voir leur proche décéder à domicile ou souhaitent être informés du décès imminent afin de procéder à leurs rites religieux ou culturels. Qu'il s'agisse du jour, de la nuit ou d'un jour férié, l'IDE se devra de respecter la volonté de l'agonisant ou de ses proches.

Au décès du patient, certaines formalités médicales et administratives sont obligatoires.

Le transfert du corps au domicile est possible sous réserve de respecter les délais et les règles sanitaires en vigueur pour le transfert en France et à l'étranger.

Lieux d'accueil après sortie

Il est souhaitable que l'IDE connaisse les institutions où sont accueillis les patients après une hospitalisation en court séjour. En effet, les patients expriment souvent de l'anxiété à l'idée de changer d'établissement (inconnu).

Une IDE bien informée pourra d'autant mieux rassurer et renseigner les patients.

Les institutions accueillant les personnes :

- **Moyen séjour.**
- **Service de rééducation et de réadaptation fonctionnelles.**
- **Maison de retraite.**
- **Service de réadaptation cardiaque…**

CONDUITE À TENIR

SORTIE CONTRE AVIS MÉDICAL (HÔPITAL GÉNÉRAL)

Nul n'est obligé de rester à l'hôpital contre son gré. Cependant, en cas de sortie contre avis médical, la responsabilité du service public hospitalier à l'égard de son usager peut être engagée.

Trois situations peuvent se présenter :

- le malade manifeste son désir de quitter l'établissement malgré l'avis contraire du chef de service;
- le malade quitte l'hôpital sans prévenir;
- le malade ne revient pas à l'issue d'une permission de sortie.

Le malade manifeste son désir de quitter l'hôpital :

- l'informer des risques personnels qu'il encourt eu égard à son état de santé.

S'il persiste dans son attitude :
- lui faire signer une décharge;
- s'il refuse de signer cette décharge :
  - dresser procès-verbal de refus signé par 2 agents du service.

Le malade quitte l'hôpital sans prévenir (fugues)

Deux cas sont à envisager à l'appréciation du personnel soignant qui peut seul juger de l'état du malade :

- s'il s'agit d'un malade à risque (mineur, personne âgée, malade n'ayant pas toute sa conscience ou agitée...) :
  - avertir sans délai le service de la porte pour que les recherches dans l'environnement immédiat soient effectuées;
  - si les recherches n'aboutissent pas, avertir la **famille** (il est préférable que cet appel soit effectué par le personnel soignant);
  - avertir l'**administrateur de garde** en lui précisant l'état du malade et le signalement de la personne. L'administrateur de garde prendra contact avec le commissariat de police.
- Dans les autres cas, un procès-verbal de sortie contre avis médical doit être dressé et signé par deux agents du service.

Le malade ne revient pas à l'issue d'une permission de sortie

L'établissement est en droit de le porter « sortant d'office » et de disposer de son lit sans formalité supplémentaire.

SORTIE CONTRE AVIS MÉDICAL – SORTIE SANS AUTORISATION (HÔPITAL PSYCHIATRIQUE)

C'est le mode de placement qui dictera la conduite à tenir.

S'agissant d'un placement libre (sortie contre avis médical)

Se reporter aux dispositions précisées pour les malades de l'hôpital général.
Si le malade fugue :
- faire procéder à des recherches dans l'environnement immédiat;
- prévenir la famille (service de soins);
- prévenir l'administrateur de garde.

S'agissant d'une hospitalisation à la demande d'un tiers ou d'un placement d'office

Il y a lieu de prévenir immédiatement le chef de service et l'administrateur de garde qui décideront de la conduite à tenir en fonction de l'état de dangerosité du malade.
Plus encore que dans le cas de placement libre, des recherches immédiates dans l'environnement de l'hôpital s'imposent.

SORTIE CONTRE AVIS MÉDICAL

SERVICE DE : ....

Je soussigné ....

demeurant : ....

atteste que malgré les informations qui m'ont été communiquées sur mon état de santé, je maintiens ma volonté de sortir de l'établissement.

Ville, le ....

SIGNATURE

REFUS DE SIGNATURE

Les soussignés (nom et qualité) ....

attestent que M. ...., informé des risques qu'il encoure à abréger son séjour, a quitté volontairement le service le : (date et heure) ....
et refuse de signer la présente décharge.

Ville, le ....

SIGNATURE SIGNATURE

(Centre hospitalier Émile Roux – Eaubonne)

La douleur

Quel que soit son mécanisme initiateur, somatique, neurologique, psychique, la douleur reste une expérience subjective qui marquera la personne durablement. Ainsi, chaque nouvelle expérience douloureuse peut réactiver l'histoire douloureuse de la personne. On assiste, dans de nombreux cas, à l'apparition d'une « douleur par anticipation » ; celle-ci traduit une intégration profonde et dommageable des messages douloureux et du vécu qui les accompagne.

Depuis les années 1980, la douleur bénéficie d'une prise en charge qui ne cesse de s'affiner ; les textes législatifs parus sont souvent postérieurs à la prise en charge qui s'est organisée dans certains établissements « pilotes ».

Bien que la prise en charge de la douleur soit spécifiée dans les textes régissant la profession infirmière, notamment dans ceux relatifs à l'organisation des établissements de santé ainsi que dans les textes relatifs à la démarche d'accréditation, trois textes importants sont parus depuis les années 1990 :

- **Circulaire DGS/DH n° 98-586 du 22 septembre 1998** sur les mesures ministérielles prises dans le cadre du plan de lutte contre la douleur.
- **Circulaire DGS/DH/DAS n° 99/84 du 11 février 1999** relative à la mise en place de protocoles, de prise en charge de la douleur aiguë par les équipes pluridisciplinaires médicales et soignantes des établissements de santé et institutions médico-sociales (circulaire Kouchner). Dans ce texte, est précisée la nécessité de protocoles de soins, d'outils d'évaluation de la douleur ainsi que d'une démarche de prise en charge de la douleur aiguë des patients. La circulaire aborde principalement la prise en charge de la douleur aux urgences, la douleur post-opératoire et la douleur de l'enfant. Concernant les infirmiers, il est stipulé : « la mise en œuvre de ceux-ci (les protocoles) peut, dans des conditions prédéterminées, être déclenchée à l'initiative de l'infirmier ».
- **Circulaire DHOS/E2 n° 2002-266 du 30 avril 2002** relative à la mise en œuvre du programme national de lutte contre la douleur 2002-2005 dans les établissements de santé. Résumé : « chaque établissement de santé organise la lutte contre la douleur. L'information des personnes hospitalisées est réalisée notamment par la remise du contrat d'engagement contre la douleur. Un comité pilote est constitué. Des actions d'information et de formation continue des personnels sont développées. Un centre national de ressources de la douleur est créé, le rôle du personnel infirmier est renforcé. »

Trois nouveaux axes prioritaires sont spécifiés dans cette circulaire :

– la douleur provoquée par les soins en chirurgie ;
– la douleur de l'enfant ;
– la prise en charge de la migraine.

En annexe à cette circulaire, un profil de poste infirmier chargé de l'amélioration de la prise en charge de la douleur est proposé.

Définition

L'IASP (*International Association for the Study of Pain*) définit la douleur ainsi :

« Une expérience sensorielle et émotionnelle désagréable associée à un dommage tissulaire présent ou potentiel, ou décrite en termes d'un tel dommage. » (Merskey 1979)

Mécanismes générateurs de la douleur

Généralités sur la neurophysiologie de la douleur

Les récepteurs de la douleur sont communément appelés nocicepteurs ou algorécepteurs. Ils constituent le signal d'alerte naturel de l'organisme qui mettra en place par la suite des mécanismes de défense contre l'agression dont il est l'objet.

Les algorécepteurs sont sensibles à l'agression thermique, chimique ainsi qu'aux phénomènes mécaniques. Il existe des nocicepteurs cutanés, musculaires, viscéraux…

Le message douloureux est par la suite transmis (voies afférentes) aux centres nerveux chargés de le traiter ; une réponse adaptée (motrice, sensitive, sensorielle, hormonale ou humorale) cheminera le long des fibres nerveuses efférentes.

Trois principaux mécanismes générateurs de la douleur sont à ce jour universellement reconnus, il s'agit :

- **Des douleurs par excès de stimulation nociceptive.**

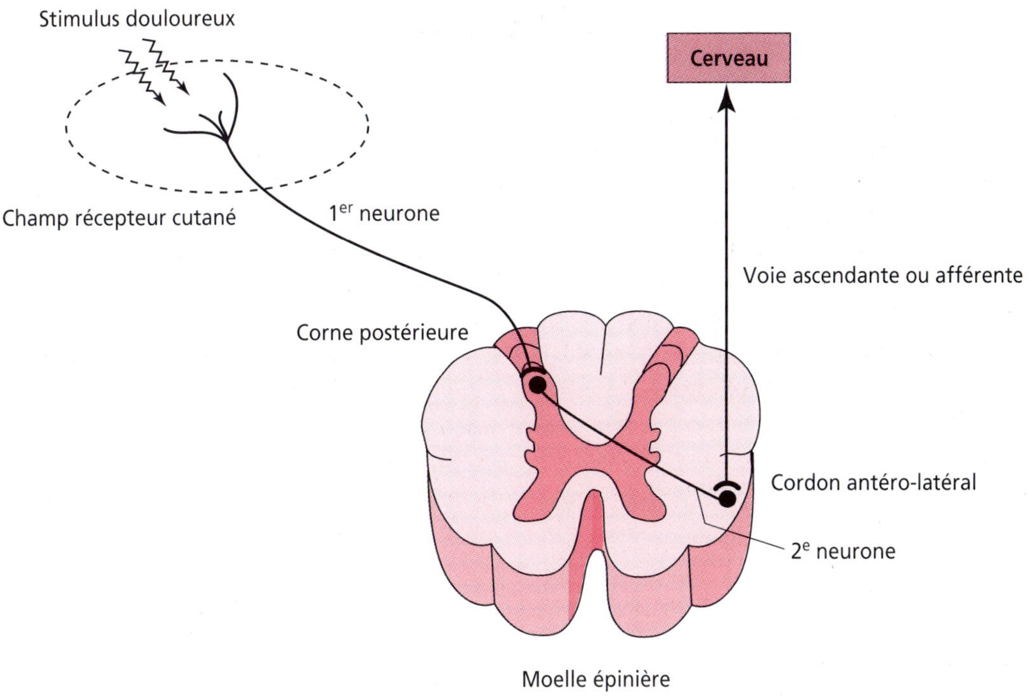

Fig. 15.1. Les voies de la nociception somatique.

- **Des douleurs neurogènes**[1], également nommées douleurs de désafférentation.
- **Des douleurs psychogènes**.

Douleurs par excès de stimulation nociceptive

Lors de processus inflammatoires, lésionnels…, les récepteurs périphériques de la douleur sont stimulés, dans le but d'alerter les mécanismes naturels de défense de l'organisme.

La douleur par excès de nociception correspond à une **sur-stimulation** des récepteurs périphériques qui transmettent aux centres de la douleur, plus haut situés, des influx en excès. Les centres de la douleur sont ainsi envahis de messages douloureux qu'ils ne pourront convenablement traiter. Le message douloureux persistera.

Douleurs de désafférentation

Il existe une lésion du système nerveux (central ou périphérique) à l'origine de la douleur neurogène.

Les fibres nerveuses lésées sont le siège d'une activité électrique anormale. Elles génèrent, émettent et transmettent des messages nociceptifs. Au sein du système nerveux central, les mécanismes inhibiteurs de la nociception sont altérés, l'intégration des messages est perturbée (douleurs sciatiques, traumatisme de la moelle). Le message douloureux est massif, continu et invalidant à long terme.

Dans certains cas, il y a persistance de la douleur sans rapport avec une simulation nociceptive (membre fantôme).

Douleurs psychogènes

Elles sont évoquées sur la base de la négativité du bilan clinique, le mécanisme générateur ne pourra être retenu que par élimination d'autres causes de douleur.

Les douleurs psychogènes reposent le plus souvent, au regard des connaissances actuelles de la science, sur une sémiologie psychopathologique positive évoquant la somatisation d'états anxieux, la dépression masquée, l'hypochondrie ou la conversion hystérique.

Classification de la douleur

La circulaire DGS/DH/DAS n° 99/84 du 11 février 1999 relative à la mise en place de protocoles de

1. Nous pouvons remarquer également une évolution lexicale concernant la douleur : en effet, il est fait état non pas « d'une douleur » mais de « la douleur », des « différentes douleurs », le terme souffrance est parfois utilisé. Ceci traduit une évolution notable de la manière dont notre société « regarde » la douleur de l'autre, la reconnaît, la prend en charge.

prise en charge de la douleur définit, en annexe I, la douleur comme suit :

▶ La douleur aiguë est une sensation vive et cuisante, qui s'inscrit dans un tableau clinique d'évolution rapide. Les exemples de douleur aiguë sont classiquement les douleurs post-opératoires, les douleurs viscérales, abdominales ou pelviennes, qui peuvent être des urgences chirurgicales ou qui peuvent simuler des tableaux d'urgences opératoires (elles sont alors dites pseudo-chirurgicales), les douleurs de fractures, les douleurs du travail en obstétrique, et toutes les douleurs aiguës secondaires à une pathologie médicale (neurologie, rhumatologie...).

▶ La douleur chronique est une douleur rebelle aux traitements antalgiques usuels qui évolue depuis au moins six mois. Les douleurs chroniques se répartissent en plusieurs catégories qui sont les douleurs cancéreuses provoquées par le cancer lui-même, les douleurs secondaires au cancer, d'origine iatrogène ou encore dues à une maladie concomitante, les douleurs liées à l'infection par le VIH, les douleurs chroniques non cancéreuses et les douleurs psychogènes.

Modèle pluridimensionnel de la douleur

Le message douloureux s'inscrit dans une histoire de vie au cours de laquelle des événements porteurs de souffrance marqueront la personne et constitueront, au fil du temps, sa manière de considérer, de vivre, de dire et d'exprimer sa douleur.

Le concept douleur possède quatre dimensions ou composantes.

Composante sensori-discriminitative

La composante sensori-discriminitative correspond aux mécanismes neurophysiologiques qui interviennent lors du processus douloureux.

Elle s'attache à la description la plus précise possible de la douleur vécue par le patient. Elle cherche à évaluer le type de douleur, son trajet, son intensité, sa durée. Elle s'intéresse aux voies de conduction mises en jeu. Cette composante demeure insuffisante pour évaluer la douleur.

Stimulus douloureux	récepteur → nociceptif	cerveau →	
Piqûre			réponse de l'organisme
Écrasement			
Étirement			
Déchirure	muscles		
Brûlure			
Modification			
du milieu intérieur	viscères		
Stimuli chimiques	peau		
etc.			

Afin de prendre en charge la douleur du patient, il est nécessaire de l'objectiver à la fois qualitativement et quantitativement (voir *Évaluation de la douleur*, page 126).

Composante affectivo-émotionnelle

La douleur occupe une place de choix parmi les perceptions du fait de sa **composante affective** particulière, qui fait partie intégrante de l'expérience douloureuse. Explorer cette composante consiste à évaluer les émotions mises en jeu, suscitées ou amplifiées par le phénomène douloureux. Voilà pourquoi il est nécessaire de resituer la douleur dans son contexte : quels événements sont survenus au même moment que la douleur ? Ont-ils un lien avec celle-ci ?

En oncologie pédiatrique, les infirmières constatent fréquemment une augmentation de l'intensité de la douleur de l'enfant lorsque les proches sont présents parce que ceux-ci transmettent leur anxiété et leur détresse (non verbal). L'impact des affects n'est pas négligeable sur le vécu douloureux.

La perception de la douleur est différente selon le moment ou les circonstances dans lesquelles elle survient. Selon le contexte, elle sera perçue comme :

– pénible → (sous-entendu supportable) :

ex. : une femme qui accouche, car le souvenir de l'enfant né sera prépondérant dans le vécu douloureux.

– désagréable → (sous-entendu : « je ne veux pas repasser par-là ») :

ex. : une femme qui ne désire pas de 2e enfant ou qui redoute les désagréments de l'accouchement.

– insupportable :

ex. : une femme qui raconte son accouchement comme une histoire douloureuse et difficile, voire terrible.

L'une des compétences du soignant réside dans sa capacité à écouter ce que l'autre dit de sa douleur,

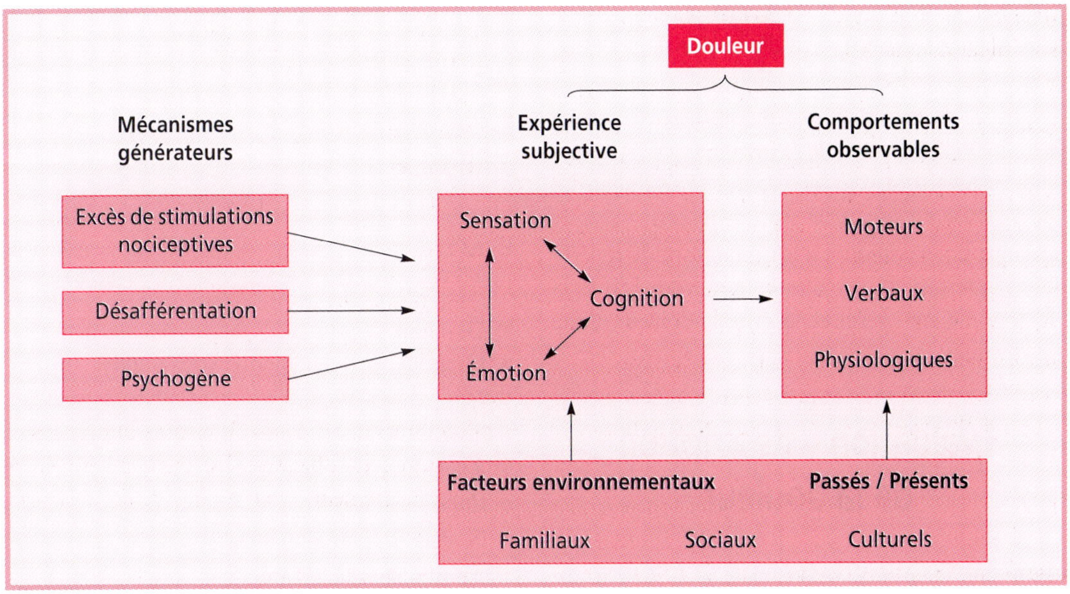

Fig. 15.2. Le modèle pluridimensionnel de la douleur (d'après Réseau Oncosud,* Les douleurs du cancer, *thésaurus douleur, 1999).

avec une grande tolérance et dans le respect du principe de non-jugement.

Une douleur insupportable peut favoriser la survenue d'une anxiété majeure, d'une dépression, d'un risque de passage à l'acte, d'une perte d'espoir avec désir de mort (demande d'euthanasie que lèvera souvent la suppression de la douleur).

Composante cognitive (pensée – réflexion)

L'ensemble des processus mentaux mis en jeu lors d'une expérience douloureuse influence notre perception de celle-ci :

Ex. : *« À la maison, on n'avait pas le droit de se plaindre, même si j'ai mal je parle de douleur pénible, je ne me plains pas. »*

Si je suis soignant, est-ce que je laisserai au patient le droit de se plaindre ?

Ex. : Mlle B. *a perdu sa mère quand elle était jeune (12 ans), au cours de sa dernière année d'études, elle perd son père. Elle s'effondre car cette perte ravive le souvenir douloureux de la perte antérieure.*

Ex. : *« J'ai vu papa souffrir d'un cancer à la gorge. J'en ai un, j'ai peur car je vais souffrir autant que lui, peut-être plus. » Il s'agit du phénomène d'anticipation, la personne exprimera de la douleur même s'il s'agit d'un acte de soin bénin.*

La manière dont chacun d'entre nous a conceptualisé et mémorisé la notion de douleur est déterminante quant à notre mode d'expression du vécu douloureux.

La culture judéo-chrétienne dont l'expression « tu enfanteras dans la douleur » est l'un des témoignages qui a durablement influencé notre comportement face à la douleur.

L'homme devait la subir, souffrir en silence puisqu'elle était naturelle et divine. Nombreux sont les soignants qui, aujourd'hui encore, fonctionnent selon ce modèle.

Composante comportementale

La composante comportementale englobe l'ensemble des manifestations **verbales et non verbales observables** chez la personne qui souffre (plaintes, mimiques, postures antalgiques, impossibilité de maintenir un comportement normal, etc.).

Ces manifestations peuvent apparaître comme **réactionnelles** à une douleur perçue.

Elles assurent aussi une fonction de communication avec l'entourage. Les apprentissages antérieurs, fonction de l'environnement familial et ethnoculturel, de standards sociaux liés à l'âge et même au sexe, sont susceptibles de modifier la réaction actuelle d'un individu. Les réactions de l'entourage (familial, professionnel, soignant) peuvent interférer avec le comportement du malade douloureux, contribuer à entretenir la douleur.

Ex. : Si je montre que je souffre, quelle sera l'attitude des autres ? La décision de la personne obéira donc à un « calcul » conscient ou inconscient de l'influence que la douleur pourra avoir sur ses proches.

Cela explique pourquoi il est important de repérer les manifestations verbales et non verbales de la douleur, de faire préciser, décrire la douleur, donc de l'évaluer.

Évaluation – description de la douleur

Évaluation qualitative de la douleur

Faire préciser à la personne :

- **La topographie de la douleur.**
- **Le type, la qualité.**
- **L'intensité.**
- **La durée.**
- **La fréquence de réapparition.**
- **Les circonstances déclenchantes.**
- **Les facteurs favorisant son augmentation ou son atténuation.**

Manifestations « objectives » de la douleur

Les comportements de diversion

- **Pleurs.**
- **Va-et-vient dans une pièce.**
- **Quête d'activités, de compagnie** (s'occuper, faire, parler +++).
- **Agitation, colère, irritation.**
- **Se plonger dans la lecture, TV, musique, regarder dehors** pour ne plus penser à la douleur.

Les comportements d'autodéfense

- **Modification du tonus musculaire :** flaccidité, rigidité.
- **Masque de douleur :** yeux ternes, paupières basses, air abattu.
- **Visage figé, peu expressif.**
- **Tics** (tressauts musculaires de la face), grimaces.
- **Postures antalgiques :** position fœtale, bras replié sur la poitrine, jambes fléchies (douleurs abdomino-pelviennes).

Les réactions du système nerveux autonome

Elles sont absentes dans la douleur chronique.

Dans la douleur aiguë :

▶ AU PLAN PHYSIOLOGIQUE

- **Hypersudation.**
- **Dyspnée** (FR augmentée ou grandes inspirations).
- **Accélération du pouls ou parfois bradycardie.**
- **Tension artérielle augmentée.**
- **Pupilles dilatées.**
- **Nausées, vomissements.**
- **Tremblements, tétanie.**
- **Vertiges, malaises.**

▶ AU PLAN PSYCHOLOGIQUE

- **Baisse de concentration ou d'attention.**
- **Altération de la perception du temps.**
- **Repli sur soi, peur, anxiété.**

Particularité de la douleur chronique

(voir tableau 15.2, p. 127)

- **Peur d'avoir mal,** que « ça revienne » ou que « ça augmente ».
- **Exaspération ou irritabilité.**
- **Difficulté à poursuivre des activités, voire abandon des activités.**
- **Anorexie avec perte de poids.**
- **Changements dans les habitudes du sommeil :** insomnie ou hypersomnie car quand on dort on n'a pas mal (d'où perte de repères temporels).
- **Retrait physique et social.**
- **Évitement des activités** car elles entraînent un surcroît de douleur.
- **Syndrome dépressif, perte d'espoir.**

Évaluation quantitative de la douleur

▶ LES ÉCHELLES VERBALES D'INTENSITÉ

On présente au malade un certain nombre de qualificatifs décrivant sa souffrance et on lui demande de faire le choix de l'un d'entre eux.

Ces échelles verbales simples ou relatives (voir tableaux 15.3 et 15.4) sont facilement compréhensibles par le malade. Elles améliorent la précision de l'évaluation de sa douleur.

Tableau 15.2. Comparaison des douleurs aiguës et chroniques.

	Douleur aiguë Symptôme	*Douleur chronique* Syndrome
Finalité biologique	Utile Protectrice	Inutile Destructrice
Mécanisme générateur	Unifactoriel	Plurifactoriel
Réactions somato-végétatives	Réactionnelles	Habituation ou entretien
Composante affective	Anxiété	Dépression
Comportement	Réactionnel	Appris
Modèle	Médical classique	Pluridimensionnel : somato-psycho-social
Objectif thérapeutique	Curatif	Réadaptatif

Une échelle de 0 à 5 donne un qualificatif aux douleurs ressenties (tableau 15.5).

Cette évaluation permet la combinaison de deux types de critères :

– des critères évolutifs précisant l'imagerie mentale liée à la douleur ;

– des critères affectivo-émotionnels correspondant au vécu douloureux et à la transformation de la douleur sensation en douleur émotion.

La combinaison de ces qualificatifs notés avec une lettre clé permet une multiplicité de cas de figure.

Ex. : *Névralgie du trijumeau :*

– *fulgurante 14c*
– *atroce 20c*
– *intermittente 15 a*
– *insupportable 17 c*

Douleurs de l'accouchement :

– *aiguës 2a*
– *étirement 3a*
– *épuisantes 13b*

▶ Depuis la prise de conscience de la nécessité de prendre la douleur en charge, des ÉCHELLES D'ÉVALUATION adaptées à l'âge ou au handicap sont désormais utilisées :

– évaluation comportementale de la douleur chez la personne âgée communicante, non communicante (issues de l'échelle Doloplus (voir page 134) ;

– échelle de Bourrhis, évaluation globale ;

– échelles de Karnovfsky et de l'OMS ;

– échelle QDSA évaluation multidimensionnelle de la douleur (voir tableau 15.6) ;

Tableau 15.3. Échelle verbale simple.

1	*2*	*3*
J'ai extrêmement mal J'ai très mal J'ai mal J'ai un peu mal Je n'ai pas mal	Je souffre atrocement Je souffre beaucoup Je souffre moyennement Je souffre un peu Je ne souffre pas	Douleur intolérable Douleur extrêmement forte Douleur très forte Douleur un peu forte Douleur moyenne Douleur supportable Douleur faible Douleur minime Aucune douleur

Tableau 15.4. Échelle verbale relative.

J'ai beaucoup plus mal
J'ai plus mal
J'ai aussi mal
J'ai moins mal
J'ai beaucoup moins mal

Tableau 15.5. Échelle de la douleur actuelle selon McGill Melzack.

0 – absence de douleur
1 – légère
2 – gênante
3 – pénible
4 – terrible
5 – atroce

Tableau 15.6. Adaptation française du « Mac Gill pain questionnary ».

	1	**2**	**3**	**4**	**5**
A	1 – fourmillante 2 – perçante 3 – poignardante 4 – perforante	1 – aiguë 2 – cisaillante 3 – lacérante	1 – étirement 2 – tiraillement 3 – torsion	1 – cuisante 2 – brûlante 3 – bouillante 4 – cautérisante	1 – démangeaison 2 – picotement 3 – piqûre 4 – irritation
	6	**7**	**8**	**9**	**10**
B	1 – pénétrante 2 – transperçante 3 – irradiante 4 – envahissante	1 – sensible 2 – tension 3 – rampante 4 – incisive	1 – nauséeuse 2 – suffocante	1 – crispante 2 – engourdissante 3 – comprimante 4 – arrachante	1 – froide 2 – gelure 3 – congélation
	11	**12**	**13**	**14**	**15**
C	1 – crampe 2 – serrante 3 – tenaillante 4 – envahissante	1 – continue 2 – sourde 3 – douloureuse 4 – pesante 5 – énervante	1 – énervante 2 – épuisante	1 – lancinante 2 – tressautante 3 – fulgurante	1 – intermittente 2 – tressaillante 3 – palpitante 4 – pulsatile 5 – battante 6 – martelante
	16	**17**	**18**	**19**	**20**
D	1 – angoissante 2 – effrayante 3 – terrifiante	1 – ennuyeuse 2 – gênante 3 – pénible 4 – intense 5 – supportable	1 – aveuglante 2 – déprimante	1 – éprouvante 2 – cruelle 3 – affreuse 4 – meurtrière	1 – agaçante 2 – contrariante 3 – atroce 4 – horrible 5 – torturante

A : critères cognitifs ; B : critères évaluatifs ; C : critères temporels ; D : critères affectivo-émotionnels.

– échelle HAD, évaluation anxio-dépressive succincte ;

– échelle de Beck, évaluation spécifique de la dépression due à la douleur ;

– échelle STAI, évaluation spécifique de l'anxiété ;

– échelle BPI, évaluation des répercussions de la douleur ;

– échelle EORTC, échelle de qualité de vie ;

– échelle de San Salvador, personnes handicapées mentales ;

– échelle douleur de l'enfant de l'institut Gustave Roussy (voir page 133) ;

– échelle EVA, échelle numérique : il s'agit d'une réglette allant de 0 à 10. Le 0 représente l'absence de douleur, le 10 la douleur maximale, insupportable. Le patient doit lui-même situer sa douleur sur cette échelle. L'IDE proposera l'évaluation EVA plusieurs fois par 24 h, pour évaluer l'efficacité des traitements prescrits (voir illustration ci-contre).

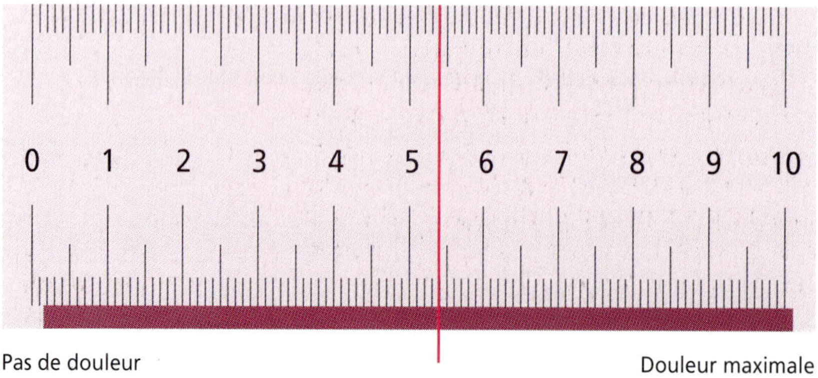

Pas de douleur

Douleur maximale imaginable

La relation soignant-soigné

Ne pas nier la douleur de l'autre.

Si l'on dit : « Oh ! ce n'est rien, ça va passer », cela équivaut à dire : « Votre douleur n'est pas légitime, vous vous plaignez pour un bobo. »

On le juge d'après sa propre perception de la douleur.

Il importe d'écouter ce que le patient dit, de le laisser s'exprimer jusqu'au bout.

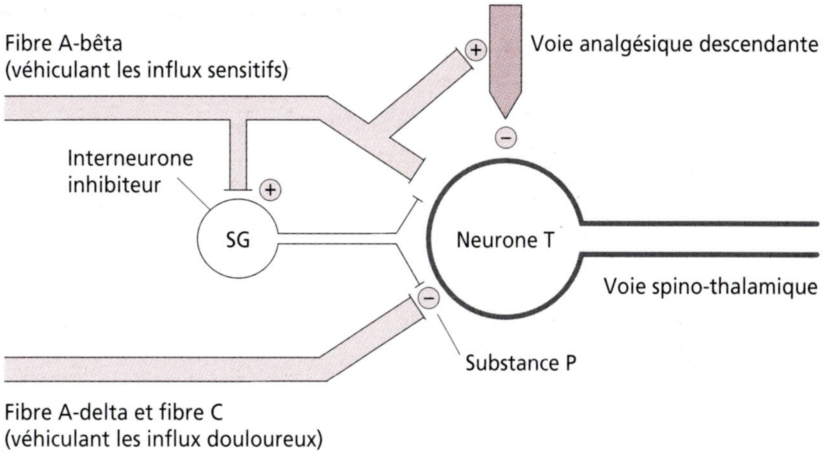

Fig. 15.3. Schéma illustrant la théorie du Gate Control.

La prise en charge de la douleur

La prise en charge de la douleur commence lorsque le soignant reconnaît la douleur du patient, l'évalue qualitativement et quantitativement. En outre, afin que la douleur soit prise en considération par l'équipe et fasse l'objet d'une réelle prise en charge, il faut que le soignant sache transmettre des informations significatives à ses collègues ; donc il doit avoir une bonne maîtrise de la physiopathologie et du registre lexical utilisable pour parler de la douleur.

▶ THÉORIE DU GATE CONTROL

En 1965, Melzack et Wall proposent la théorie suivante : « Gate Control Theory ».

Les fibres afférentes de gros diamètre A-bêta ont la prééminence sur les messages nociceptifs. Ces fibres régulent la sensibilité tactile et la proprioception. Elles inhibent la transmission des fibres de plus petit diamètre : les fibres A-delta et C. Par conséquent, un message tactile peut inhiber un message nociceptif (exemple : frotter la peau après une piqûre).

En pratique, le traitement par neurostimulation transcutanée peut donner de très bons résultats.

▶ CONTRÔLE SUPRASPINAL. Il existerait des voies descendantes inhibitrices de la nociception à partir de l'encéphale. Certains neurotransmetteurs, la sérotonine, la noradrénaline, les endomorphines-endorphines inhibent le message nociceptif.

En pratique, les traitements vont utiliser ces substances chimiques comme analgésiques-antalgiques.

▶ LES TRAITEMENTS ANTALGIQUES. Les traitements antalgiques ont fait l'objet d'une classification OMS ainsi que de recommandations relatives à leur prescription.

Pour plus de détails, on se reportera aux Cahiers 19 et 26 de la collection *Nouveaux Cahiers de l'Infirmière*.

Dans certaines formes de douleurs neurogènes, les antalgiques classiques sont inopérants. Le médecin aura alors recours à des spécialités généralement utilisées en psychiatrie : antiépileptiques, benzodiazépines, neuroleptiques…

▶ SURVEILLANCE DES TRAITEMENTS ANTALGIQUES. Sous traitement antalgique, l'évaluation de la douleur pourrait être réalisée à l'aide de grilles à critères. Cependant, l'observation clinique de la personne, l'évolution des signes ou des symptômes restent une priorité infirmière.

En conclusion, en quelques décennies, la prise en charge de la douleur a considérablement évolué. En dépit des recommandations ministérielles, certaines unités de soins tardent dans la mise en place de dispositifs d'évaluation et de traitements adaptés de la douleur. Des progrès restent à faire, notamment dans la prise en charge de la douleur provoquée par les soins, la douleur de la personne âgée ainsi que la douleur de l'enfant.

0 : pas de douleur	1 : douleur modérée	2 : douleur sévère
0 : bien éveillé	1 : somnolent	2 : comateux

NOM :		0 h	4 h	8 h	12 h	16 h	20 h	24 h	28 h	32 h	36 h	40 h	44 h	48 h	J 3	J 4
PRÉNOM : Âge :	HEURE															
DATE : ASA :																
INTERVENTION	ANALGÉSIE (0 - 1 - 2)															
TITRATION EN SALLE DE RÉVEIL :	FRÉQUENCE RESPIRATOIRE															
DÉLAIS EN HEURE APRÈS DERNIÈRE INJECTION DE MORPHINIQUE PER-OP :	SÉDATION (0 - 1 - 2)															
ANALGÉSIQUES REÇUS EN SALLE DE RÉVEIL AUTRES QUE MORPHINIQUES :	TENSION ARTÉRIELLE															
	NAUSÉES															
TYPE D'INFUSEUR : PCA PCA + INFUS. INFUSEUR	VOMISSEMENTS															
DOSE INITIALE :	PRURIT															
CHANGEMENT : DATE HEURE NOUVELLE DOSE	RÉTENTION URINAIRE															
	DIVERS															
IMPRESSION JOURNALIÈRE SUR SYSTÈME ABBOTT :																

Fig. 15.4. Analgésie post-opératoire – feuille de surveillance (Centre hospitalier Eaubonne-Montmorency).

Somnolence	0 = Absence 1 = Sieste inhabituelle 2 = S'éveille dès qu'on parle 3 = S'endort même quand on lui parle 4 = Dort tout le temps	**Tremblements**	0 = Absence 1 = Observés mais pas par le malade 2 = Signalés par le malade 3 = Persistants malgré un traitement 4 = Persistants malgré deux traitements
Nausées et vomissements	0 = Absence 1 = Rares, tolérées 2 = Fréquents, nécessitent un traitement 3 = Résistent au traitement 4 = Vomissements incoercibles	**Bouche sèche**	0 = Absence 1 = Gêne le patient 2 = Muqueuses sèches 3 = Langue et lêvre rôties
Constipation	0 = Absence 1 = 1 selle/2-3 jours 2 = 1 selle/4-5 jours 3 = 1 selle par semaine 4 = Pas de selles depuis plus d'une semaine	**Rétention urinaire**	0 = Absence 1 = Difficulté signalée 2 = Mictions difficiles 3 = Rétention aiguë d'urine ≥ 12 heures
Prurit	0 = Absence 1 = Observé non mentionné par le malade 2 = Signalé par le malade 3 = Intolérable	**Sueurs**	0 = Absence 1 = Légères 2 = Gênantes pour le patient 3 = Obligent à changer le linge
Dysphorie	0 = Absence 1 = Rêves inhabituels 2 = Cauchemars 3 = Hallucinations	**Troubles de la vue**	0 = Absence 1 = Signalés 2 = Empêchent la lecture 3 = Empêchent une activité suivie
		Vertiges	0 = Absence 1 = Rares 2 = Empêchent les activités 3 = Permanents même sans activité

Fig. 15.5. Échelle de surveillance des effets secondaires des morphiniques.

Bibliographie

ANAES. — *Évaluation et stratégies de prise en charge de la douleur aiguë en ambulatoire chez l'enfant de 1 mois à 15 ans ; recommandations professionnelles*, mars 2000.

BALAGNY E., CHAVIN M., LIENHART A., LOUBIÈRE M. — *La douleur aiguë post-opératoire*. Arnette Blackwell. Extrait de la XVIIIe réunion de perfectionnement des infirmières et infirmiers anesthésistes.

BASZANGER I. — *Douleur et médecine, la fin d'un oubli*. Seuil, 1995.

BOLTANSKI L. — *La souffrance à distance : morale humanitaire, médias et politique*. Métaillé, 1993.

FERRAGUT E. — *La dimension de la souffrance chez le malade douloureux chronique*. Masson, 1995.

FERRAGUT E. — *La dimension de la souffrance chez le malade en réanimation et post-opératoire*. Masson, 1995.

HACPILLE L., SALAMAGNE M.-H. — *La douleur cancéreuse et son traitement : approche globale et soins palliatifs*. Frison-Roche, 1995.

INSTITUT UPSA DE LA DOULEUR. — L'infirmière et la douleur. 2000.

LE BRETON D. — *Anthropologie de la douleur*. Métaillé, 1995.

QUENEAU P., OSTERMANN G. — *Le médecin, le patient et sa douleur*. Masson, 1994.

REY R. — *Histoire de la douleur*. La découverte, 1993.

Annexes

ÉCHELLE D.E.G.R.® Enfants de 2 à 6 ans

Choisir pour CHAQUE ITEM, en la cerclant, la cotation correspondant au mieux à l'état de l'enfant durant les QUATRE DERNIÈRES HEURES, en ce qui concerne le signe recherché, selon le modèle général suivant :

0 : Absence du signe
1 : Doute sur la présence du signe observé
2 : Signe présent mais discret
3 : Signe évident
4 : Massif.

En cas de variation durant cette période, tenir compte de l'intensité maximale des signes.

Responsable : A. GAUVAIN-PIQUARD
Unité de Psychiatrie et d'Oncopsychologie
Institut Gustave-Roussy - Rue Camille Desmoulins - 94805 VILLEJUIF Cedex FRANCE

INTERPRÉTATION :

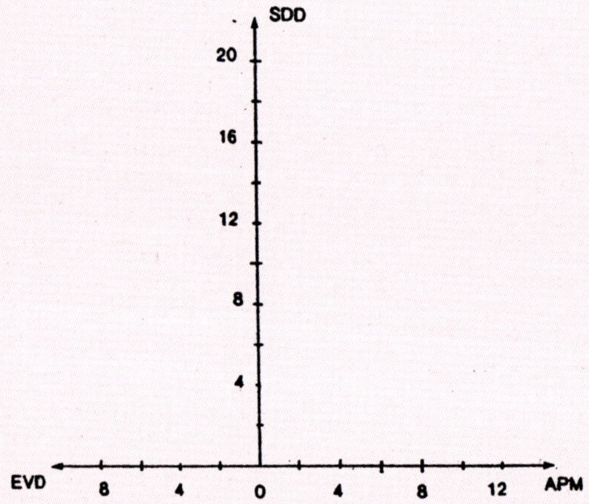

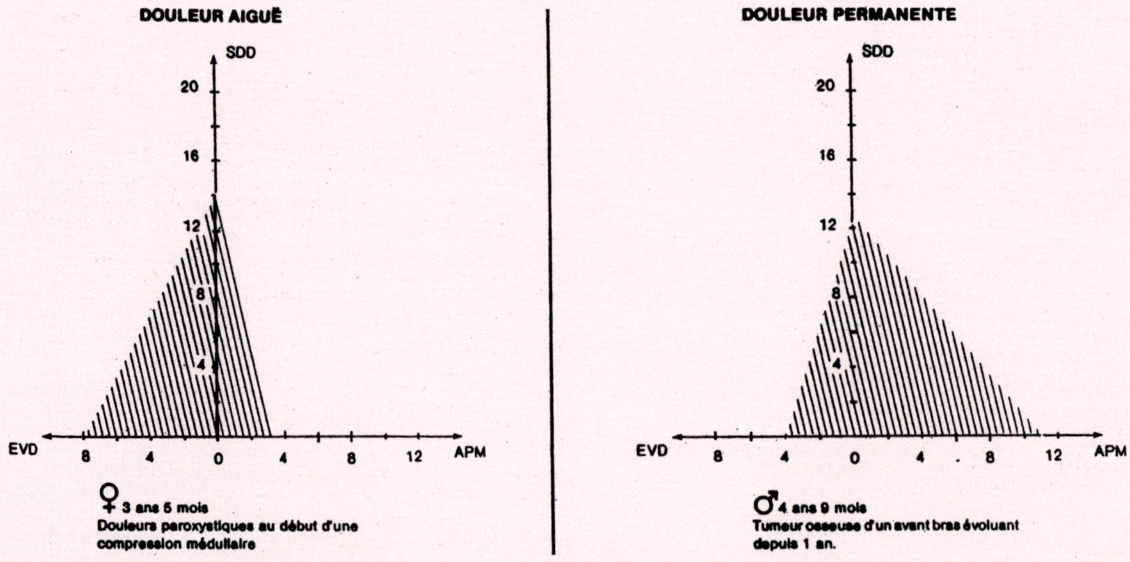

Fig. 15.6. Échelle DEGR, enfants de 2 à 6 ans.

ÉTIQUETTE

ÉCHELLE DOULEUR ENFANT GUSTAVE ROUSSY® 1989

Date : .... Nom de l'examinateur : ....

ITEM 1 : POSITION ANTALGIQUE AU REPOS
Spontanément, l'enfant évite une position ou bien s'installe dans une posture particulière, malgré une certaine gêne, pour soulager la tension d'une zone douloureuse. A évaluer lorsque l'enfant est SANS ACTIVITÉ PHYSIQUE, allongé ou assis. A NE PAS CONFONDRE avec l'attitude antalgique dans le mouvement.
COTATION :
0 : *Absence de position antalgique : l'enfant peut se mettre n'importe comment.*
1 : *L'enfant semble éviter certaines positions.*
2 : *L'enfant ÉVITE certaines positions mais n'en paraît pas gêné.*
3 : *L'enfant CHOISIT une position antalgique évidente, qui lui apporte un certain soulagement.*
4 : *L'enfant recherche sans succès une position antalgique et n'arrive pas à être bien installé.*

ITEM 2 : MANQUE D'EXPRESSIVITÉ
Concerne la capacité de l'enfant à ressentir et à exprimer sentiments et émotions, par son visage, son regard et les inflexions de sa voix. A étudier alors que l'enfant aurait des raisons de s'animer (jeux, repas, discussion).
COTATION :
0 : *L'enfant est vif, dynamique, avec un visage animé.*
1 : *L'enfant paraît un peu terne, éteint.*
2 : *Au moins un des signes suivants :*
- traits du visage peu expressifs, regard morne, voix marmonnée et monotone, débit verbal lent.
3 : *Plusieurs des signes ci-dessus sont nets.*
4 : *Visage figé, comme agrandi. Regard vide. Parle avec effort.*

ITEM 3 : PROTECTION SPONTANÉE DES ZONES DOULOUREUSES
En permanence l'enfant est attentif à éviter un contact sur la zone douloureuse.
COTATION :
0 : *L'enfant ne montre aucun souci de se protéger.*
1 : *L'enfant évite les heurts violents.*
2 : *L'enfant protège son corps, en évitant et en écartant ce qui pourrait le toucher.*
3 : *L'enfant se préoccupe visiblement de limiter tout attouchement d'une région de son corps.*
4 : *Toute l'attention de l'enfant est requise pour protéger la zone atteinte.*

ITEM 4 : PLAINTES SOMATIQUES
Cet item concerne la façon dont l'enfant a dit qu'il avait mal, spontanément ou à l'interrogatoire, pendant le temps d'observation.
COTATION :
0 : *Pas de plainte : l'enfant n'a pas dit qu'il a mal.*
1 : *Plaintes «neutres» :*
. sans expression affective (dit en passant «j'ai mal...»),
. et sans effort pour le dire (ne se dérange pas exprès).
2 : *Au moins un des signes suivants :*
. a suscité la question «qu'est-ce que tu as, tu as mal ?».
. Voix geignarde pour dire qu'il a mal.
. Mimique expressive accompagnant la plainte.
3 : *En plus de la COTATION 2, l'enfant :*
. a attiré l'attention pour dire qu'il a mal,
. a demandé un médicament.
4 : *C'est au milieu de gémissements, sanglots ou supplications que l'enfant dit qu'il a mal.*

ITEM 5 : ATTITUDE ANTALGIQUE DANS LE MOUVEMENT
Spontanément, l'enfant évite la mobilisation, ou l'utilisation d'une partie de son corps. A rechercher au cours d'ENCHAÎNEMENTS DE MOUVEMENTS (ex. : la marche) éventuellement sollicités. A NE PAS CONFONDRE avec la lenteur et rareté des mouvements.
COTATION :
0 : *L'enfant ne présente aucune gêne à bouger tout son corps. Ses mouvements sont souples et aisés.*
1 : *L'enfant montre une gêne, un manque de naturel dans certains de ses mouvements.*
2 : *L'enfant prend des précautions pour certains gestes.*
3 : *L'enfant évite nettement de faire certains gestes, il se mobilise avec prudence et attention.*
4 : *L'enfant doit être aidé, pour lui éviter des mouvements trop pénibles.*

ITEM 6 : DÉSINTÉRÊT POUR LE MONDE EXTÉRIEUR
Concerne l'énergie disponible pour entrer en relation avec le monde environnant.
COTATION :
0 : *L'enfant est plein d'énergie, s'intéresse à son environnement, peut fixer son attention et est capable de se distraire.*
1 : *L'enfant s'intéresse à son environnement, mais sans enthousiasme.*
2 : *L'enfant s'ennuie facilement, mais peut être stimulé.*
3 : *L'enfant se traîne, incapable de jouer, il regarde passivement.*
4 : *L'enfant est apathique et indifférent à tout.*

ITEM 7 : CONTRÔLE EXERCÉ PAR L'ENFANT QUAND ON LE MOBILISE (mobilisation passive)
L'enfant que l'on doit remuer pour une raison banale (bain, repas) surveille le geste, donne un conseil, arrête la main ou la tient.
COTATION :
0 : *L'enfant se laisse mobiliser sans y accorder d'attention particulière.*
1 : *L'enfant a un regard attentif quand on le mobilise.*
2 : *En plus de la COTATION 1, l'enfant montre qu'il faut faire attention en le remuant.*
3 : *En plus de la COTATION 2, l'enfant retient de la main ou guide les gestes du soignant.*
4 : *L'enfant s'oppose à toute initiative du soignant ou obtient qu'aucun geste ne soit fait sans son accord.*

ITEM 8 : LOCALISATION DE ZONES DOULOUREUSES PAR L'ENFANT
Spontanément ou à l'interrogatoire, l'enfant localise sa douleur.
COTATION :
0 : *Pas de localisation : à aucun moment, l'enfant ne désigne une partie de son corps comme gênante.*
1 : *L'enfant signale, UNIQUEMENT VERBALEMENT, une sensation pénible dans une région VAGUE sans autre précision.*
2 : *En plus de la COTATION 1, l'enfant montre avec un geste vague cette région.*
3 : *L'enfant désigne avec la main une région douloureuse précise.*
4 : *En plus de la COTATION 3, l'enfant décrit, d'une manière assurée et précise, le siège de sa douleur.*

ITEM 9 : RÉACTIONS A L'EXAMEN DES ZONES DOULOUREUSES
L'examen de la zone douloureuse déclenche chez l'enfant un mouvement de défense, ou de retrait, et des réactions émotionnelles. Ne noter que les réactions provoquées par l'examen, et NON CELLES PRÉ-EXISTANTES A L'EXAMEN.
COTATION :
0 : *Aucune réaction déclenchée par l'examen.*
1 : *L'enfant manifeste, juste au moment où on l'examine, une certaine réticence.*
2 : *Lors de l'examen, on note au moins un de ces signes : raideur de la zone examinée, crispation du visage, pleurs brusques, blocage respiratoire.*
3 : *En plus de la COTATION 2, l'enfant change de couleur, transpire, geint ou cherche à arrêter l'examen.*
4 : *L'examen de la région douloureuse est quasiment impossible, en raison des réactions de l'enfant.*

ITEM 10 : LENTEUR ET RARETÉ DES MOUVEMENTS
Les mouvements de l'enfant sont lents, peu amples et un peu rigides, même à distance de la zone douloureuse. Le tronc et les grosses articulations sont particulièrement immobiles. A comparer avec l'activité gestuelle habituelle d'un enfant de cet âge.
COTATION :
0 : *Les mouvements de l'enfant sont larges, vifs, rapides, variés, et lui apportent un certain plaisir.*
1 : *L'enfant est un peu lent, et bouge sans entrain.*
2 : *Un des signes suivants :*
- latence du geste,
- mouvements restreints,
- gestes lents,
- initiatives motrices rares.
3 : *Plusieurs des signes ci-dessus sont nets.*
4 : *L'enfant est comme figé, alors que rien ne l'empêche de bouger.*

Signes Directs de Douleur : *1 + 3 + 5 + 7 + 9 =* └─┴─┘
Expression Volontaire de Douleur : *4 + 8 =* └─┴─┘
Atonie Psycho Motrice : *2 + 6 + 10 =* └─┴─┘

COPIE REPRO 1990

Fig. 15.7. Échelle douleur enfant, Institut Gustave Roussy.

NOM : Prénom : Service :

DOLOPLUS-2

ÉVALUATION COMPORTEMENTALE DE LA DOULEUR CHEZ LA PERSONNE ÂGÉE (Échelle DOLOPLUS-2)

Observation comportementale		Dates			
Retentissement somatique					
1. Plaintes somatiques	• pas de plainte • plaintes uniquement à la sollicitation • plaintes spontanées occasionnelles • plaintes spontanées continues	0 1 2 3	0 1 2 3	0 1 2 3	0 1 2 3
2. Positions antalgiques au repos	• pas de position antalgique • le sujet évite certaines positions de façon occasionnelle • position antalgique permanente et efficace • position antalgique permanente inefficace	0 1 2 3	0 1 2 3	0 1 2 3	0 1 2 3
3. Protection de zones douloureuses	• pas de protection • protection à la sollicitation n'empêchant pas la poursuite de l'examen ou des soins • protection à la sollicitation empêchant tout examen ou soins • protection au repos, en l'absence de toute sollicitation	0 1 2 3	0 1 2 3	0 1 2 3	0 1 2 3
4. Mimique	• mimique habituelle • mimique semblant exprimer la douleur à la sollicitation • mimique semblant exprimer la douleur en l'absence de toute sollicitation • mimique inexpressive en permanence et de manière inhabituelle (atone, figée, regard vide)	0 1 2 3	0 1 2 3	0 1 2 3	0 1 2 3
5. Sommeil	• sommeil habituel • difficultés d'endormissement • réveils fréquents (agitation motrice) • insomnie avec retentissement sur les phases d'éveil	0 1 2 3	0 1 2 3	0 1 2 3	0 1 2 3
Retentissement psychomoteur					
6. Toilette et/ou habillage	• possibilités habituelles inchangées • possibilités habituelles peu diminuées (précautionneux mais complet) • possibilités habituelles très diminuées, toilette et/ou habillage étant difficiles et partiels • toilette et/ou habillage impossibles, le malade exprimant son opposition à toute tentative	0 1 2 3	0 1 2 3	0 1 2 3	0 1 2 3
7. Mouvements	• possibilités habituelles inchangées • possibilités habituelles actives limitées (le malade évite certains mouvements, diminue son périmètre de marche, ...) • possibilités habituelles actives et passives limitées (même aidé, le malade diminue ses mouvements) • mouvement impossible, toute mobilisation entraînant une opposition	0 1 2 3	0 1 2 3	0 1 2 3	0 1 2 3
Retentissement psychosocial					
8. Communication	• inchangée • intensifiée (la personne attire l'attention de manière inhabituelle) • diminuée (la personne s'isole) • absence ou refus de toute communication	0 1 2 3	0 1 2 3	0 1 2 3	0 1 2 3
9. Vie sociale	• participation habituelle aux différentes activités (repas, animations, ateliers thérapeutiques, ...) • participation aux différentes activités uniquement à la sollicitation • refus partiel de participation aux différentes activités • refus de toute vie sociale	0 1 2 3	0 1 2 3	0 1 2 3	0 1 2 3
10. Troubles du comportement	• comportement habituel • troubles du comportement à la sollicitation et itératif • troubles du comportement à la sollicitation et permanent • troubles du comportement permanent (en dehors de toute sollicitation)	0 1 2 3	0 1 2 3	0 1 2 3	0 1 2 3
	SCORE				

Fig. 15.8. Échelle DOLOPLUS.

Démarche de soins

16

Introduction

Afin d'optimiser les soins, l'infirmier(e) doit se doter de méthodes et d'outils qui lui permettent une bonne connaissance de la personne soignée ainsi qu'un évaluation rigoureuse de son état de santé.

Évaluer l'état de santé d'une personne consiste à identifier ce qui est susceptible de perturber la santé. Pour cela, il y a nécessité de transformer des données abstraites (état de santé, maladie, besoins de soins...) en paramètres concrets et objectivables, en signes sur lesquels il est possible d'agir.

La démarche de soins encourage l'identification des besoins spécifiques d'une personne et aide à l'ajustement des soins, en tenant compte des ressources personnelles et des capacités d'indépendance de la personne. C'est une approche globale de santé centrée sur la personne, sa situation de vie, non sur la maladie. À ce titre, elle est complémentaire de la démarche médicale.

Définition

▶ La démarche de soins est une méthode organisée, centrée sur les réactions particulières d'une personne (ou d'un groupe), dans le but de produire un jugement clinique sur l'état de santé de la personne afin de prendre des décisions relatives aux soins à donner.

▶ La démarche de soins est un processus (on emploie indifféremment démarche de soins ou processus de soins) dynamique, composé d'étapes qui s'étendent du recueil d'informations nécessaires à la connaissance de la personne et de son état de santé jusqu'à l'évaluation des soins prodigués.

L'infirmier(e) devra de ce fait développer et utiliser des compétences perceptuelles et cognitives pour réaliser une démarche de soins cohérente, ce qui, à terme, la conduira à dispenser des soins « réfléchis ».

Dans une démarche de soins, l'infirmier(e) évalue l'état de santé, puis élabore une stratégie pour résoudre le problème posé.

Différentes étapes de la démarche de soins

▶ En pratique, le processus démarche de soins peut être décomposé en deux grandes étapes :

- **L'évaluation de l'état de santé d'une personne** au terme de laquelle l'infirmier(e) produit un jugement clinique et identifie ou non un problème de santé. Le problème sera alors décrit sous la forme d'un diagnostic infirmier. Cette première étape est une analyse de situation.
- **L'élaboration d'une stratégie** visant à lever l'obstacle qui limite ou compromet la santé. L'infirmier(e), en accord avec la personne soignée, définit des objectifs de soins, détermine les actions à entreprendre, les planifie, les met en œuvre puis en évalue les résultats. Cette seconde étape est assimilable à une résolution de problème.

Afin d'illustrer ce qu'est concrètement une démarche de soins, nous allons reprendre ces étapes successivement.

Analyse de situation

Pour connaître la situation de santé d'une personne ou d'un groupe de personnes, l'infirmier(e) doit prendre en compte ou clarifier, au préalable, certaines données.

Préalables à l'analyse de situation

Contexte de la situation

Le contexte de la situation se compose d'un ensemble de paramètres qui précisent le cadre de référence de la situation à analyser. Il s'agit de :

- **L'ensemble des valeurs morales et spirituelles, culturelles sociales et économiques** qui influencent la santé d'un groupe culturel déterminé.
- **L'état des croyances populaires** en matière de santé.
- **Les aspirations individuelles et collectives** en matière de santé.
- **Le mode d'organisation sociale et les ressources institutionnelles** en matière de santé.
- **L'ensemble des lois régissant la dispense de soins** dans une société donnée.
- **L'état de santé global d'une population :** l'analyse de la situation sera différente selon que l'on se situe dans un contexte de crise économique, de catastrophe, d'épidémie, ou de guerre.
- **La perception et les représentations** que la personne ou le groupe ont de leur propre état de santé.

Identifier la situation à analyser

Toutes les situations peuvent faire l'objet d'une analyse. Cependant, dans le contexte des soins, l'infirmier(e) réalise l'analyse d'une situation complexe et pour laquelle la réponse à apporter n'est pas uniquement de type matériel ou organisationnel. Au quotidien, les situations complexes sont celles qui concernent des personnes et les rôles joués par celles-ci.

▶ AFIN D'IDENTIFIER LA SITUATION À ANALYSER, l'infirmier(e) devra s'interroger sur :

- **Les personnes concernées par la situation** (individu, groupe, collectivité).
- **Le lieu de la situation :** s'agit-il d'une situation de santé en milieu urbain, rural, scolaire, hospitalier, à domicile ?
- **Le moment et les circonstances** dans lesquels la situation se produit.

▶ L'INFIRMIER(E) SE DOIT D'ÉVALUER LE TEMPS DONT IL/ELLE DISPOSE POUR ANALYSER UNE SITUATION DE SANTÉ. En effet, elle ne procédera pas de la même manière selon qu'il s'agit :

- **D'une situation d'urgence** (avec mise en jeu du pronostic vital).
- **D'une personne souffrant d'une maladie chronique.**
- **D'une hospitalisation programmée** en vue d'une intervention...

Toutefois, même si une situation paraît simple *a priori*, son analyse mérite sérieux, rigueur et objectivité.

Préciser les concepts

Le processus de soins vise à reformuler un ensemble de données abstraites, difficiles à appréhender, en données utilisables pour la pratique infirmière.

Par exemple, si une personne dit : « J'ai mal, je souffre c'est intolérable », l'infirmier(e) ne peut agir efficacement que si il/elle invite cette personne à préciser et décrire ce dont elle se plaint. La transformation de la plainte initiale en données concrètes et objectivables précise l'état de santé et permet l'action.

▶ AVANT TOUTE ANALYSE, L'INFIRMIER(E) DOIT PRÉCISER SON CADRE CONCEPTUEL DE RÉFÉRENCE, c'est-à-dire, spécifier ce que les termes « homme », « santé », « maladie », « soins », signifient pour lui/elle.

Préciser le cadre conceptuel permet généralement de se référer à un modèle conceptuel en soins infirmiers déjà existant. L'infirmier(e) choisira le modèle conceptuel correspondant à sa philosophie des soins infirmiers. Il existe différents modèles conceptuels. Ils ont été développés dans divers pays, en fonction de la conception que les soignants ont de l'homme et de son potentiel de santé, de la nature des soins prodigués et des interactions client-soignant, du but des soins définis en termes d'efficacité ou de résultats.

Tous ces modèles conceptuels facilitent le processus d'analyse, tous ont pour objectif d'aider la personne à atteindre un meilleur état de santé.

Analyser la situation

La méthodologie utilisée est de type hypothético-déductif : à partir d'un certain nombre d'informations, l'infirmière analyse les données relatives à un état de santé, élabore des hypothèses, vérifie les hypothèses posées, retient celles qui s'avèrent les plus pertinentes de manière à produire un jugement clinique qui traduise l'état de santé de la personne.

Les différentes étapes de l'analyse de situation :

1. regrouper les données;
2. analyser les données;
3. identifier un problème de santé;
4. produire un jugement clinique.

Regroupement des données

Le regroupement des données répond à la question : « Quelles informations sont nécessaires pour mesurer l'état de santé d'une personne et comment s'y prendre pour recueillir ces informations ? »

▶ LES DONNÉES À REGROUPER peuvent être recherchées selon 3 modalités :

- **L'examen des documents existants :** dossier médical, dossier infirmier, lettre, fiche de liaison, fiche de transfert... Ces informations écrites servent de données de base pour l'analyse de situation. Les rechercher évite que la personne n'ait à livrer des informations déjà confiées au médecin, à la surveillante, à une autre infirmier(e). Ceci permet en outre de limiter les étapes ultérieures du regroupement des données.
- **L'ensemble des informations recueillies par l'infirmier(e) lors de l'entretien d'accueil** ou lors d'autres entretiens.
- **L'ensemble des informations recueillies par l'infirmier(e) lors d'un examen clinique** (ceci suppose une maîtrise de l'observation ainsi que de solides connaissances en pathologie).

Cette étape est capitale dans le processus de soin. En effet, comment estimer l'état de santé d'une personne si l'on ne dispose pas d'éléments précis pour le décrire ?

Choix d'un modèle conceptuel

L'infirmier(e) sera capable de recueillir un ensemble pertinent de données à la condition qu'elle sache quelles informations recueillir et de quelle manière, d'où l'utilité pour lui/elle de choisir un modèle conceptuel en soins infirmiers qui lui serve de guide méthodologique.

Le modèle conceptuel permet le repérage des informations qui « prennent sens » dans la situation de santé à évaluer. Il constitue une trame de travail fiable, objective, reproductible, exhaustive.

Le choix d'un modèle conceptuel pour évaluer l'état de santé d'une personne :

- permet d'identifier les données à recueillir;
- donne une structure qui guide et facilite l'organisation initiale des données;
- propose un schéma d'analyse des données.

Le choix d'un modèle dépend de la conception de l'homme sous-tendue par ce modèle et qui correspond à la philosophie des soins de l'infirmier(e).

L'exemple suivant se propose de montrer la rigueur méthodologique du recueil des données à travers deux modèles conceptuels distincts : le modèle conceptuel de Virginia Henderson (voir pages 44-45) et celui de Marjory Gordon.

Le modèle conceptuel de Virginia Henderson décrit 14 besoins fondamentaux à l'être humain; celui de Marjory Gordon décrit 11 fonctions de santé à explorer chez la personne.

Si l'infirmier(e) désire explorer les habitudes alimentaires de la personne, voici le modèle de questionnement proposé par chacun des deux modèles (tableau 16.1).

Ces deux modèles de questionnement montrent bien que les habitudes alimentaires sont explorées sous tous leurs aspects. Les données recueillies devront, cependant, être recoupées avec d'autres besoins (éliminer, se mouvoir et maintenir une bonne posture...) ou d'autres fonctions (perception et gestion de la santé, activité et exercice...) pour dresser un état global des habitudes alimentaires de la personne.

Tous les modèles doivent garantir une fidélité quant à l'information recueillie. Le choix de l'un ou l'autre modèle doit en définitive permettre la même estimation de l'état de santé de la personne.

Tableau 16.1. Modèle de questionnement.

Modèle de V. Henderson *Besoin exploré : boire et manger*	**Modèle de M. Gordon** *Fonction explorée : nutrition et métabolisme*
1. ***Aspect biologique :*** *Appareil digestif :* – dentition, mastication, déglutition ; – intégrité de l'appareil digestif, difficultés ; – qualité de la digestion. *Alimentation, hydratation :* – appétence ; – régime diététique ; – goûts alimentaires pour les solides et les liquides ; – habitudes dans la prise des repas ; – alimentation naturelle, par sonde ; – taille, poids. 2. ***Aspect psychologique :*** Sens de la nourriture : ressenti par rapport à l'alimentation (satiété, faim, plénitude). *Influence des émotions :* – acceptation, refus des contraintes alimentaires ; – incidence de l'anxiété sur l'alimentation ou les boissons. 3. ***Aspect socioculturel :*** Habitudes culturelles pour se nourrir ou s'hydrater. Influence de croyances religieuses. Symbolique personnelle de l'action de s'alimenter, de la nourriture, des boissons.	1. *Description des prises alimentaires :* quoi, quand, où, temps accordé au repas, délai entre les repas. 2. *Boissons :* type, quantités, à quels moments de la journée, variations. 3. *Poids actuel et taille*, perte ou gain de poids en quelles occasions. 4. *Appétit.* 5. *Digestion :* qualité, difficultés ressenties. 6. *État dentaire* : problèmes, observation des prises alimentaires et des boissons d'une journée. 7. *État cutané* : sécheresse, lésions, qualité de la cicatrisation. 8. *Examen clinique :* – pesée, toise ; – examen de la muqueuse buccale ; – examen de la denture ; – examen de la peau, coloration des téguments ; – prise de la température.

▶ L'EXPLORATION DES HABITUDES ALIMENTAIRES, à l'aide de ces modèles, montre également que le recueil de données comporte des informations de deux natures :

- **Des données subjectives :** ce que la personne exprime à propos de son alimentation.
- **Des données objectives :** ce qu'il est possible de constater ou de mesurer concernant l'alimentation, en observant, en examinant, en comparant.

Regrouper les données signifie :
- inventorier ;
- rassembler ;
- recouper.

À l'aide de :
- l'analyse de documents ;
- l'observation ;
- l'examen clinique ;
- le choix d'un modèle conceptuel ;
- l'entretien de recueil d'informations.

Analyser les données

Parmi l'ensemble des données regroupées, l'analyse consiste à vérifier si :

- **La personne exprime elle-même** une difficulté susceptible de perturber ou modifier son état de santé.
- **Les informations recueillies** attestent d'un état de santé satisfaisant en regard de normes ou de standards de santé (les critères de santé en vigueur sont en principe conformes aux données de santé publique).

▶ DANS LA PRATIQUE, l'infirmier(e) relie les paramètres qui présentent des caractères complémentaires, compare les informations recueillies à une base de données, constate la présence ou l'absence d'un problème de santé. Le processus d'analyse se poursuivra tout au long de la démarche, jusqu'à la formulation d'un jugement clinique.

Identifier un problème de santé

Au cours du regroupement d'informations, l'infirmier(e) est amené(e) à identifier des signes cliniques physiologiques, physiopathologiques ou comportementaux qui peuvent relever soit de la compétence médicale, soit de la compétence infirmière, soit des deux.

Exemple : Mme B., 87 ans, vit en maison de retraite. Le recueil d'informations réalisé auprès de cette personne conduit l'infirmier(e) à analyser les données suivantes. Trois situations vont être décrites pour l'exemple (tableau 16.2).

Tableau 16.2. Exemple de trois situations.

Situation I	*Situation II*	*Situation III*
Mme B	**Mme B se plaint de :**	**Mme B présente :**
Va à la selle régulièrement.	– tendance à la constipation; – ballonnements intestinaux; – difficultés à aller à la selle;	– un volumineux météorisme abdominal; – des nausées; – une température à 38,4 °C;
Tous les deux jours	– absence de selles depuis 4 jours; – une température à 37,6 °C; – les apports liquidiens équivalent à 600 mL/24 h; – absence d'exercice physique.	– une absence de selles depuis 8 jours; – une légère confusion mentale; – Mme B refuse de boire et manger.
Analyse I : les données recueillies sont conformes à des normes.	***Analyse II*** : les données recueillies s'écartent des normes.	***Analyse III*** : les données recueillies font appel à un autre corpus de données (physiopathologie).
Synthèse au regard de l'élimination : Mme B présente un bon état de santé.	Synthèse au regard de l'hygiène de vie/ l'élimination : Mme B présente une altération de son état de santé. La détermination du problème et son traitement relèvent du rôle propre infirmier.	Synthèse au regard de sa fonction gastro-intestinale : Mme B présente des signes cliniques physiopathologiques nécessitant l'intervention du médecin qui prescrira des examens, posera le diagnostic médical orientant vers un traitement.

L.-J. Carpenito a résumé, sous la forme d'un modèle bifocal, le traitement de l'information réalisé par l'infirmier(e) à partir d'une situation de soins (figure 16.1).

L'infirmier(e) ne portera un jugement clinique que sur les problèmes de santé relevant de son champ de compétences. En aucun cas il/elle n'est habilité(e) à poser un diagnostic médical.

Produire un jugement clinique

▶ LE JUGEMENT CLINIQUE consiste en la formulation d'un énoncé cohérent qui résume l'état de santé d'une personne. Le jugement clinique est le résultat du processus diagnostique. Au cours du processus diagnostique, l'infirmier(e) :

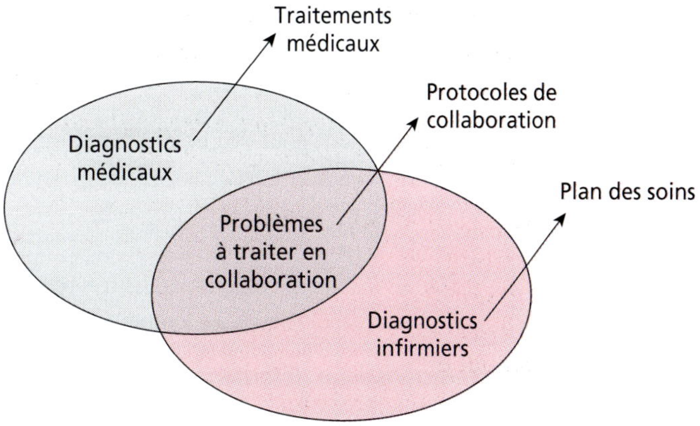

Fig. 16.1. Modèle bifocal du traitement de l'information (sources : Carpenito L.-J.,* Diagnostics infirmiers, Applications cliniques. *Masson, 5e édition, 1995).

- **Identifie et classe les signes et les indices en faveur d'un problème de santé.**
- **Élabore des hypothèses diagnostiques.**
- **Formule le ou les diagnostics appropriés à l'état de santé décrit.**

Signes ou indices

On désigne par *indice* toute information susceptible d'influencer la décision infirmière dans le sens d'une recherche d'informations complémentaires ou d'orienter vers une hypothèse diagnostique.

Exemple d'indices :

– lors de la toilette de Mme X, l'aide-soignant(e) a constaté une rougeur au talon gauche et le signale à l'infirmier(e) ;

– M. R, dit : « mon talon gauche est douloureux, depuis ce matin ».

Ces deux indices invitent à rechercher d'autres informations. Ils ne sont par ailleurs pas de même nature : l'un est observé, tandis que l'autre exprime un ressenti. Une fois les informations complétées et confirmées, elles se transforment en caractéristiques qui aideront à l'identification du diagnostic infirmier.

Un indice se transforme en caractéristique qui aide à l'identification du diagnostic infirmier : une caractéristique déterminante peut être majeure ou mineure.

► LES DONNÉES doivent donc être classées parmi les deux catégories suivantes :

- **Caractéristiques déterminantes majeures (ou essentielles).**
- **Caractéristiques déterminantes mineures.**

Les caractéristiques déterminantes traduisent, pour l'infirmier(e), un état de santé, de la même manière que les signes biologiques ou cliniques caractérisent, pour le médecin, une pathologie.

Une caractéristique déterminante majeure est :

– un élément qui doit être retrouvé pour confirmer le diagnostic ;

– un indicateur fiable pour décrire un état de santé ;

– un élément objectif, précis, mesurable, observable et vérifiable.

Il est possible de retrouver, parmi les caractéristiques déterminantes majeures, certains paramètres physiologiques, physiopathologiques ou comportementaux.

Une caractéristique déterminante mineure est :

Une information qui complète le tableau clinique, mais qui n'est pas toujours présente. Il s'agit, le plus souvent, de données de l'ordre de la perception, des sentiments, de la représentation que la personne elle-même se fait de son état de santé.

Exemples de caractéristiques déterminantes majeures ou mineures

M. R. est diabétique insulinodépendant. Lors d'une visite à son domicile, l'infirmier(e) constate une mauvaise hygiène corporelle et recueille les informations suivantes :

- **M. R. dit :** « Je fais ma toilette tous les jours et je change de vêtements, mais, malgré cela, je ne me sens pas à mon aise. » Ceci est une donnée subjective, qui sera classée parmi les caractéristiques déterminantes mineures.
- **L'infirmier(e) observe que :**

– la chemise de M. R. est tachée, le col sale ;

– M. R. ne porte pas de chaussettes ;

– M. R. a les cheveux gras, les ongles longs.

Ces informations relèvent de l'observation directe, elles sont objectives et constituent donc, pour l'analyse de la situation de M. R., des caractéristiques déterminantes majeures, sources d'hypothèses diagnostiques.

Élaboration d'hypothèses diagnostiques

À partir des caractéristiques majeures et mineures, l'infirmier(e) formule un certain nombre d'hypothèses diagnostiques. Une hypothèse diagnostique est l'énoncé possible d'une réaction à un problème de santé pour une personne. Cet énoncé reste une hypothèse diagnostique tant qu'il n'a subi ni vérification, ni validation.

► SUPPOSONS QUE, POUR M. R., L'INFIRMIER(E) ÉMETTE LES HYPOTHÈSES DIAGNOSTIQUES SUIVANTES :

– incapacité partielle de se laver ;

– haut risque d'atteinte à l'intégrité de la peau ;

– altération de la mobilité physique.

Comment vérifier que l'une ou plusieurs de ces hypothèses correspond effectivement au problème de santé de la personne ?

L'infirmier(e) va dans un premier temps rechercher si la définition du diagnostic infirmier correspond au problème de santé de la personne.

► POUR LE CAS DE M. R., L'INFIRMIER(E) A CONSULTÉ LES SOURCES OFFICIELLES[1] et trouve les définitions suivantes récapitulées dans le tableau 16.3.

1. Sources officielles : ANADI, *Diagnostics infirmiers, définitions et classification 2001-2002*. Masson, 2002.

Tableau 16.3. Liste des définitions.

Diagnostic	*Définition*
Incapacité partielle de se laver/d'effectuer ses soins d'hygiène.	État dans lequel le sujet éprouve une incapacité de faire ou de compléter les activités personnelles liées à la toilette/l'hygiène.
Risque d'atteinte à l'intégrité de la peau.	État dans lequel la peau du sujet risque d'être altérée de façon défavorable.
Altération de la mobilité physique.	État dans lequel le sujet éprouve une limitation des mouvements physiques autonomes.

L'hypothèse diagnostique à écarter d'emblée est le risque d'atteinte à l'intégrité de la peau, elle ne correspond pas aux difficultés recensées chez la personne. Les deux autres hypothèses sont conservées.

Dans un second temps, l'infirmier(e) vérifiera si les informations recueillies auprès de la personne correspondent aux caractéristiques majeures ou mineures décrites en regard de chacun des diagnostics.

Lorsqu'il/elle retrouve un grand nombre d'informations concordantes avec les caractéristiques déterminantes majeures, l'infirmier(e) peut confirmer que l'hypothèse diagnostique correspond bien au problème de santé de la personne.

▶ L'HYPOTHÈSE DIAGNOSTIQUE SE TRANSFORME ALORS EN DIAGNOSTIC INFIRMIER RÉEL OU POTENTIEL.

Formulation du diagnostic infirmier

Lors de la 9e conférence de l'ANADI, en mars 1990, la définition officielle du diagnostic infirmier a été adoptée : « *Le diagnostic infirmier est l'énoncé d'un jugement clinique sur les réactions aux problèmes de santé actuels ou potentiels, aux processus de vie d'une personne, d'une famille, d'une collectivité. Les diagnostics infirmiers servent de base pour choisir les interventions de soins visant l'atteinte des résultats dont l'infirmier(e) est responsable.* »

Le diagnostic infirmier comporte, dans sa formulation, trois types de données (voir chapitre 18, *Diagnostic infirmier. Approche théorique*, page 163). La confirmation du diagnostic infirmier, après consultation de sources ANADI, doit obligatoirement être suivie de sa validation.

Validation

La validation d'un diagnostic infirmier est indispensable auprès du malade et de l'équipe soignante.

La validation d'un diagnostic infirmier est indispensable. Elle permet d'éliminer les sources d'erreurs pour la détermination du ou des diagnostics infirmiers (potentiels et réels) à retenir, elle assure l'adhésion de ceux qui participeront aux soins.

- **Validation, auprès de la personne elle-même ou de son entourage,** qui confirme l'existence et la nature du problème de santé.
- **Validation auprès de l'équipe soignante :** elle atteste de la pertinence de l'analyse réalisée par l'infirmier(e), concernant le problème de santé identifié. Cette validation est importante car, lors des soins, l'infirmier(e) n'agit pas seul(e) mais au sein d'une équipe pluridisciplinaire.

Si l'analyse du problème relève des compétences infirmières, sa résolution concernera à la fois le patient, les personnes ressources de son entourage, mais aussi tous les soignants qui le prennent habituellement en charge.

Le processus diagnostic consiste à :

- repérer les signes ou indices évocateurs d'un problème de santé ;
- classer les données dans la catégorie appropriée : caractéristique déterminante majeure ou mineure ;
- élaborer des hypothèses diagnostiques ;
- vérifier les hypothèses en consultant les définitions et les caractéristiques officielles des diagnostics ;
- retenir les diagnostics infirmiers pertinents ;
- valider les diagnostics ;
- établir des priorités de soins parmi les diagnostics retenus.

Résolution du problème de santé

▶ LA RÉSOLUTION DU PROBLÈME DE SANTÉ comporte trois étapes :

- **L'élaboration du plan de soins infirmiers.**
- **La mise en œuvre des interventions de soins.**
- **L'évaluation des actions menées et leur réajustement.**

Plan de soins infirmiers

Il a pour objectif d'apporter des solutions satisfaisantes, qui permettent à la personne de vivre en complète harmonie avec son environnement, ses croyances, ses valeurs et son état de santé.

Le plan de soin est l'ensemble des moyens et des méthodes qui permettront de lever le problème de santé. Une mise en garde s'impose : le problème de santé n'est pas une pathologie. Il ne s'agit pas, pour l'infirmier(e), d'éliminer une maladie ou un handicap déjà existants, mais de permettre à la personne de vivre en harmonie avec son état de santé, d'accéder, quand cela est possible, à un meilleur état de santé, malgré une maladie ou un handicap.

▶ LA RÉALISATION DU PLAN DE SOINS SE FAIT EN DEUX TEMPS :

- **La détermination des objectifs de soins.**
- **Le choix des interventions de soins et leur planification.**

Détermination des objectifs de soins

Définition

Un objectif de soins se fixe dans le cadre d'un contrat de soins.

Un objectif est un but à atteindre, un point contre lequel sont dirigés une stratégie, un résultat escompté.

L'objectif de soins doit être en rapport avec le diagnostic infirmier posé. Il vise généralement la disparition des caractéristiques majeures et mineures. Il tient compte des priorités de santé pour la personne (une détresse respiratoire doit passer avant une éducation contre le tabac). Il s'exprime en terme de capacité à atteindre pour la personne et/ou son entourage. Il sera négocié, chaque fois que cela est possible, avec le patient, dans le cadre d'un contrat de soins (comment soigner sans l'accord de la personne ?).

En milieu hospitalier, l'objectif de soins, comme nous l'avons déjà dit pour le diagnostic infirmier, fera l'objet d'un consensus d'équipe.

Un objectif de soins exprime les changements attendus (résultats escomptés) dans l'état de santé. Il doit être :

- *pertinent* : c'est-à-dire adapté au problème de santé ;
- *réaliste* : il tient compte des capacités, des ressources et des motivations de la personne soignée, ainsi que des ressources institutionnelles ;
- *précis* : les termes utilisés pour sa formulation expriment les changements ou capacités à atteindre ;
- *mesurable* : il comporte, dans sa formulation, des critères d'évaluation.

▶ EXEMPLE D'OBJECTIF DE SOINS : Mme C. pratiquera, seule, ses injections d'insuline, en respectant le dosage, les règles d'hygiène et d'asepsie nécessaires, d'ici une semaine. Les critères d'évaluation sont :

- capacité acquise/non acquise à effectuer ses injections (technique d'injection, sites...) ;
- dosage correct/incorrect ;
- respect/non-respect des règles d'hygiène ;
- respect/non-respect des règles d'asepsie ;
- respect/non-respect du délai d'une semaine.

Certains chercheurs en soins infirmiers ont rédigé des plans de soins guides (plans de soins types).

Plan de soins guide

Il s'agit de plans de soins prédéfinis, formalisés sur un support (document qui pourra être intégré au dossier de soins du patient) qui ont pour objectif de faciliter le travail infirmier lorsque le problème de santé du patient a été identifié (figure 16.2).

▶ EN SERVICE DE RÉANIMATION, par exemple, un grand nombre de patient comateux et/ou sédatés présentent des risques de complications liées au décubitus prolongé.

Une équipe infirmière de réanimation a sélectionné (après étude de prévalence) le diagnostic infirmier : *« Risque élevé de syndrome d'immobilité »*.

CENTRE HOSPITALIER
VICTOR DUPOUY
ARGENTEUIL

PLAN DE SOINS GUIDE

ETIQUETTE

OUVERT LE :
PAR :

DIAGNOSTIC
INFIRMIER

TAXONOMIE I
ECHANGES (1.6.1.5)

RISQUE DE SYNDROME D'IMMOBILITE

Définition : Risque de détérioration des fonctions organiques due à une inactivité musculo-squelettique prescrite ou inévitable.

I- FACTEURS DE RISQUE LIES AU "COMPORTEMENT"

1. ☐ Altération du niveau de conscience :
   - ☐ coma stade....................
   - ☐ sédation ☐ curarisation
   - ☐ contention (état d'agitation)

2. ☐ Altération de l'état nutritionnel *
   - ☐ cachexie ☐ maigreur
   - ☐ obésité ☐ surcharge pondérale
3. ☐ Douleur * : ....
4. ☐ Fatigue : ....
5. ☐ Perte d'espoir : ....
6. ☐ Présence d'oedèmes : ....
7. ☐ Ages extrêmes de la vie * : ☐ Vieillesse ☐ Prématurité
8. ☐ Autres : ....

II - FACTEURS DE RISQUE LIES A LA PATHOLOGIE

1. ☐ Atteintes neurologiques :
   - ☐ tétraplégie ☐ hémiplégie ☐ paraplégie ☐ autres : ....
2. ☐ Atteintes neuromusculaires :
   - ☐ fourmillements ☐ engourdissements ☐ autres :................
3. ☐ Perturbations ☐ métabolisme : ....
   - ☐ thermorégulation ....
4. ☐ Autres pathologies invalidantes : ....

III - FACTEURS DE RISQUE LIES A L'ENVIRONNEMENT :

1. ☐ Appareillages lourds (limitant l'amplitude des mouvements)
   - ☐ traction / suspension ☐ plâtre
   - ☐ drainage ☐ épuration extra-rénale
   - ☐ ventilation assistée * ☐ irrigation-lavage
   - ☐ autres : ....
2. ☐ Alitement prolongé :
   - ☐ Modes : ☐ demi-assis ☐ décubitus dorsal ☐ décubitus ventral ☐ décubitus latéral
   - ☐ Raisons : .....☐ sur prescription
   - ☐ post opératoire : ☐ plaie(s) ☐ amputation(s) ☐ autres :

* : se reporter au guide

DOCUMENT REALISE PAR LE GROUPE DE FORMATION SUR LES DIAGNOSTICS INFIRMIERS : REANIMATION POLYVALENTE, MATERNITE OBSTETRIQUE, PEDIATRIE, PEDOPSYCHIATRIE

Fig. 16.2 (pages 141-143).

Objectifs/ Mr - Mme - Mlle :	
	Délai / Dates
☐ 1 ne présente pas de lésion de la peau et des tissus ☐ 2 ne présente aucun signe ni symptome d'infection ☐ 3 ne présente pas de stase de sécrétion pulmonaire ☐ 4 maintient une élimination efficace ☐ 5 maintient l'intégrité de l'appareil locomoteur ☐ 6 ne présente pas de signes de thrombose ☐ 7 reste orienté dans le temps et dans l'espace ☐ 8 maintient une estime et une image positive de soi	

Si les risques deviennent de réels problèmes, utiliser les diagnostics adaptés.

DATE DEBUT	INTERVENTIONS	INTERVENTIONS PERSONNALISEES	DATE FIN
	☐ **risque de lésion de la peau et des tissus** a. ☐ changer de position et alterner régulièrement les points d'appui b. ☐ solliciter une mobilisation progressive telle que la mise au fauteuil c. ☐ utiliser un matériel réduisant pression plan dur d. ☐ changer de site ☐ moyens de fixation ☐ zones de pression e. ☐ pratiquer des soins d'hygiène et de confort f. ☐ évaluer et rééquilibrer l'état et l'apport nutritionnel en collaboration : ☐ médecin ☐ famille ☐ diététicienne ☐ malade g. ☐ protéger la peau en cas de plaie suintante ☐ **risque d'infection** a. ☐ surveiller la température corporelle b. ☐ surveiller les sécrétions, exsudats, plaies : ☐ aspect ☐ fréquence ☐ couleur ☐ odeur c. ☐ utiliser des moyens adaptés pour éviter les infections nosocomiales et iatrogènes : ☐ lavage des mains ☐ protocole soins ☐ changement KTP / KTC ☐ réglementation des visites ☐ résidu gastrique d. ☐ réaliser des prélèvements pour culture et antibiogramme, s'assurer de la récupération des résultats d'examens ☐ **risque d'altération pulmonaire** a. ☐ identifier les signes de difficultés respiratoires : score de SYLVERMAN* : encombrement. b. ☐ surveiller : ☐ constantes respiratoires et ventilatoires ☐ bruits respiratoires ☐ caractéristiques des sécrétions ☐ position et fixation : ☐ sonde gastrique ☐ sonde d'intubation ☐ sonde trachéotomie c. ☐ vérifier le bon fonctionnement des appareils d'aspiration d. ☐ aspirer les sécrétions bronchiques, buccales, nasales et instiller si besoin. e. ☐ prévenir les stases pulmonaires : ☐ position demie-assise ☐ participation active du patient ☐ kinésithérapie respiratoire : ☐ kinésithérapeute ☐ soignant ☐ famille		

☐ **Risque d'altération de l'élimination**

a.☐ surveiller :

- ☐ diurèse ☐ douleur
- ☐ transit ☐ alimentation
- ☐ hydratation ☐ abdomen

b.☐ rechercher et analyser les causes de la diarrhée ou de la constipation

c.☐ administrer les prescriptions médicales (laxatifs. lavements...)

d.☐ appliquer un programme d'éducation ou de rééducation vésicale et/ou fécale

☐ **risque d'altération de l'appareil locomoteur**

a.☐ prévenir les positions vicieuses

- ☐ participation active du patient
- ☐ intervention du kinésithérapeute
- ☐ intervention du soignant

b.☐ maintenir, développer :

- ☐ amplitude articulaire
- ☐ force musculaire

☐ **risque d'apparition de signes de thrombose**

a.☐ surveiller l'apparition des signes de thrombose

b.☐ appliquer des mesures thérapeutiques :

- ☐ déclive
- ☐ bas à varices
- ☐ traitement anticoagulant

☐ **risque de désorientation dans le temps et dans l'espace**

a.☐ relever les réactions comportementales (hallucinations, désorientation, confusion...)

b.☐ fournir au patient :

- ☐ des repères (horloges, calendrier...)
- ☐ des stimuli (TV, lecture, photos...)
- ☐ des activités physiques

c.☐ respecter les périodes de repos et de sommeil

☐ **risque de désinvestissement personnel et de perturbation de l'image corporelle**

a. ☐ mettre le patient en confiance

☐ noter le comportement du patient (repli sur soi, déni, refus de participation aux soins...)

b. ☐ fournir au patient des moyens de communiquer (sonnette, ardoises...)

☐ maximiser la participation du patient à ses soins

c. ☐ expliquer tous les procédés de soins et inviter le patient à poser des questions

☐ informer le patient sur ses changements corporels, en discuter et trouver les moyens de s'y adapter

d. ☐ fixer des objectifs avec le patient et la famille à court et à long terme (autonomie, devenir)

☐ diriger le patient vers les services de réadaptation et de soins à domicile appropriés

EVALUATION - SYNTHESE

	OBJECTIF ATTEINT	NON ATTEINT	RAISONS	DATES
1.	☐	☐		
2.	☐	☐		
3.	☐	☐		
4.	☐	☐		
5.	☐	☐		

Cette équipe vérifie pour chaque entrant la pertinence de ce diagnostic infirmier ; pour cela, elle utilise un plan de soin guide qui propose :

- **Une liste de caractéristiques** (facteurs de risques) : l'infirmier(e) aura à cocher celles qui concernent le patient.
- **Un choix d'objectifs de soins en rapport avec le diagnostic infirmier** ; l'infirmier(e) retiendra les objectifs de soins les plus pertinents en regard des capacités physiques et psychologiques du patient et les personnalisera si nécessaire.

Elle aura le souci de valider les objectifs avec le patient et l'équipe.

- **Un choix d'interventions de soins** en regard de chaque objectif.
- **Une grille de suivi et d'évaluation des objectifs de soins retenus pour le patient** (il est possible d'évaluer sous la forme de transmissions ciblées).

▶ LE PLAN DE SOINS GUIDE REND CONCRÈTEMENT POSSIBLE LA DÉMARCHE DIAGNOSTIQUE EN SOINS INFIRMIERS DANS LES SERVICES DE SOINS. Il constitue une aide précieuse pour la résolution du problème de santé mais ne peut en aucun cas se substituer à la démarche de soins (la connaissance de la personne et son histoire de vie restent les données à recueillir pour une prise en charge personnalisée).

▶ LE PLAN DE SOINS GUIDE S'INSCRIT EN OUTRE DANS LA DÉMARCHE D'ACCRÉDITATION DES ÉTABLISSEMENTS DE SANTÉ (ordonnance n° 96.346 du 24 avril 1996 portant réforme de l'hospitalisation publique et privée), car elle décrit les moyens mis en œuvre pour assurer la qualité et la sécurité des soins dispensés et en mesure les résultats.

▶ LE PLAN DE SOINS GUIDE PEUT ÊTRE UN OUTIL PRÉCIEUX POUR L'ÉLABORATION DES « RÉSUMÉS DE SOINS INFIRMIERS ».

Choix des actions de soins et leur planification

Choix des actions de soins

L'infirmier(e) choisit les interventions de soins en vertu des textes législatifs qui l'y habilitent : décret n° 93-345 du 15 mars 1993. Il/elle fait ensuite l'inventaire des actions de soins qui s'avèrent appropriées à l'objectif posé. À ce niveau la difficulté réside dans le choix pertinent des actions.

▶ EXEMPLE : un(e) infirmier(e) a posé l'objectif puis décidé des actions suivantes :

- **Objectif**

« Améliorer l'état d'hydratation de Mme H. grâce à un apport hydrique de deux litres par 24 heures. »

- **Actions**

– Installer Mme H., demi-assise dans son lit ;
– proposer à Mme H., un verre d'eau ou de jus de fruits toutes les heures, la journée ;
– donner une paille à Mme H., pour l'aider à boire ;
– noter les quantités ingérées sur la fiche des boissons ;
– récupérer les résultats du ionogramme sanguin prélevé le matin et le montrer au médecin, lors de la contre-visite ;
– suggérer à l'interne la pose d'une perfusion de glucosé 5 %, pour 48 heures.

▶ ERREURS QUE NOUS POUVONS RELEVER

- **Formulation de l'objectif :** celui-ci n'est pas formulé en terme de changement ou de capacité pour la personne. Il exprime l'action de l'infirmier(e) : « améliorer ». Il ne comporte pas de critère d'évaluation.

Préférer la formulation suivante : Mme H. conservera un état d'hydratation correcte pour les 48 heures à venir.

- **Choix des actions :**

– le ionogramme sanguin est une prescription médicale, par contre, se préoccuper du résultat (récupération, lecture, interprétation) relève bien de la compétence infirmière ;
– suggestion à l'interne : dans le choix des actions de soins, l'infirmier(e) devra faire preuve d'imagination, de créativité, et d'esprit d'initiative. Il/elle ne peut cependant suggérer une prescription médicale puisque celle-ci dépend d'un diagnostic médical, ce qui sort de son champ de compétences.

Le choix des actions de soins peut être réalisé en concertation avec le patient, les proches, d'autres soignants.

Planification des soins

La planification des soins consiste à organiser et programmer les actions de soins dans le temps et dans l'espace. Elle nécessite d'importantes capacités d'organisation.

▶ CETTE ÉTAPE COMPORTE UNE DOUBLE DIFFICULTÉ :

● **Elle intègre les soins infirmiers de la démarche de soins, mais aussi ceux qui relèvent d'une prescription médicale.** Elle tient compte de l'intervention des autres professionnels de santé auprès de la personne soignée (médecin, kinésithérapeute, diététicienne, assistante sociale, psychologue…).

● **En établissement de soins,** l'infirmier(e) prend en charge plusieurs personnes soignées. L'organisation et la programmation doivent tenir compte des priorités de soins pour chacune d'entre elles.

Pour organiser et programmer convenablement les soins, l'infirmier(e) doit :

- identifier les priorités de soins pour une personne, pour un groupe de personnes puis les hiérarchiser ;
- identifier les ressources disponibles pour dispenser les soins (nombre d'infirmières, aides-soignante(s), stagiaires…) ;
- définir une programmation réaliste et logique qui tient compte des intervenants de soins, des obligations institutionnelles (matériel, horaire des repas, ménage…) et du temps nécessaire à chaque soin ;
- connaître avec exactitude son champ de compétences et collaborer avec d'autres professionnels ;
- répartir les soins en vertu des compétences et du savoir-faire de chacun.

Lorsque cette planification est précisée sur un support (feuille de planification, planification murale, informatique…), elle permet d'avoir une vue d'ensemble des soins à réaliser.

▶ COMMENT ORGANISER LES SOINS ?

Il existe différentes manières d'organiser les soins. Dans la pratique, le plus simple consiste à combiner une organisation horizontale par patient, avec une organisation verticale par priorités de soins pour un groupe de patients.

● **Exemple d'organisation horizontale des soins pour une personne :** Mme S., 73 ans, a fait l'objet des prescriptions médicales suivantes :

- prise de la tension artérielle deux fois par équipe ;
- prise de la température une fois par équipe ;
- prescriptions médicamenteuses, *per os*, à 8 heures et 12 heures ;
- noter les selles ;
- signaler si dyspnée ou encombrement bronchique ;
- surveiller la prise des repas, risque de fausses routes.

Tableau 16.4. Organisation horizontale des soins pour le patient.

Horaires	*Soins*
7 heures	– Prendre température et tension artérielle.
8 heures	– Installation pour le petit déjeuner. – Contrôler si encombrement bronchique ou dyspnée. – Contrôler la déglutition. – Prise des médicaments et petit déjeuner. – Vérifier l'absence de fausses routes.
9 heures	– Toilette complète au lit, vérifier l'absence de rougeurs cutanées. – Application de *Sanyrène* aux points d'appui. – Aider Mme S. à se mettre au fauteuil, lui demander si elle veut aller à la selle. Rapprocher la sonnette.
10 heures	– Proposer le soin de bouche, laisser faire Mme S.
11 heures	– Prise de la tension artérielle
12 heures	– Installer pour le déjeuner – Prise des médicaments et du repas, vérifier l'absence de fausses routes.
13 heures	– Aider Mme S. à se recoucher pour la sieste – Contrôle et application de *Sanyrène* aux points d'appui. – Sonnette à portée de main.

La planification des soins, étape complexe, requiert organisation et support écrit.

La démarche de soins conduit l'infirmier(e) à prévoir les actions suivantes :

- toilette complète au lit ;
- application de *Sanyrène* aux points d'appuis toutes les trois heures ;
- vérifier l'absence de rougeurs cutanées ;
- aider au transfert lit-fauteuil ;
- soins de bouche matin et soir.

L'organisation des soins pourra prendre la forme récapitulée dans le tableau 16.4.

● **Exemple d'organisation verticale d'actions de soins pour un groupe de patients :**

L'infirmier(e) doit réaliser les soins suivants, dès sept heures :

1. Réaliser un prélèvement sanguin à Mme A.
2. Réaliser une glycémie capillaire à M. B.
3. Pratiquer une injection de *Fraxiparine* à Mme C. à 9 heures.
4. Faire l'injection d'insuline de M. B., dès l'arrivée du petit déjeuner.

5. Lever Mme D. avec l'aide-soignant(e) et l'installer pour le petit déjeuner.

6. Préparer le départ en ambulance de Mme A. pour séance de radiothérapie en externe à 9 h 30.

1. ——→ 7 h
2. ——→ 7 h 15
5. ——→ 8 h
4. ——→ 8 h 15
3. ——→ 9 h
6. ——→ 9 h 15

Mise en œuvre des actions de soins

▶ LORS DE LA MISE EN ŒUVRE des actions de soins, l'infirmier(e) devra :

- **Estimer les écarts existants entre les actes prévus et les actes effectivement réalisés,** et reprogrammer si nécessaire.
- **Réajuster les temps de soins en fonction des imprévus.**
- **Informer par oral et en temps opportun des résultats de ses actions de soins,** s'il y a nécessité d'une intervention urgente du médecin.
- **Noter sur le dossier de soins les actions de soins réalisées et leurs résultats.**

Évaluation et réajustement de l'objectif et des actions de soins

▶ DÉFINITION : évaluer signifie estimer, expertiser, calculer, mesurer qualitativement ou quantitativement.

Que faut-il évaluer et pourquoi ?

L'évaluation de l'objectif de soins permet de mesurer l'écart entre le résultat escompté et le résultat obtenu.

L'évaluation des actions de soins permet de vérifier si celles-ci étaient appropriées au problème de santé et si elles tiennent compte de l'évolution de l'état de la personne.

Pour évaluer, l'infirmier(e) aura défini dans un premier temps les critères d'évaluation qu'il/elle pourra utiliser.

Afin d'éviter toute confusion entre critères d'évaluation et évaluation proprement dite, il est préférable de définir ces critères lorsque l'on fixe l'objectif.

▶ LES CRITÈRES D'ÉVALUATION peuvent être :

- **Des unités de mesure :** unité de temps (nombre de jours, date), de longueur (nombre de mètres ou de kilomètres parcourus), de poids (perte ou augmentation de poids), de contenance (liquides absorbés en litres, en millilitres).
- **Des règles spécifiques à une technique de soins** (hygiène, asepsie, économie, dextérité…).
- **Un ensemble de signes physiques, cliniques ou comportementaux qui indiquent clairement une modification orientée vers le résultat attendu** (disparition des pleurs, disparition des sueurs, reste assis durant le repas).

▶ EXEMPLE D'ÉVALUATION : l'objectif posé par l'infirmier(e) est : « M. N. mangera à midi une assiette de mixé, une compote, sans aide, sans fausses routes. »

- **Les critères d'évaluation sont :**

– mange/ne mange pas ;
– nature et quantités mangées ;
– absence de fausses routes ;
– absence d'intervention de l'infirmier(e).

- **L'infirmier(e) qui pratique l'évaluation** [et qui peut être différent(e) de celui/celle qui a défini les critères de soins] note : M. N. a mangé une assiette complète de mixé et trois cuillerées de compote. Il a mangé seul, il n'a pas fait de fausse route. M. N. est satisfait de ses progrès.

Quand faut-il réajuster et pourquoi ?

Il arrive parfois que l'objectif posé soit pertinent mais que l'infirmier(e) ait surestimé ou sous-estimé les capacités du patient à réagir face à son état de santé.

▶ IL SE PEUT QUE L'ÉTAT DE LA PERSONNE AIT CHANGÉ, OU ENCORE, QUE L'INFIRMIER(E) N'AIT PAS PU RÉALISER, LE JOUR DIT, LES ACTIONS DE SOINS PRÉVUES (urgences…). L'infirmier(e) devra alors :

- **Réviser le plan de soins** (diagnostic, objectifs, choix des actions, planification).
- **Mettre en œuvre les actions les plus appropriées.**
- **Pratiquer une nouvelle évaluation.**

Conclusion

La démarche de soins est une méthode de travail qui aide l'infirmier(e) au recensement de l'ensemble des paramètres, se rapportant à la situation ou aux problèmes de santé de la personne ou d'un groupe. Elle permet de dispenser des soins adaptés et individualisés. Elle constitue une démarche logique pour organiser les soins.

Dans le cadre d'un établissement de soins, la démarche de soins peut servir de base pour l'évaluation de la charge de travail et l'estimation des personnels nécessaires à la dispense des soins.

La rigueur méthodologique de la démarche de soins peut également servir de trame pour l'informatisation des données infirmières. La retranscription des informations résultant de la démarche de soins justifie le champ de compétences dévolu à l'infirmier(e) et atteste de sa professionnalisation. Les données de la démarche de soins constituent, en outre, des informations à valeur médico-légale rendues obligatoires.

Bibliographie

ALFARO R. — *Démarche de soins, mode d'emploi*. Lamarre, 1991.

CHARRIER J. RITTER B. — *Le plan de soins guide. Un support du diagnostic infirmier. Élaboration et mise en œuvre*. Masson, 1999.

DUQUESNE F., LENG M.C. — *Bilan d'indépendance, rôle propre infirmier*. Pradel, 1991.

GRONDIN L., PHANEUF M., RIOPELLE L. — *Soins infirmiers : un modèle centré sur les besoins de la personne*. MEDSI McGraw-Hill, 1984.

HENDERSON V. — *Principes fondamentaux des soins infirmiers*. Conseil international des infirmières, 1961.

OREM D.-E. — *Soins infirmiers, les concepts et la pratique*. Vigot-Maloine, 1988.

PHANEUF M. — *Démarche de soins face au vieillissement perturbé. Démences et maladie d'Alzheimer*. Masson, 1998.

POLETTI R. — *Les soins infirmiers. Théories et Concepts*. Le Centurion, 1983.

ROY C. — *Introduction aux soins infirmiers, un modèle de l'adaptation*. Lamarre, 1991.

Concepts et théories en soins infirmiers

17

Émergence des théories en soins infirmiers

Jusqu'à la fin du XIXe siècle, soigner fut considéré comme un art, une vocation et pratiqué essentiellement par des religieuses. **Florence Nightingale** va, la première, s'interroger sur les soins infirmiers et encourager leur professionnalisation.

Elle décide d'accompagner les troupes britanniques en Crimée (1854) et organise le premier service d'infirmières de la Croix-Rouge.

En 1859, dans *Notes on Nursing*, elle publie ses principaux éléments de réflexion concernant la santé de l'homme, l'environnement et l'infirmière : « *Être en* ***santé*** *ne se résume pas seulement à se sentir bien (sans maladie) mais à pouvoir utiliser toutes ses ressources (niveau optimal de fonctionnement).* » L'infirmière doit : « *Mettre le patient dans les meilleures conditions possibles, afin que la nature puisse faire son œuvre sur lui.* »

On retrouve dans sa conception de l'homme l'influence des penseurs du XIXe siècle ; l'homme est considéré comme un instrument passif de la nature. Très concernée par les concepts de prévention et de promotion de la santé, elle accorde une place centrale à l'environnement et la qualité de vie. Afin que le patient mobilise son énergie vitale pour la guérison, l'infirmière veille à maintenir le patient dans un environnement propre et sain.

Florence Nightingale impulse une dynamique aux soins infirmiers qui n'ont, depuis, jamais cessé d'évoluer.

FLORENCE NIGHTINGALE (1820-1910)

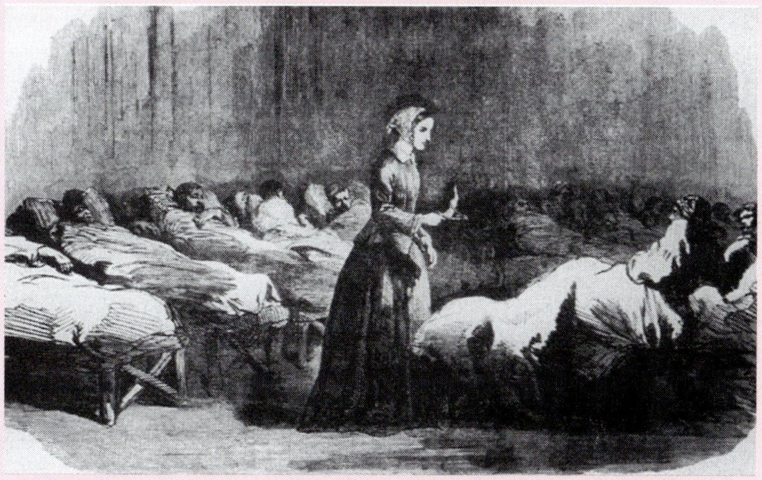

La Dame à la lampe, Florence Nightingale.

De famille protestante, Florence Nightingale appartient à la haute société anglaise du XIXe siècle. Persuadée qu'elle est appelée à remplir une mission, elle s'intéresse aux soins donnés aux malades ainsi qu'à leurs conditions d'hébergement dans un hôpital londonien. Par la suite, elle accompagne les troupes britanniques en Crimée où elle dirige une équipe de 40 infirmières de tous les horizons. Elle réalise la nécessité d'acquérir de solides connaissances pour soigner.

À l'aide de dons, elle fonde, en 1860, la première école « laïque » d'infirmières à l'hôpital Saint-Thomas de Londres. Le rôle de soignante n'est désormais plus l'apanage des « Sisters » (sœurs), les « Certificated Nurses » (infirmières diplômées) peuvent donner des soins.

Par son charisme, elle marque l'histoire de la profession infirmière. F. Nightingale laisse aussi derrière elle une légende, celle de la Dame à la lampe, en souvenir de ses tournées nocturnes dans les salles d'hôpital. La profession infirmière connaîtra, à travers l'Europe, bien des difficultés pour se laïciser.

▶ JUSQU'À UNE ÉPOQUE RÉCENTE, les soins infirmiers ont été considérés comme une simple pratique, un savoir-faire, non une science. L'essor des sciences humaines aux États-Unis, la transformation de la scolarité en cursus universitaire infirmier, ainsi que le type d'organisation du système de santé[1], permettent aux infirmières nord-américaines de se démarquer franchement de leurs collègues européennes par la pratique de nombreuses recherches en soins infirmiers. Celles-ci ont enrichi le corpus de connaissances des soins infirmiers et confirmé leur validité scientifique. À partir de 1950, ces recherches s'intensifient et favorisent l'émergence de concepts clés sur lesquels vont se fonder un grand nombre de théories en soins infirmiers.

1. Infirmières exerçant en grande majorité dans le secteur privé et affiliées à un syndicat corporatif puissant et actif.

La pratique des soins infirmiers a subi, au cours des décennies, des transformations. Contrainte d'évoluer en même temps que la médecine et la technologie, elle a dû suivre aussi l'évolution des comportements humains, des mœurs, de l'éducation et des impératifs économiques et politiques.

▶ EN FRANCE, le premier outil qui a permis de suivre cette évolution est la *démarche de soins*, apparue en 1959.

Une autre étape, fondamentale pour le savoir infirmier, est le *diagnostic infirmier* (1970). Il aura attendu plus de vingt ans pour paraître en France dans les textes officiels (décret de compétences de 1993).

Définitions

▶ QU'EST-CE QU'UN CONCEPT ?

Un concept est la représentation mentale que l'on se fait d'une idée, d'une opinion, d'une chose, le raisonnement par concepts permet d'organiser les perceptions et les connaissances.

Les concepts peuvent être aussi bien compris comme des représentations (des abstractions) ou comme des formes de médiations.

▶ QU'EST-CE QU'UNE THÉORIE ?

Une théorie constitue un principe général de valeur scientifique qui gouverne la pratique. C'est un système conceptuel organisé, sur lequel se fonde l'ordre d'application de phénomènes. Un ensemble structuré de concepts interdépendants forme une théorie. En sciences sociales, lorsque une théorie fait l'unanimité d'une communauté scientifique, elle prend le nom de « paradigme ».

▶ QU'EST-CE QU'UN MODÈLE ?

Un modèle est une unité de référence stable et reproductible. Un modèle est une reconstruction de la réalité, l'image mentale, descriptive ou analogique qui permet de visualiser une théorie. Toutes les sciences construisent des modèles. Le but d'un modèle conceptuel est de rendre compréhensible, intelligible la réalité. Le modèle guide le raisonnement.

Modèle conceptuel en soins infirmiers

Un modèle conceptuel en soins infirmiers se présente généralement sous la forme de concepts généraux (la famille, l'éducation, la vie...) et de propositions (principes, postulats) destinées à préciser la pensée de l'auteur concernant **quatre concepts clés en soins infirmiers :**

- **La personne.**
- **L'environnement.**
- **La santé.**
- **Les soins infirmiers.**

Un modèle indique également les liens existant entre ces quatre concepts (logique interne ou congruence).

Un modèle conceptuel sert à structurer l'activité infirmière, il est le support d'une démarche méthodologique.

Différentes théories en soins infirmiers

Hildegarde Peplau, 1952[1]

Hildegarde Peplau développe les principaux éléments de sa théorie dans *Les relations interpersonnelles en soins infirmiers*, publié en 1952. La théorie « existentielle » pour Hildegarde Peplau démontre que l'aspect fondamental des soins infirmiers réside dans la relation infirmier(e)-patient.

Hildegarde Peplau est spécialisée en psychiatrie et centre son étude sur la personnalité de l'individu qui reçoit des soins de santé.

▶ CONCEPTION DE L'HOMME

Son approche de l'être humain est dynamique. L'homme ne peut se développer et s'épanouir que s'il s'engage dans des interactions avec autrui ou

1. La date accolée à chaque auteur est celle de la publication du modèle ou de la théorie.

avec son environnement. *« L'homme est un organisme vivant dans un état d'équilibre instable et qui lutte pour atteindre un état d'équilibre parfait qu'il n'atteindra qu'à la mort. »*

Comme tout organisme vivant, l'être humain s'efforce d'assurer sa sécurité, de promouvoir son bien-être physique en satisfaisant ses besoins physiologiques, et de développer ses relations interpersonnelles.

Cette recherche d'équilibre génère des sentiments de bien-être, de joie, mais aussi d'anxiété ou de solitude. Hildegarde Peplau pense que certaines de ces tensions peuvent être transformées en énergie positive. *« Tout comportement humain a une signification et tend vers un but qui peut être la recherche d'un sentiment de sécurité. »*

▶ CONCEPTION DE LA SANTÉ ET DE L'ENVIRONNEMENT

Dans sa théorie, les concepts de santé et d'environnement ne sont pas réellement explicités. Selon elle, l'état de développement de la personnalité de l'individu est significatif et traduit son état de santé. Les soins infirmiers doivent par conséquent faire l'objet d'une approche individuelle.

Hildegarde Peplau décrit l'environnement comme l'ensemble des facteurs sociaux en interaction avec l'individu.

▶ BUT DES SOINS INFIRMIERS

– Axer le développement de la personnalité vers une vie créative, constructive et productive pour l'individu et pour la communauté.

– Favoriser les tendances naturelles de l'être humain (elle se rapproche en cela de la conception de Florence Nightingale).

– Aider au développement de la personnalité en prodiguant des soins éducatifs.

- **Sa théorie repose sur deux hypothèses :**

– La personnalité de l'infirmier(e) fait une différence substantielle au niveau de ce qu'un patient peut apprendre durant l'expérience de sa maladie.

– L'une des fonctions des soins infirmiers (et de la formation en soins infirmiers) est de contribuer au développement de la personnalité de l'infirmier(e) dans le sens de la maturité personnelle et professionnelle.

▶ INTERVENTIONS INFIRMIÈRES

Sa contribution majeure à l'évolution et à la reconnaissance des soins infirmiers est la description des interventions infirmières comme un processus comprenant quatre phases. Chacune d'elles précise le rôle de l'infirmier(e) dans l'interaction infirmier(e)-patient.

Hildegarde Peplau incite les infirmier(e)s à développer de meilleures capacités d'observation et de communication. Elle insiste sur la nécessité d'enregistrer les données recueillies pour un bon suivi du client. Les interactions infirmier(e)-patient influencent le retour à l'autonomie.

Son travail a beaucoup servi et a eu un impact majeur sur les soins infirmiers en psychiatrie.

Martha Rogers, 1961

La théorie de Martha Rogers se fonde sur le processus de vie, synonyme de créativité. L'homme est en interaction avec son environnement, l'évolution de l'espèce humaine se fonde sur une diversification des cultures et des pratiques.

Sa publication sur la nature du soin date de 1961, son modèle fut élaboré entre 1970 et 1980. Les événements qui surviennent dans la vie de l'homme sont toujours uniques, ils ne peuvent se répéter de façon identique (car à la deuxième expérience, on a retenu quelque chose de la première et ainsi de suite).

M. Rogers centre sa théorie sur cinq énoncés scientifiques :

- **Premier énoncé scientifique :** *« L'être humain est un tout unifié qui possède son intégrité propre et qui manifeste des caractéristiques qui sont plus et qui sont différentes de la somme de ses parties. »* Nous retrouvons bien là la définition du holisme.
- **Deuxième énoncé scientifique :** *« L'homme et son environnement échangent continuellement de la matière et de l'énergie. »* L'être humain et le monde qui l'entoure s'affectent mutuellement.
- **Troisième énoncé scientifique :** *« Le processus de la vie évolue d'une manière irréversible et unidirectionnelle le long du continuum de l'espace et du temps vers une complexité toujours plus grande et vers de nouveaux modes d'adaptation. »*
- **Quatrième énoncé scientifique :** *« L'organisation et le phénomène de l'adaptation caractérisent l'être humain parmi toutes les autres créatures et sont un reflet de son intégration innovatrice. »* Grâce à l'expérience, l'homme accumule des connaissances qui lui permettent d'opérer des choix. Il peut s'épanouir.

Cinquième énoncé scientifique : *« L'être humain est caractérisé par sa capacité d'abstraire, de représentation, de parler, de penser et de s'émouvoir. »*

▶ CONCEPTION DE LA SANTÉ

Sa conception de la santé n'est pas explicitée dans le modèle.

▶ CONCEPTION DE L'ENVIRONNEMENT

Pour M. Rogers, l'environnement est : *« un champ d'énergie quadridimensionnel. L'être humain et son environnement coexistent dans l'Univers. »*

▶ BUT DES SOINS INFIRMIERS

– Promouvoir l'harmonie entre l'homme et son environnement.

– Renforcer la cohérence et l'intégrité du champ humain.

– Aider l'être humain à atteindre un état de santé physique, mental et social maximal.

L'infirmier(e) doit aussi s'appliquer à supprimer les inégalités sociales en générant des changements de comportement propres à favoriser et promouvoir la santé.

▶ LES INTERVENTIONS INFIRMIÈRES COMPRENNENT :

– La récolte de données concernant la personne soignée et son environnement.

– Fixer des objectifs à court, moyen et long terme visant le binôme patient-environnement, en utilisant les compétences relationnelles et techniques liées à la fonction infirmière.

Sa contribution a surtout porté sur la mise en évidence de l'unité de l'homme. M. Rogers évoque le diagnostic infirmier en terme de problème affectant le binôme patient-environnement.

VIRGINIA HENDERSON (1897-1996)

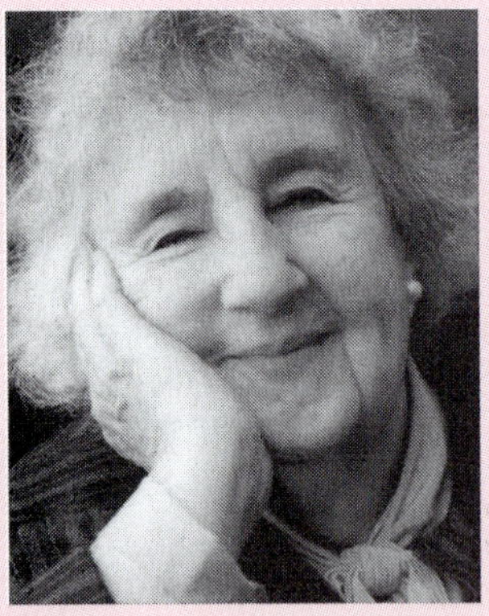

Virginia Henderson est née à Kansas City, dans le sud des États-Unis. Issue d'une famille d'enseignants, elle est la cinquième des huit enfants que compte la famille Henderson. Elle commence ses études d'infirmière en 1918, à l'âge de 20 ans à l'école d'infirmières de l'armée de Washington, et obtient son diplôme à l'âge de 24 ans. Elle travaille quelques années dans les quartiers pauvres et est frappée par le dénuement de ces personnes.

Elle entre par la suite à Teatcher's college (New York) pour y entreprendre des études de sciences de l'éducation.

Elle prend une part active au développement de l'enseignement des soins infirmiers tant au niveau théorique que dans la pratique clinique. V. Henderson s'engage alors dans la rédaction d'un ouvrage pédagogique en soins infirmiers, puis d'une brochure intitulée *Principes fondamentaux des soins infirmiers,* traduite en plusieurs langues, dans laquelle elle explicite son modèle. Son plus gros travail réside néanmoins dans la création du *Nursing Studies Index* qui représente vingt années de travail. Même âgée, elle continua de prendre une part active à la définition des soins infirmiers. On lui a volontiers décerné le titre d'infirmière « globe-trotter », tant ses voyages furent nombreux.

Virginia Henderson, 1955

Les travaux de Virginia Henderson ont été publiés, à l'étranger, par le Conseil international des infirmières, dans les années soixante, sous le titre : *Basic principles of nursing care*[1].

▶ CONCEPTION DE L'HOMME

L'homme est un être entier, complet et indépendant. Virginia Henderson décrit chez l'homme 14 besoins fondamentaux que toute personne doit pouvoir satisfaire pour être en santé. Ces besoins prennent en compte les diverses composantes de l'être humain, c'est-à-dire les aspects biologique, psychologique, culturel et social (description de ces 14 besoins fondamentaux, pages 44-45).

Les concepts de santé et d'environnement restent peu explicites.

▶ BUT DES SOINS INFIRMIERS

Aider le patient à recouvrer son autonomie ; quand cela n'est plus possible, retrouver une zone d'autonomie en dépit du handicap (réhabilitation).

▶ INTERVENTIONS INFIRMIÈRES

Elles consistent en la réalisation d'actions complémentaires à celles du patient, pour les activités de la vie quotidienne. « [...] *Aider au maintien ou au recouvrement de la santé par l'accomplissement de tâches dont l'individu s'acquitterait lui-même s'il en avait la force, la volonté... l'aider à reconquérir son autonomie le plus rapidement possible.* »

1. Le modèle conceptuel de V. Henderson est paru pour la première fois aux États-Unis, dans *Textbook of the Principles and Practices of Nursing*, en 1955.

La contribution de V. Henderson aux soins infirmiers est immense, elle est la première à formaliser une grille-type d'évaluation des capacités du patient. Cet outil est concret et facilement utilisable, il est généralisable à tout individu; ces caractéristiques lui valent un succès international, puisque ce modèle est utilisé, dans un très grand nombre de pays, comme modèle de référence pour l'enseignement des soins infirmiers.

Le recensement des manifestations de dépendance pour chacun des 14 besoins fondamentaux facilite pour l'infirmier(e) l'identification et la mise en œuvre d'actions appropriées.

Dorothy E. Johnson, 1960

Le modèle de D.E. Johnson sera la base de l'enseignement universitaire des soins infirmiers, en Californie.

▶ Conception de l'homme

« Il est un système, en matière de comportements, tendant à se réaliser et à stabiliser son fonctionnement. »

Influencée par la théorie structuro-fonctionnaliste de Talcott Parsons, D.E. Johnson émet l'hypothèse que l'homme est la composante de sept sous-systèmes, le tout formant un système global :

– l'appartenance;
– la réalisation de soi;
– l'agressivité;
– la dépendance;
– l'alimentation;
– l'élimination;
– la sexualité.

Les buts du système global sont la croissance de l'organisme humain, la reproduction et la survie. Un individu devient malade lorsque l'un des sous-systèmes est menacé par le désordre.

En somme, l'homme réagit comme un système entropique[1], la stabilité est l'état au cours duquel l'énergie nécessaire est minimale, l'instabilité de l'un des sous-systèmes, synonyme de dépense d'énergie, force l'organisme à atteindre un nouvel état d'équilibre.

▶ Conception de la santé et de l'environnement

Comme Florence Nightingale, Dorothy E. Johnson accorde une place importante à la *santé* et à l'*environnement* sans les approfondir, elle s'attache plus à la description scientifique des soins infirmiers.

▶ But des soins

– Restaurer ou maintenir l'équilibre.

– Aider à la stabilité du système comportemental de l'individu.

Le but des soins est considéré par Dorothy E. Johnson de la façon suivante : *« Les soins infirmiers sont une force extérieure de régulation qui maintient et préserve l'organisme et l'intégrité du patient. »*

▶ Interventions infirmières

Elles constituent un processus de soins qui comporte quatre étapes :

– le recueil de données;
– le diagnostic;
– l'intervention infirmière;
– l'évaluation.

Dorothy E. Johnson a bien clarifié ce processus qui est la base de la démarche méthodologique en soins infirmiers.

Si l'infirmier(e), suite au recueil de données, décèle une instabilité réelle ou potentielle, dans l'un ou l'autre des sous-systèmes, il/elle pourra alors identifier les dysfonctionnements et les corriger.

L'infirmier(e) peut choisir parmi six modes d'intervention pour agir en regard des différents comportements de l'individu :

– la stimulation;
– la défense;
– la protection;
– l'inhibition;
– la diminution;
– la facilitation.

Le modèle de Dorothy E. Johnson est l'un des plus élaborés et a servi de base de référence aux théoriciennes qui la suivent dans les années soixante-dix. Elle est une des premières à utiliser concrètement le concept de diagnostic infirmier.

Dorothea Orem, 1971

Ses premiers écrits ont été publiés en 1959, mais l'ouvrage qui présente les éléments de son modèle de soins infirmiers intitulé *Nursing, concepts of Practice*, paraît en 1971. Ce modèle introduit un concept nouveau, celui d'*« autosoins »* ou *« self-cares »*.

1. *Entropie* : grandeur thermodynamique qui caractérise le degré d'organisation d'un système. Tout système physique a tendance à évoluer vers un état de moindre organisation. On dit que son entropie augmente. Les organismes vivants parviennent, en constituant des systèmes organisés à partir d'apports nutritifs à réduire cette entropie.

Le but des soins infirmiers est d'aider l'individu à accomplir seul ses activités d'autosoins.

▶ Conception de l'homme

Sa conception de l'être humain repose sur cette définition : « *C'est une unité capable d'autosoins.* » Il a des capacités, des aptitudes et la liberté de s'impliquer dans des activités d'autosoins. Ces autosoins permettent le maintien de la vie et la santé, ils doivent être appris, acquis. Ils dépendent des croyances, des habitudes et des pratiques culturelles et collectives au sein d'un groupe humain.

Les « autosoins » sont des actions positives et pratiques qui nécessitent un choix, une décision. D. Orem distingue trois types d'autosoins.

- **« Autosoins universels »**

Applicables à tout un chacun, au cours de la vie, les autosoins universels comprennent tous les actes se rapportant aux processus vitaux. Ils regroupent :

- l'air, l'eau et la nourriture ;
- l'élimination ;
- l'activité et le repos ;
- la solitude et les interactions sociales.

- **« Autosoins d'évolution »**

Liés aux différents événements de la vie qu'il s'agisse d'événements liés au développement ou qu'ils surviennent lors de situations imprévues. Ces événements exigent de l'homme qu'il opère des changements dans son mode de vie et qu'il s'y habitue.

- **« Autosoins d'adaptation »**

Il s'agit des soins en rapport avec une perturbation de la santé : maladie, choc, handicap, traitements, baisse d'estime de soi…

▶ Conception de la santé et de l'environnement

Dorothea Orem définit la santé comme un état d'intégrité (holisme) pour lequel les besoins en autosoins sont satisfaits. L'homme vit en étroite interaction avec son environnement, ce dernier influence considérablement la santé. Le concept d'environnement est, ici, pris au sens large puisqu'il comprend tous les facteurs externes à l'organisme humain.

Le déficit en autosoins varie suivant la place qu'occupe l'être humain sur le continuum :

Naissance ⟷ Mort.

▶ But des soins infirmiers

Lorsqu'une personne devient dépendante du fait d'une maladie ou d'un accident, elle passe de la situation d'agent d'« autosoins » à celle de receveur d'« autosoins ». Le but des soins infirmiers est d'aider l'individu à accomplir seul ses activités d'autosoins et de l'amener à adopter une attitude responsable concernant sa santé.

D. Orem distingue trois niveaux de dispense des soins infirmiers, suivant le niveau de dépendance du client.

▶ Interventions infirmières

Sa conception de l'homme intègre sa conception des soins et des interventions infirmières. Le processus de soins comprend quatre phases :

- **1. Rassembler (récolter) des données et déterminer les problèmes de santé.**
- **2. Construire un système d'assistance infirmière** pour le patient ou pour sa famille et planifier cette assistance.
- **3. Mettre en œuvre et conduire à bon terme et contrôler les actions planifiées.**
- **4. Évaluer et ajuster le plan de soins et les actions.**

Soigner est donc un processus au cours duquel l'infirmier(e) mobilise ses capacités d'analyse, d'organisation et de décision, dans le but d'aider le patient à atteindre un niveau de santé optimal.

Le modèle de Dorothea Orem permet d'expliciter la spécificité des soins infirmiers. Une place centrale est donnée aux autosoins universels ou « soins de base ». Le processus de soins est clarifié, il implique, à niveau équivalent, le client lui-même, la famille et l'infirmier(e) et vise à aider le client dans ses prises de décisions.

Callista Roy, 1970

Sœur Callista Roy a publié les principaux éléments de son modèle en 1970 bien qu'elle ait débuté ses travaux dès 1964.

Le modèle de Callista Roy s'inspire de la théorie générale des systèmes, et sur la théorie des niveaux d'adaptation de Helson (1964), il comporte également des éléments d'analyse en termes d'interactions (école interactionniste).

Pour atteindre ses objectifs individuels, l'homme met en œuvre des processus adaptatifs internes.

▶ Conception de l'homme

La conception de l'homme, chez C. Roy, se trouve résumée en huit postulats, qui sont à la base de son modèle :

- **1. L'homme est un être bio-psychosocial.**
- **2. Il est en interaction permanente** avec un environnement changeant.

SŒUR CALLISTA ROY

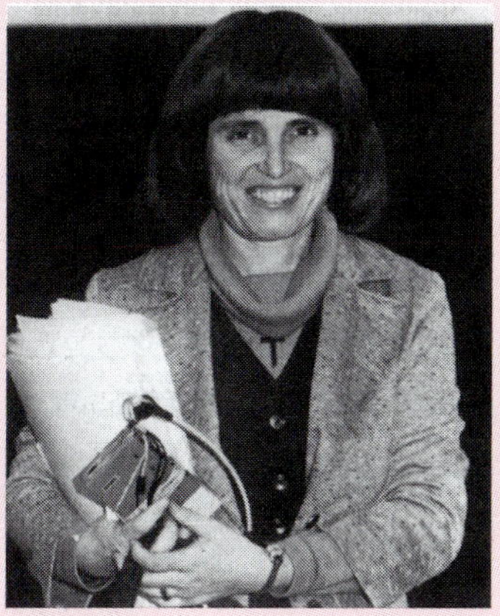

Callista Roy présente sa théorie en soins infirmiers en Europe lors de la première conférence francophone des soins infirmiers, en 1980. C'est une personnalité marquante de la profession infirmière par la qualité et la richesse de ses recherches. Son intérêt porte principalement sur les fondements scientifiques des soins infirmiers ainsi que, pour la recherche clinique, sur les soins infirmiers en neurologie.

Elle occupe actuellement un poste de chercheur à l'Institut de nursing de l'université de San Francisco, Californie.

- **3. Pour vivre en harmonie** avec un monde en évolution, l'homme a recours à des mécanismes d'adaptation innés et acquis, mécanismes d'adaptation biologique, psychologique et/ou sociale.
- **4. La santé et la maladie** sont une dimension incontournable de la vie de l'être humain.
- **5. Afin de réagir positivement à des changements dans l'environnement,** l'être humain doit s'adapter.
- **6. L'adaptation dépend du type de stimulus auquel l'individu est exposé.** Chaque personne possède son propre niveau d'adaptation, la réponse à un stimulus s'inscrira, pour chaque personne, dans le niveau d'adaptation qui lui correspond.
- **7. Le stimulus doit être suffisamment efficace** pour déclencher la réponse et permettre l'adaptation.
- **8. L'homme possède quatre modes d'adaptation :**

– besoins physiologiques ;
– image de soi, estime de soi ;
– maîtrise des rôles ;
– relations d'interdépendance.

▶ LES PROCESSUS D'ADAPTATION appartiennent toujours à l'une ou l'autre des deux catégories génériques suivantes :

- **Les mécanismes régulateurs, physiologiques, chimiques, neurologiques et endocriniens** qui préparent l'organisme aux changements de l'environnement.
- **Les mécanismes cognitifs, psychologiques** qui permettent l'adaptation émotionnelle et cognitive.

▶ CONCEPTION DE LA SANTÉ ET DE L'ENVIRONNEMENT

Selon Callista Roy, la santé est un processus ou un état pour lequel les capacités d'adaptation sont optimales. Elle donne un sens très large à l'environnement, il s'agit de l'ensemble des circonstances, situations ou événements susceptibles de modifier les comportements d'une personne ou d'un groupe.

▶ BUT DES SOINS INFIRMIERS

Callista Roy a tenté d'identifier un objectif unique et spécifique aux soins infirmiers. Le but de soins infirmiers est de promouvoir ces quatre modes d'adaptation chez la personne dans le contexte de santé ou de maladie. Elle propose un critère d'évaluation du processus d'adaptation : une réponse positive à un stimulus se traduit par la libération d'énergie, elle-même génératrice de changements.

Les soins infirmiers sont surtout centrés sur le patient qui est appelé à répondre aux stimuli présents à cause de sa position sur le continuum :

Santé ⟷ Maladie.

▶ INTERVENTIONS INFIRMIÈRES

Les interventions infirmières sont définies comme une évaluation des comportements et des facteurs qui influencent l'adaptation, une aide concrète au cours du processus adaptatif :

- **Évaluer les compétences du patient** et les facteurs qui influencent le niveau d'adaptation.
- **Aider l'être humain à utiliser des mécanismes acquis et innés** pour faire face aux changements éventuels qu'il est appelé à vivre. Lorsque l'infirmier(e) mène une intervention efficace, il/elle constate un changement de comportement évocateur d'adaptation.
- **Permettre au patient de conserver son énergie** afin qu'elle soit employée à la guérison. Afin d'évaluer les processus d'adaptation, C. Roy propose la description suivante.

I. Besoins physiologiques

1. Repos et exercice.
2. Nutrition.
3. Élimination.
4. Liquides et électrolytes.
5. Oxygène.
6. Circulation.

7. Régulation thermique, sensorielle, endocrinienne.

II. Concept de soi

1. Estime de soi.
2. Image corporelle.
3. Concept du moi en interrelation.

III. Rôles

1. Identification du rôle.
2. Comportements et attitudes en rapport avec le rôle social, familial et professionnel.
3. Attentes liées au rôle.

IV. Interdépendance

1. Amour, soutien.
2. Comportement relationnel évoquant une difficulté d'adaptation cognitive ou affective (agressivité, compétition, rivalités, aliénation...).

Ce modèle présente l'originalité d'être centré sur les concepts d'adaptation et d'environnement. Les concepts de base sont utilisés de façon identique en sciences sociales. De ce fait, il paraît plus simple pour des utilisateurs potentiels. Le modèle de C. Roy est actuellement l'un des modèles les plus utilisés, au Royaume-Uni mais aussi dans de nombreux pays d'Europe.

Nancy Roper, 1976

Le modèle de Nancy Roper appartient à la tendance existentielle, il y a prise en compte de la réalité immédiate et concrète (figure 17.1). L'être humain aspire à la réalisation de soi.

▶ Conception de l'homme et de l'environnement

L'être humain est un « système ouvert »[1] en relation permanente avec son environnement. Il s'adapte, croît, se développe, tend vers l'indépendance. Il est caractérisé par les activités qu'il entreprend. Les activités de l'homme se classent en quatre groupes :

- **1. Les activités de la vie quotidienne,** celles qui sont indispensables à la vie et dont on ne peut se passer. Ces activités permettent la satisfaction des besoins de base. N. Roper décrit 11 activités.
- **2. Les activités visant à la prévention, à l'indépendance maximale.**
- **3. Les activités visant à la recherche de confort, de bien-être physique, psychologique et social.**
- **4. Les activités de recherche et de poursuite des buts,** ainsi que des informations qui permettent de conserver son indépendance.

Elle décrit un continuum allant de la dépendance à l'indépendance pour chaque individu. Toutes les activités de la vie peuvent se situer sur cette trajectoire :

Indépendance ⟷ Dépendance.

Lorsque ces quatre activités sont possibles, l'homme peut se réaliser pleinement.

▶ But des soins infirmiers

Promouvoir l'acquisition, le maintien ou la restauration de l'indépendance maximum pour chaque patient au niveau des quatre groupes d'activités. Le diagnostic infirmier consiste à déterminer les activités prioritaires à promouvoir pour plus d'indépendance.

▶ Interventions infirmières

- **Évaluer les capacités d'indépendance de la personne.**
- **Fixer des objectifs avec le patient,** objectifs à court, moyen et long terme selon le temps dont on dispose.
- **Aider le patient à les atteindre.**
- **Évaluer le gain d'indépendance.**

Cette évaluation est réalisée en situant le patient, pour chacune des 4 activités sur l'échelle suivante :

10 ⟷ 0
Indépendance — Dépendance

« En situant, à intervalles de temps réguliers la personne sur cette échelle, et pour chaque activité, il est concrètement possible d'évaluer le niveau d'indépendance. Le soignant aura à répondre aux questions suivantes :

– Où devrait-elle être ou pourrait-elle être ?

– Comment l'aider à avancer ?

– Comment évaluer cette progression ? »

N. Roper propose l'utilisation de ce type d'évaluation pour les personnes âgées ou les personnes atteintes de maladie évolutive.

Le modèle de Nancy Roper est utilisé dans quelques pays d'Europe. Il paraît plus concret, plus accessible car il « parle » visuellement par son graphisme en forme de rosace. L'infirmier(e) voit où une zone d'autonomie est à reconquérir.

1. Système ouvert : en écologie, se dit d'un système caractérisé par des échanges constants de matière et d'énergie avec l'environnement.

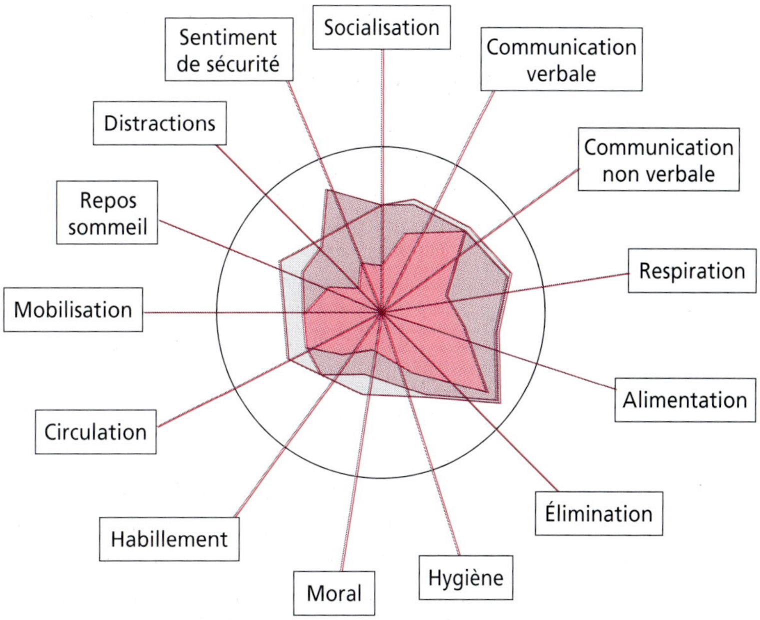

Fig. 17.1. Illustration de la théorie de N. Roper.
Grille d'évaluation du niveau d'indépendance :
– Pour chaque activité, fixer un point indiquant où le patient se situe. Relier les points entre eux, suivant une couleur (ex. : bleu, dater cette première évaluation : 5 septembre 1996).
– En utilisant une autre couleur (ex. : gris-bleu, situer pour chaque activité le gain d'autonomie souhaité et relier les points entre eux).
– À distance, réévaluer le niveau d'indépendance (ex. : gris correspondant au 5 octobre 1996) et comparer les différents graphiques.

Marjory Gordon, 1980

Marjory Gordon a pour préoccupation que les infirmier(e)s partent de cadres conceptuels de base pour conférer à la pratique infirmière le caractère scientifique qu'elle mérite.

Elle a centré ses recherches principalement sur le concept de diagnostic infirmier et s'est largement impliquée dans les travaux récents de taxonomie[1] ainsi que dans de multiples publications visant à une plus grande diffusion des connaissances infirmières.

▶ Conception de l'homme

M. Gordon adhère au concept de l'homme holistique. Cependant, elle considère que tous les êtres humains ont en commun certaines caractéristiques fonctionnelles qui contribuent à leur santé, à leur qualité de vie et à la réalisation de leurs possibilités.

Il faut comprendre le terme « fonction » comme une série de comportements au cours du temps, ces comportement, étant variables d'une personne à une autre et chez une même personne selon la culture, les valeurs, le milieu socio-économique, l'âge, la situation de santé…

La croissance et le développement de l'être humain se trouvent inscrits dans toutes les fonctions.

▶ Conception de l'environnement

Les interactions patient-environnement sont fondamentales, constantes et contribuent à la structuration de la fonction de santé de la personne.

▶ But des soins infirmiers

L'altération des fonctions de santé peut entraîner une maladie. Dans ce cas, l'identification du problème de santé relève de la compétence médicale. La maladie et son traitement peuvent, à leur tour, perturber ou altérer les fonctions de santé jusqu'alors efficientes. Les fonctions de santé peuvent également être altérées en dehors de tout contexte de maladie, c'est pourquoi le but des soins infirmiers est de :

- **Prévenir, quand cela est possible, une altération des fonctions de santé.**
- **Promouvoir les fonctions de santé et les rendre productives, créatives.**
- **Restaurer les fonctions de santé altérées.**

▶ Interventions infirmières

La description et l'évaluation des fonctions de santé permettent à l'infirmier(e) d'identifier les fonctions efficientes en termes de ressources du client, et celles qui se trouvent altérées, formulées en termes de diagnostics infirmiers. L'organisation

1. *Taxonomie* (ou *taxinomie*) : science des lois de la classification, par extension, classifications elles-mêmes.

MARJORY GORDON

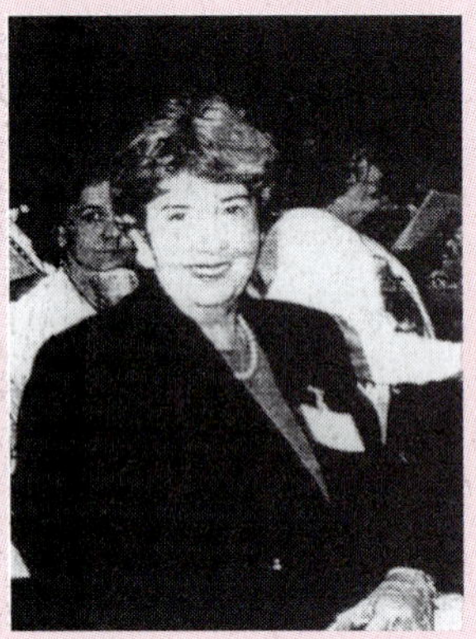

* Tous droits réservés

Âgée d'une cinquantaine d'années, M. Gordon a fait ses études d'infirmière dans l'état de New York et est diplômée depuis 1961. À la suite d'études supérieures universitaires, elle entreprend un doctorat de psychologie de l'enseignement à Boston College, Chestnut-Hill, Massachusetts. La thèse, qu'elle soutient et obtient en 1972, porte sur le raisonnement diagnostique.

M. Gordon continue d'exercer comme enseignante en soins infirmiers à Boston College, mais s'est engagée dans de nombreuses associations de recherche sur les diagnostics infirmiers. Elle est connue au plan international et ses publications sont très nombreuses. Elle est actuellement présidente de l'ANADI.

du recueil d'informations est capital pour l'évaluation de l'état de santé et la formulation des hypothèses diagnostiques.

Le schéma standard des 11 fonctions de santé facilite le recueil des données de base. Dans ce modèle, l'infirmier(e) « construit » la fonction de santé à mesure qu'il/elle recueille les informations par l'observation et l'entretien avec la personne.

Les 11 fonctions de santé sont :

1. perception et gestion de la santé ;
2. nutrition et métabolisme ;
3. élimination ;
4. activité et exercice ;
5. processus cognitifs et perceptifs ;
6. sommeil et repos ;
7. perception et conception du moi ;
8. rôle et relations ;
9. sexualité et reproduction ;
10. adaptation et tolérance au stress ;
11. valeurs et croyances.

Le modèle fonctionnel élaboré par M. Gordon est intéressant à plus d'un titre. Il propose une grille organisée de recueil de données. Simple, il est donc facilement et concrètement utilisable dans la pratique, il est le plus contemporain de la philosophie actuelle des soins infirmiers en France. Enfin, la formulation même des fonctions de santé oriente vers le concept de diagnostic et permet une identification facile des hypothèses diagnostiques à considérer.

Intérêt des modèles conceptuels

Les modèles conceptuels permettent une organisation de la pensée, ils donnent une structure pour observer et interpréter ce que nous voyons. Ils conduisent à une rationalisation dans la dispense des soins par l'identification préalable d'un problème de santé. L'approche scientifique des soins infirmiers est importante, elle permet de distinguer l'évolution des concepts, des théories de soin.

▶ POUR LES PRINCIPAUX AUTEURS CITÉS soigner c'est :

« *Placer le malade dans son environnement et utiliser celui-ci pour que la nature puisse faire son œuvre.* » (Florence Nightingale, 1859).

« *C'est promouvoir l'harmonie entre l'être humain et son environnement.* » (Martha Rogers, 1950).

« *Trouver des réponses spécifiques, aux problèmes, présentes dans une attitude positive, en insistant sur la relation soignant-soigné. Le soignant est partenaire de santé.* » (Hildegarde Peplau, 1952).

« *Conserver ou rétablir l'indépendance de l'individu de sorte qu'il puisse satisfaire lui-même et sans effort ses 14 besoins fondamentaux.* » (Virginia Henderson, 1955).

« *Établir un contrat avec le patient par un processus pensé et organisé, dirigé vers une autonomie maximum face aux changements.* » (Dorothea Orem, 1971).

« *Promouvoir l'adaptation de l'être humain en interaction constante avec un environnement changeant.* » (Callista Roy, 1974).

« *Aider la personne (système ouvert en relation avec son environnement) à progresser vers le pôle d'indépendance maximum, dans chacune de ses activités de la vie quotidienne et l'aider à y rester.* » (Nancy Roper, 1976).

▶ SOIGNER VISE À AIDER L'AUTRE VERS PLUS D'AUTONOMIE, c'est un processus qui n'est pas figé dans le temps, mais qui, au contraire, s'adapte aux besoins de la personne ainsi qu'à l'évolution du concept de santé de la population.

Les infirmier(e)s souscrivent au principe de l'équité des soins pour tous, tout en dispensant des soins individualisés.

À mesure qu'il/elle enrichit ses connaissances et ses expériences, l'infirmier(e) acquiert une maturité professionnelle qui lui permet de choisir une conception des soins, en accord avec sa philosophie des soins infirmiers.

Critique et critères de choix d'un modèle

La question de la nature des soins et les problèmes fondamentaux des soins infirmiers ont été la base de l'élaboration de tous ces modèles.

L'orientation prise par les unes ou les autres est liée au contexte dans lequel le modèle en soins infirmiers devait répondre aux problèmes de santé auxquels les infirmier(e)s étaient confrontées.

Les infirmier(e)s françaises, face à la multiplicité de ces modèles anglo-saxons, s'interrogent sur la pertinence de leur choix du modèle conceptuel de V. Henderson. En outre, dans la pratique quotidienne, la démarche de soins n'est pas utilisée ou bien pas formalisée dans le dossier de soins qui reste désespérément « vide » de l'histoire de vie de la personne. Faut-il privilégier un autre modèle en soins infirmiers ?

▶ POUR CHOISIR parmi les différentes théories en soins infirmiers, il faudrait pouvoir tous les expérimenter. Les critères de choix d'un modèle conceptuel en soins infirmiers pourraient être :

- **1. Que le modèle intègre la philosophie personnelle de l'infirmier(e),** cela suppose une réflexion d'équipe concernant les principaux concepts de soin (l'homme, l'environnement, la santé, les soins infirmiers).
- **2. Que le modèle soit approprié aux valeurs professionnelles et aux pratiques de soins en usage,** dans la communauté ou le pays considéré.
- **3. Tester son utilité et son utilisation effective sur le terrain.**
- **4. Que les concepts inhérents au modèle correspondent à des préoccupations actuelles** des soignants mais aussi d'autres disciplines.
- **5. Que le modèle s'ajuste à la représentation mentale que les patients ont des soins.**
- **6. Que le modèle soit utilisable facilement, attrayant,** et qu'il trouve une transcription rapide sur le dossier de soins (cohérence et continuité des soins).

▶ UN MODÈLE NE DOIT PAS ÊTRE RÉDUCTEUR, il doit permettre une certaine souplesse dans le recueil des données de base (autonomie de l'infirmier(e) dans sa pratique, ne pas occasionner une gêne du patient), et promouvoir la créativité des actes de soins.

Bibliographie

GORDON M. — *Diagnostics Infirmiers, Méthodes et Applications*. MEDSI Mc Graw-Hill, 1991.

OREM D. — *Soins Infirmiers : les concepts et la pratique*. Decarie Maloine, 1988.

POLETTI R. — *Les soins infirmiers : théories et concepts*. Le Centurion, 1983.

RIEHL SISCA J. — *Conceptual Models for nursing Practice*. Appleton & Lange, 1989.

ROY C. — *Introduction aux soins infirmiers, un modèle de l'adaptation*. Lamarre, 1991.

WALTER B. — *Le Savoir Infirmier*. Lamarre, 1988.

Diagnostic infirmier Approche théorique

18

Histoire des diagnostics infirmiers

▶ LE TERME DE DIAGNOSTIC INFIRMIER APPARAÎT DANS LA LITTÉRATURE INFIRMIÈRE NORD-AMÉRICAINE VERS 1950. L'histoire des diagnostics infirmiers se confond, en effet, avec l'histoire des soins infirmiers en Amérique du Nord :

- **En 1970,** l'ANA (*American Nurses Association*) publie des critères de soins intégrant l'aspect diagnostic des soins infirmiers. Aux États-Unis, ceci conduira à modifier les textes régissant la pratique infirmière.
- **En 1973,** lors de la première conférence nationale sur les diagnostics infirmiers, les participants ont retenu une liste initiale de trente-quatre diagnostics infirmiers.
- **La création de la NANDA (ANADI)[1], en 1982,** permet d'intégrer et de reconnaître le travail des infirmier(e)s canadiennes. Cette association se donne pour objectif de promouvoir les diagnostics infirmiers au moyen d'une taxinomie[2] exportable et utilisable sur le terrain.
- **En 1987, se tient au Canada la première conférence internationale d'infirmier(e)s.** Trente-six pays y sont représentés dont la France.
- **La 9e conférence internationale de l'ANADI, en 1990,** marque une étape décisive pour les soins infirmiers puisqu'une définition commune du concept de diagnostic infirmier est adoptée.

« Le diagnostic infirmier est l'énoncé d'un jugement clinique sur les réactions aux problèmes de santé actuels ou potentiels, aux processus de vie d'une personne, d'une famille ou d'une collectivité.
Les diagnostics infirmiers servent de base pour choisir les interventions de soins visant à l'atteinte des résultats dont l'infirmier(e) est responsable. » (ANADI, 1990.)

---

1. NANDA : *North American Nursing Diagnoses Association* — en français Association nord-américaine des diagnostics infirmiers — qui a donné le sigle ANADI. Cette association se réunit en conférence tous les deux ans.
2. *Taxinomie* (on dit également *taxonomie*) : voir définition page 159.

▶ UN DOUBLE PROBLÈME EXISTE CEPENDANT, POUR LES INFIRMIER(E)S FRANCOPHONES :

- **Le concept « diagnostic infirmier » reste peu développé dans les pays de langue française,** et, en France, le terme « diagnostic » a longtemps appartenu au langage médical.
- **La littérature infirmière (essentiellement anglo-saxonne)** concernant le diagnostic infirmier rencontre le problème de la traduction non seulement d'ouvrages didactiques mais également des intitulés des diagnostics infirmiers.
- **L'année 1991 marque la création de l'AFEDI[3],** Association francophone européenne des diagnostics infirmiers, dont les objectifs sont de :
  - promouvoir le concept de diagnostic infirmier dans les pays francophones ;
  - se porter garant des travaux concourant au développement des diagnostics infirmiers de langue française ;
  - participer à la recherche internationale sur les diagnostics infirmiers.

▶ LA CRÉATION DE L'AFEDI EST TRÈS STIMULANTE POUR LES INFIRMIER(E)S DE L'HEXAGONE. Beaucoup d'entre elles décident alors de prendre le « train en marche ».

▶ EN 1992, L'ANADI APPROUVE UNE LISTE DE 109 DIAGNOSTICS INFIRMIERS. En France, la reconnaissance officielle du concept de diagnostic infirmier se traduit par une modification des textes législatifs relatifs à la formation et à l'exercice de la profession d'infirmier.

Le diagnostic infirmier et la loi :

– Arrêté du 23 mars 1992 : réforme des études en soins infirmiers. Le module II, intitulé « démarche de soins », comporte l'apprentissage du concept diagnostique et des diagnostics infirmiers avec la référence de l'ANADI.

---

3. L'AFEDI est affiliée à l'ANADI.

Le diagnostic infirmier et la loi *(suite)* :

– Décret du 15 mars 1993 relatif aux actes professionnels et à l'exercice de la profession d'infirmier : article 2 « [...] *Il (l'infirmier) identifie les besoins du patient, pose un diagnostic infirmier, formule des objectifs de soins, met en œuvre les actions appropriées et les évalue...* »

De nombreux ouvrages pédagogiques sont à la disposition des enseignants et des étudiants en soins infirmiers. La plupart de ces ouvrages sont d'origine nord-américaine, leur traduction française a parfois contribué à rendre l'intitulé ou le contenu du diagnostic inopérants.

L'AFEDI est désormais seule référente quant à la traduction et la diffusion des diagnostics infirmiers et leur contenu[1], ceci devrait avoir pour effet de faciliter l'apprentissage des diagnostics infirmiers grâce à un langage commun.

L'ANADI souhaite que le travail de classification réalisé pour les diagnostics infirmiers trouve une place légitime au sein de la classification internationale des maladies.

1. Jusqu'en 1993, les intitulés des diagnostics infirmiers et leur contenu étaient du domaine public, c'est-à-dire que chacun pouvait les modifier en toute liberté. En 1993, l'ANADI a décidé de protéger son travail par un copyright : impossible de modifier quoi que ce soit sans son accord.

Concept de « diagnostic infirmier »

Il est important de comprendre la portée de la définition adoptée par l'ANADI en 1990.

« *Le diagnostic infirmier est l'énoncé d'un jugement clinique sur les réactions aux problèmes de santé actuels ou potentiels aux processus de vie d'une personne, d'une famille ou d'une collectivité.*

Les diagnostics infirmiers servent de base pour choisir les interventions de soins visant à l'attente des résultats dont l'infirmier est responsable. »

Nous allons reprendre chaque terme de cette définition afin de mieux la comprendre.

Le diagnostic infirmier... les diagnostics infirmiers

Lorsque ce terme est utilisé au singulier, il fait référence au concept en général, si nous utilisons la forme plurielle, nous faisons référence aux différents diagnostics de la taxonomie.

Énoncé d'un jugement clinique

▶ LE DIAGNOSTIC INFIRMIER EST LE RÉSULTAT D'UN PROCESSUS DE RAISONNEMENT, la conclusion d'une analyse réalisée en plusieurs étapes à partir d'un ensemble complexe de données (figure 18.1) :

- **Reconnaître un ou plusieurs signes ou indices.**
- **Poser des hypothèses diagnostiques.**
- **Rechercher des signes additionnels.**
- **Éliminer les diagnostics infirmiers inappropriés.**
- **Conserver les diagnostics infirmiers opérants.**

▶ ÉNONCÉ **:** qui s'exprime selon une terminologie précise.

Réactions aux problèmes de santé ou au processus de vie

La définition nous éclaire sur la nature du diagnostic infirmier, il décrit « les réactions à » : la façon dont la personne intègre et gère les modifications intervenues dans sa situation de santé ou dans sa vie.

La situation de santé peut s'exprimer en terme de problème ou en terme de niveau de santé. Les réactions peuvent être d'ordre physiologique ou comportemental (le problème est assimilable à un stimulus, la réaction est une réponse).

- **Exemple 1 :** Mlle B., 32 ans vient d'apprendre qu'elle est diabétique. Elle se refuse à l'admettre et ne modifie pas son mode de vie. L'infirmier(e) qui la prend en charge en hôpital de jour, formule les hypothèses diagnostiques suivantes :

– déni non constructif ;

– incapacité de s'adapter à un changement dans l'état de santé.

On le voit ici, ces deux hypothèses sont bien des réactions, elles sont différentes d'un diagnostic médical et ne peuvent s'y substituer.

- **Exemple 2 :** Mme G., mariée depuis un an, envisage la venue d'un enfant. Elle se rend à l'infirmerie de médecine du travail pour connaître les conséquences du tabac pendant la grossesse et

les moyens d'arrêter de fumer. L'infirmier(e) évoque les diagnostics infirmiers suivants :
– manque de connaissances ;
– recherche d'un meilleur niveau de santé.

Ici, il n'existe pas de problème de santé, le diagnostic exprime la volonté, la préoccupation de la personne de modifier son comportement dans le sens d'un niveau supérieur de santé.

Pour l'infirmier(e), le diagnostic infirmier est un outil utile dans tous les domaines d'exercice professionnel, que ce soit en milieu hospitalier, au secteur de soins extrahospitalier, en milieu scolaire, pénitentiaire…

Actuels ou potentiels

Potentiel signifie « qui existe en puissance ».

Le diagnostic infirmier potentiel énonce une altération dans l'état de santé qui pourrait survenir en l'absence de soins préventifs. Il exprime une réaction attendue probable ou possible en l'absence d'intervention de l'infirmier(e) (ou de l'équipe de soins).

Les diagnostics infirmiers potentiels s'expriment le plus souvent en terme de : « risque de… »[1].

Exemple : Mme H. habite un pavillon avec un étage muni d'un escalier en colimaçon, elle envisage son retour chez elle après un séjour prolongé à l'hôpital suite à une intervention au niveau de la hanche droite (pose de prothèse). L'infirmière qui a pris en charge Mme H., évoque le diagnostic infirmier : « risque d'accident ».

Choisir les interventions de soins

▶ L'INFIRMIER(E) DOIT EXCLURE DE SON CHAMP D'INTERVENTION CE QUI EST DU RESSORT DE LA PRATIQUE MÉDICALE : « *On ne peut appeler diagnostics infirmiers, les jugements liés à l'observation des manifestations de la maladie ou aux traitements. La terminologie pathologique est parfaitement adaptée. Il serait ridicule de renommer une pathologie dans le cadre du diagnostic infirmier alors qu'elle ne peut être soignée que dans le cadre de proto-*

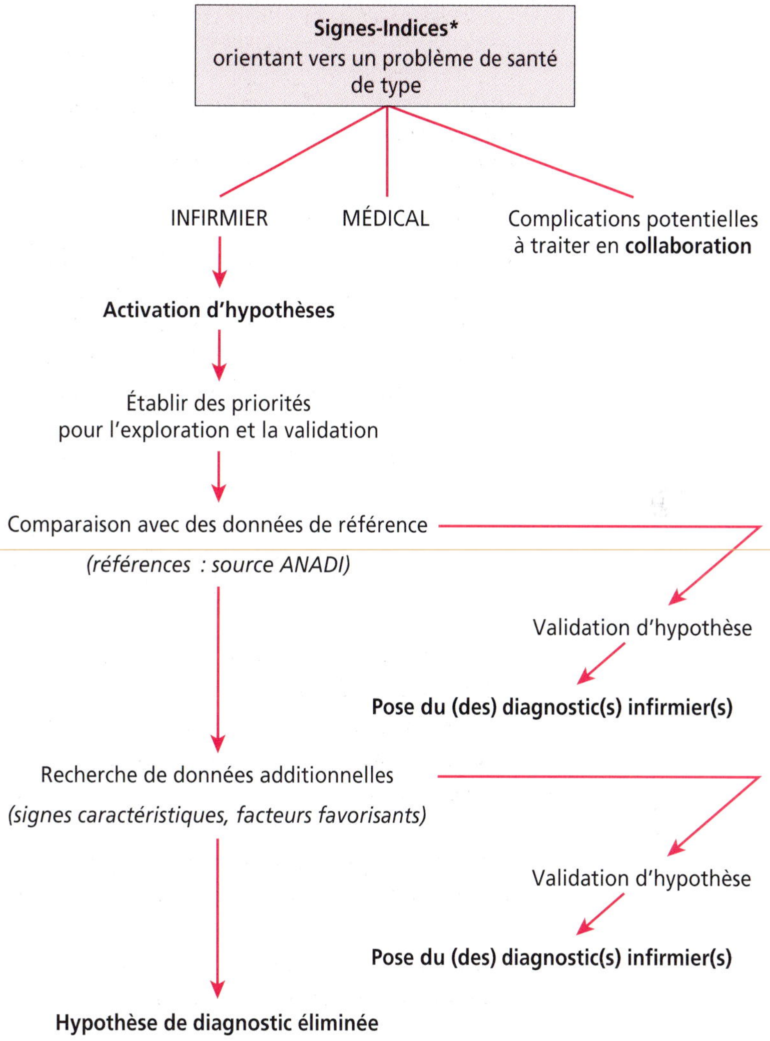

* indice : élément d'information isolé susceptible d'influencer le raisonnement, il invite à rechercher des données additionnelles.

Fig. 18.1. Le raisonnement diagnostique.

coles médicaux. À l'évidence, toute l'activité de l'infirmière ne peut pas s'intégrer dans des diagnostics infirmiers. » (d'après M. Gordon, *Diagnostic Infirmier, méthodes et applications*. MEDSI, McGaw-Hill, 1991).

▶ L'INFIRMIER(E) DOIT POUVOIR SE SITUER ET CONNAÎTRE LES LIMITES DE SON CHAMP D'INTERVENTION.

Exemple 1 : Le diagnostic infirmier posé est : *« Altération de l'élimination intestinale liée à une modification subite de l'alimentation se manifestant par une absence de selles depuis 3 jours ».*

1. ANADI, 1996 : dans un souci d'harmonisation avec la classification internationale des maladies, l'ANADI a décidé que les diagnostics infirmiers précédemment libellés sous la forme *« Risque élevé de… »* s'écriront désormais *« Risque de… »*.

L'infirmier(e) est effectivement habilité(e) à poser ce diagnostic, il/elle est compétent(e) pour choisir les soins appropriés et les mettre en œuvre.

- **Exemple 2 :** Le diagnostic infirmier posé est : *« Altération de l'élimination intestinale liée à une déshydratation et un décubitus prolongé au lit se manifestant par un ballonnement intestinal, des nausées et une absence de selles depuis 8 jours. »*

L'infirmier(e) est habilité(e) à identifier ce problème de santé mais non à le traiter seule, puisqu'il/elle risque de prendre une initiative (examen radiologique, bilan sanguin, recherche de signes physiopathologiques) qui ne relève plus de ses compétences mais de la compétence médicale.

Visant à l'atteinte des résultats dont l'infirmier(e) est responsable

Seul(e) l'infirmier(e) a compétence pour poser un diagnostic infirmier.

▶ LE TERME « RESPONSABLE » doit être envisagé suivant trois aspects :

- **Une responsabilité « morale »** envers la personne soignée, qui mérite toute son attention et ses soins.
- **Une responsabilité professionnelle** envers le corps infirmier qu'elle représente et les usagers des services de soins.
- **Une responsabilité juridique :** puisque le décret du 15 mars 1993 le stipule, l'infirmier(e) se doit d'identifier, le cas échéant, un problème de santé, de poser un diagnostic infirmier et choisir les interventions de soins nécessaires.

Il/elle peut être tenu(e) pour responsable si il/elle a négligé de mettre en œuvre des soins infirmiers qui relèvent de son rôle propre ou si les soins prodigués n'étaient pas appropriés à l'état de santé de la personne.

Il/elle est **juridiquement responsable des moyens mis en œuvre**[1] mais en revanche, elle ne peut être tenue responsable de la bonne évolution ou de la détérioration de l'état d'une personne malgré la mise en œuvre de soins appropriés (*exemple* : dispositif anti-escarre, protocole de changements de position, hydratation... : malgré tout cela, la personne développe une escarre fessière).

Cela signifie également que, seul(e) l'infirmier(e) a compétence pour poser un diagnostic infirmier. D'autres soignants peuvent par leurs observations ou leurs actions aider à l'identification du diagnostic, au choix des interventions nécessaires (dans le cadre de la collaboration) (figure 18.1).

1. L'infirmier(e), comme le médecin, a une obligation de moyens, non de résultat. Sa responsabilité pourra être engagée chaque fois que les moyens (les soins) seront jugés insuffisants, inappropriés, dommageables.

Composantes du diagnostic infirmier

Typologie des diagnostics infirmiers

▶ DIAGNOSTIC INFIRMIER RÉEL

Il décrit des réactions humaines à un problème de santé ou aux processus de vie pour lesquels les caractéristiques déterminantes (signes ou indices affectés au diagnostic) sont présentes et retrouvées chez la personne soignée (la famille ou la collectivité).

La présence des **caractéristiques déterminantes** valide le choix diagnostique de l'infirmier(e).

▶ DIAGNOSTIC INFIRMIER CENTRÉ SUR LE BIEN-ÊTRE (LA SANTÉ)

Il décrit des réactions humaines d'une personne (d'une famille ou d'une collectivité), en santé et qui souhaite évoluer vers un niveau supérieur de santé.

▶ DIAGNOSTIC INFIRMIER DE RISQUE

Il décrit des réactions humaines à des problèmes de santé (ou aux processus de vie) qui peuvent survenir chez la personne, la famille ou la collectivité. Il constitue, par conséquent, un diagnostic infirmier potentiel.

L'infirmier(e) ne retrouve généralement pas de caractéristiques déterminantes mais identifie dans l'histoire de vie de la personne des **facteurs de risque.**

▶ DIAGNOSTIC INFIRMIER POSSIBLE

Énoncé diagnostique décrivant un problème de santé que l'on soupçonne, pour lequel les données actuelles sont insuffisantes ou absentes, et donc qu'il s'agira d'explorer. C'est une éventualité pour laquelle la recherche d'indices est indispensable. Il sera également classé, jusqu'en fin d'analyse, parmi les diagnostics infirmiers potentiels.

● **Les diagnostics infirmiers possibles peuvent être des diagnostics prévalents :** la probabilité de leur apparition est élevée compte tenu de l'état de santé de la population fréquentant un même lieu de soins. Les diagnostics infirmiers prévalents peuvent être listés pour une unité de soins spécifique, leurs signes colligés sous la forme d'une liste de pointage (check-list, puis comparaison des signes personne/check-list).

Composantes du diagnostic infirmier

Il comporte un titre et une définition.

▶ TITRE

Il s'agit de l'un des titres retenus et approuvés en 1992 dans la taxinomie de l'ANADI. Actuellement 107 titres sont disponibles. Lors de l'élaboration de la taxinomie, l'ANADI a choisi un classement par niveau d'abstraction.

● **Un premier niveau d'abstraction** est défini à l'aide des **9 concepts** suivants :

1. Échanges.
2. Communication.
3. Relations.
4. Valeurs.
5. Choix.
6. Mouvement.
7. Perceptions
8. Connaissances
9. Sensations et sentiments

● Cependant, ceux-ci ne peuvent permettre d'identifier objectivement un problème de santé chez la personne, puisque le concept n'est ni descriptible, ni mesurable à l'aide de caractéristiques. **Il existe, de ce fait, des niveaux d'abstraction successifs,** du plus « conceptuel » au plus « opérationnel » sur le terrain clinique.

Exemple :

7. **Perceptions**

7.1.1 Perturbation de l'image corporelle
7.1.2 Perturbation de l'estime de soi
7.1.2.1 Perturbation chronique de l'estime de soi
7.1.2.2 Perturbation situationnelle de l'estime de soi
7.1.3 Perturbation de l'identité personnelle
7.2 Altération de la perception sensorielle
7.2.1.1 Négligence de l'hémicorps
7.3.1 Perte d'espoir
7.3.2 Sentiment d'impuissance

▶ DÉFINITION

Elle explicite le sens du diagnostic infirmier. Elle donne une signification précise qui permet de différencier les diagnostics infirmiers entre eux, en particulier lorsque l'infirmier(e) hésite entre des diagnostics de sens voisin, de concept proche.

Exemple : « risque d'automutilation », risque élevé de se blesser, sans intention de se tuer.

Énoncé d'un diagnostic

▶ LE DIAGNOSTIC RÉEL s'exprime généralement en trois parties, sous la forme PES, c'est-à-dire : **P**/Problème, **E**/Étiologie, **S**/Signes.

● **P/Problème :** il s'agit du titre du diagnostic infirmier tel qu'il est donné par l'ANADI.

● **E/Étiologie.** Il s'agit des facteurs favorisants[1]. Ce sont des éléments, des événements qui ont provoqué ou contribué à la survenue du problème de santé. Ils résument les causes de rupture d'équilibre de l'état de santé, donc la source du diagnostic infirmier. Ils sont généralement introduits par les termes suivants : « lié à..., associé à..., consécutif à... ».

Exemple : P/Problème : Constipation (1.3.1.1) — E/Facteurs favorisants : grossesse. On dira : « constipation liée à une grossesse... ».

● **S/Signes.** Plus couramment intitulés *caractéristiques*. Une caractéristique peut être :

– *Essentielle* : lorsqu'elle doit absolument être retrouvée pour valider l'hypothèse diagnostique considérée.

– *Majeure* : lorsqu'elle a été retrouvée dans plus de 80 % des cas cliniques ayant servi de base pour identifier le diagnostic et l'inclure dans la taxinomie des diagnostics infirmiers ANADI. Quand elle est retrouvée, cette caractéristique tend à confirmer l'hypothèse diagnostique considérée.

– *Mineure* : il s'agit d'une caractéristique qui a été retrouvée dans 50 % à 79 % des cas cliniques ayant servi de base pour identifier le diagnostic et l'inclure dans la taxinomie des diagnostics infirmiers ANADI.

Cette caractéristique, souvent de type subjectif, complète généralement le tableau clinique. N'étant

1. Les termes « *facteurs favorisants* » ont été retenus, mais on retrouvera également dans la littérature : facteurs d'influence ou facteurs d'étiologie.

pas toujours présente, elle ne peut ni confirmer, ni infirmer un diagnostic infirmier, elle s'ajoutera aux caractéristiques précédentes.

Les caractéristiques permettent à l'infirmier(e) d'effectuer une analyse comparative entre les données retrouvées chez la personne soignée, et les données de référence. C'est ce qui est observable, mesurable, perceptible chez la personne soignée. Ce sont également les mots que la personne soignée a elle-même utilisés.

Les caractéristiques sont généralement introduites par « se manifestant par… ».

Exemple : *« Constipation liée à la grossesse, se manifestant par :*

– des efforts lors de la défécation ;

– une diminution de la fréquence des selles (1 selle tous les 4 jours) ;

– des douleurs lors de l'émission de selles ».

Les caractéristiques nous aident à :

- identifier dans quel concept générique nous nous trouvons, pour choisir des hypothèses diagnostiques et les activer ;

- infirmer certaines hypothèses ;

- choisir le diagnostic infirmier approprié lorsque deux diagnostics infirmiers de sens voisin s'offrent à notre champ d'investigation (diagnostic différentiel) ;

- cibler, à l'aide d'objectifs, les signes qu'il faut faire disparaître afin d'améliorer l'état de santé.

Attention : lors du choix initial d'hypothèses diagnostiques, être vigilant quant à la priorité du problème de santé à traiter. Il s'agit non des priorités que l'infirmier(e) définit selon des critères personnels, mais dans le sens de priorité pour la personne soignée.

▶ LE DIAGNOSTIC INFIRMIER DE « RISQUE » **:** il s'exprime en deux parties : un titre et des facteurs de risque :

- **Le titre :** l'intitulé d'un diagnostic de risque commence toujours par : Risque de → Risque d'accident…

- **Les facteurs de risque :** éléments ou événements physiologiques, psychologiques, cliniques, génétiques, environnementaux qui rendent une personne, une famille ou une collectivité particulièrement vulnérable face à un problème de santé.

Exemple : *« Risque d'accident lié à un espace de vie non adapté au handicap de la personne soignée ».*

Confusions à éviter

▶ CONFUSION ENTRE DIAGNOSTIC MÉDICAL ET DIAGNOSTIC INFIRMIER

– *« Diabète insulinodépendant nécessitant une surveillance triquotidienne de la glycémie »* : diagnostic médical assorti d'une prescription médicale.

– *« Problème lié à la sonde gastrique qui nécessite une surveillance de la position, de la fixation et des soins spécifiques »* : énumération de la surveillance et des soins issus d'une prescription médicale, donc en rapport avec le rôle infirmier sur prescription : ne doit pas être retrouvé même en termes d'action au sein d'un diagnostic infirmier.

– *« Accident vasculaire cérébral qui nécessite des soins d'hygiène corporels »* : diagnostic médical assorti de soins infirmiers relevant du rôle propre.

▶ CONFUSION ENTRE RÔLE PROPRE ET PROBLÈME À TRAITER EN COLLABORATION MÉDECIN-INFIRMIER(E)

Les problèmes traités en collaboration sont directement ou indirectement liés à la pathologie dont souffre le malade, il s'agit de :

– surveiller l'évolution de la maladie (signes, symptômes, examens…) ;

– dépister les complications liées à la maladie ;

– surveiller l'état général de la personne ;

– s'assurer de la prise des traitements ;

– dépister les complications liées aux traitements ;

– surveiller l'efficacité des traitements.

Exemple : M. C. est alité suite à une intervention chirurgicale sur le genou droit (pose de prothèse). Le dépistage des complications thrombo-emboliques constitue un problème de santé à traiter en collaboration. Pour ces problèmes, il est utile de se doter de **protocoles de soins** qui facilitent la collaboration effective et conduisent à une meilleure efficacité.

▶ ÉNONCÉ D'UN DIAGNOSTIC À L'AIDE D'INTERPRÉTATIONS SUBJECTIVES

– Perturbation de la dynamique familiale liée au faible quotient intellectuel de la mère.

– Stratégie d'adaptation défensive liée à l'obstination du patient qui refuse sa sonde à oxygène : le patient est alcoolique.

Se méfier du jugement de valeur porté sur un patient : il sera plus difficile d'obtenir sa participation, lors de la mise en œuvre des actions, ou la compréhension de la nécessité de certains soins.

Tableau 18.1. Diagnostics infirmiers approuvés par l'ANADI

Cette liste représente les diagnostics infirmiers approuvés par l'ANADI pour l'usage clinique et la validation. Ils ont été révisés lors de la 14e conférence biennale d'avril 2000.

Accident (risque d'–)
Alimentation déficiente
Alimentation excessive
Alimentation (risque d'– excessive)
Alimentation (mode d'– inefficace chez le nouveau-né / nourrisson)
Allaitement maternel efficace
Allaitement maternel inefficace
Allaitement maternel interrompu
Angoisse face à la mort
Anxiété
Attachement (risque de perturbation de l'– parent-enfant)
Automutilation
Automutilation (risque d'–)

Bien-être spirituel : motivation à s'améliorer
Blessure (risque de – en péri-opératoire)

Capacité adaptative intracrânienne diminuée
Chagrin chronique
Champ énergétique perturbé
Chute (risque de –)
Communication verbale altérée
Comportement chez le nouveau-né / nourrisson (organisation – : réceptivité à progresser)
Comportement chez le nouveau-né / nourrisson (désorganisation –)
Comportement chez le nouveau-né / nourrisson (risque de désorganisation –)
Conflit décisionnel
Confusion aiguë
Confusion chronique
Connaissances insuffisantes
Constipation
Constipation (pseudo –)
Constipation (risque de –)
Croissance (retard de la – et du développement)
Croissance (risque de – anormale)

Débit cardiaque diminué
Dégagement inefficace des voies respiratoires
Déglutition (troubles de la –)
Déni non constructif
Dentition altérée
Détresse spirituelle
Détresse spirituelle (risque de –)
Deuil anticipé
Deuil dysfonctionnel
Développement (risque de retard du –)
Diarrhée
Douleur aiguë
Douleur chronique
Dynamique familiale dysfonctionnelle : alcoolisme
Dynamique familiale perturbée
Dysfonctionnement neuro-vasculaire (risque de – périphérique)
Dysréflexie autonome
Dysréflexie (risque de – autonome)
Échanges gazeux perturbés
Élan vital (perte d'–)
Élimination urinaire altérée
Entretien inefficace du domicile
Errance
Espoir (perte d'–)
Estime de soi (diminution chronique de l'–)
Estime de soi (diminution situationnelle de l'–)
Estime de soi (risque de diminution situationnelle de l'–)

Fatigue
Fausse route (risque de –)

Hyperthermie
Hypothermie

Identité personnelle perturbée
Image corporelle perturbée
Immobilité (risque de syndrome d'–)
Inadaptation à un changement dans l'état de santé
Inadaptation à un changement de milieu (syndrome d'–)
Inadaptation à un changement de milieu (risque de syndrome d'–)
Incontinence fécale
Incontinence urinaire à l'effort
Incontinence urinaire complète
Incontinence urinaire fonctionnelle
Incontinence urinaire par besoin impérieux
Incontinence urinaire (risque d'– par besoin impérieux)
Incontinence urinaire réflexe
Infection (risque d'–)
Intégrité de la peau (atteinte à l'–)
Intégrité de la peau (risque d'atteinte à l'–)
Intégrité des tissus (atteinte à l'–)
Interactions sociales perturbées
Interprétation erronée de l'environnement (syndrome d'–)
Intolérance à l'activité
Intolérance à l'activité (risque d'–)
Intoxication (risque d'–)
Irrigation tissulaire inefficace
Isolement social

Loisirs (activités de – insuffisantes)

Maintien inefficace de l'état de santé
Marche (difficulté à la –)
Mécanismes de protection inefficaces
Mémoire (troubles de la –)

▶

Tableau 18.1. Diagnostics infirmiers approuvés par l'ANADI (suite)

Cette liste représente les diagnostics infirmiers approuvés par l'ANADI pour l'usage clinique et la validation. Ils ont été révisés lors de la 14e conférence biennale d'avril 2000.

Mobilité physique réduite
Mobilité réduite au lit
Mobilité réduite en fauteuil roulant
Muqueuse buccale (atteinte de la –)

Nausée
Négligence de l'hémicorps
Non-observance

Opérations de la pensée perturbées

Perception sensorielle (troubles de la –)
Peur
Post-traumatique (syndrome –)
Post-traumatique (risque de syndrome –)
Prise en charge efficace du programme thérapeutique
Prise en charge inefficace du programme thérapeutique
Prise en charge inefficace du programme thérapeutique par la famille
Prise en charge inefficace du programme thérapeutique par une collectivité

Réaction allergique au latex
Réaction allergique au latex (risque de –)
Recherche d'un meilleur niveau de santé
Respiration (mode de – inefficace)
Respiration spontanée altérée
Rétablissement post-opératoire retardé
Rétention urinaire
Rôle (exercice du – perturbé)
Rôle de l'aidant naturel (tension dans l'exercice du –)
Rôle de l'aidant naturel (risque de tension dans l'exercice du –)
Rôle parental (conflit face au –)
Rôle parental (exercice du – perturbé)
Rôle parental (risque de perturbation dans l'exercice du –)

Sentiment d'impuissance
Sentiment d'impuissance (risque de –)
Sentiment de solitude (risque de –)
Sevrage de la ventilation (intolérance au –)
Sexuel (dysfonctionnement –)
Sexuelles (habitudes – perturbées)
Soins personnels (déficit de – : s'alimenter)
Soins personnels (déficit de – : se laver / effectuer ses soins d'hygiène)
Soins personnels (déficit de – : se vêtir / soigner ses apparences)
Soins personnels (déficit de – : utiliser les toilettes)
Sommeil (habitudes de – perturbées)
Sommeil (privation de –)
Stratégies d'adaptation d'une collectivité : motivation à s'améliorer
Stratégies d'adaptation défensives
Stratégies d'adaptation familiale : motivation à s'améliorer
Stratégies d'adaptation familiale compromises
Stratégies d'adaptation familiale invalidantes
Stratégies d'adaptation inefficaces
Stratégies d'adaptation inefficaces d'une collectivité
Suffocation
Suicide (risque de –)

Température (risque de – corporelle anormale)
Thermorégulation inefficace
Transfert (difficulté lors d'un –)
Trauma (risque de –)
Traumatisme de viol (syndrome du –)
Traumatisme de viol (syndrome du – : réaction mixte)
Traumatisme de viol (syndrome du – : réaction silencieuse)

Violence (risque de – envers les autres)
Violence (risque de – envers soi)
Volume liquidien (déficit de –)
Volume liquidien (excès de –)
Volumes liquidiens (risque de déficit des –)
Volumes liquidiens (risque de déséquilibre des –)

▶ « Je n'ai pas de diagnostic infirmier, que faire ? »

Si l'on ne peut, à ce jour, formuler un diagnostic infirmier, il faut :

- recueillir et classer par écrit les informations qui « pleuvent » souvent sur l'infirmier(e) ;
- s'interroger sur la pertinence de notre analyse ;
- faire appel aux compétences d'un(e) collègue infirmier(e) ;
- admettre que parfois la situation (court séjour) ne peut pas être analysée ;
- admettre que certains patients refusent tout soin autre que sur prescription.

Conclusion

Le concept « diagnostic infirmier » est en pleine évolution. Ce sont principalement ses utilisateurs, les infirmier(e)s, qui peuvent en faire un outil dynamique et approprié à leur pratique quotidienne. Il connaît cependant des limites (voir chapitre 5, « Approche psychologique », page 35).

Bibliographie

ANADI — *Diagnostics infirmiers. Définitions et classifications 2001-2002*, Masson, 2002.

CHARRIER J., RITTER B. — *Le Plan de Soins guide. Un support du diagnostic infirmier. Élaboration et mise en œuvre*. Masson, 1999.

DOENGES E., MOORHOUSE M.F. — *Diagnostics infirmiers et interventions. Guide pratique*. InterEditions, 1994, 2e édition.

GORDON M. — *Diagnostics Infirmiers. Méthodes et applications*. MEDSI McGraw-Hill, 1991.

HEREDIA-GATEAU D. et collaborateurs — *Soins infirmiers en psychiatrie, rôle propre et cas concrets*. Heures de France, 1998.

LEFÈBVRE M., DUPUIS A. — *Le jugement clinique en soins infirmiers*. InterEditions, 1993.

LENG M.C., DUQUESNES F. — *Stratégies des soins : diagnostics infirmiers. Objectifs, interventions, résultats*. Pradel, 1995, 3e édition.

MARCHAL A., PSIUK T. — *Le diagnostic infirmier : du raisonnement à la pratique*. Lamarre, 1995.

MCCLOSKEY J.C. — *Classification des interventions de soins infirmiers CISI-NIC*. Masson, 2000.

MCFARLAND G.K., WASLI E.L., GERETY E.K. —*Santé mentale, démarche de soins et diagnostics infirmiers*. Masson, 1999.

MINISTÈRE DE LA SANTÉ ET DE L'ACTION HUMANITAIRE — La démarche pédagogique pour l'apprentissage et l'enseignement des diagnostics infirmiers. *Guide du service infirmier*, série soins infirmiers n° 15, *BO* 93 2*bis* février 1993.

PASCAL A., FRÉCON VALENTIN E. — *Diagnostics infirmiers, interventions et résultats*. Masson, 2003.

Démarche de soins, diagnostic infirmier : cas concrets

19

Introduction

Ce chapitre a pour but de montrer ce qu'est « en pratique » la démarche diagnostique utilisée par l'infirmier(e) au quotidien. Cette démarche est indispensable à l'identification des problèmes de santé et à leur résolution. Elle requiert des capacités d'analyse et une rigueur dans la méthode.

Nous allons illustrer cette démarche en nous appuyant sur trois cas concrets :

- **Cas concret n° 1 :** M. G. Illustration de la méthodologie de la démarche diagnostique, selon le modèle conceptuel de Virginia Henderson.
- **Cas concret n° 2 :** Mlle N. Illustration d'un cas concret en santé mentale à l'aide d'un modèle conceptuel différent du premier cas, le modèle conceptuel de Marjory Gordon.
- **Cas concret n° 3 :** Mlle I. Erreur de diagnostic liée à la mauvaise utilisation des données, démonstration de la nécessaire pertinence du diagnostic pour traiter efficacement le problème de santé.

Cas concret : M. G.

Nous avons choisi d'organiser les données de ce cas concret selon le modèle conceptuel de Virginia Henderson basé sur l'exploration des 14 besoins fondamentaux (BF) de l'homme.

Ce modèle est le plus connu, le plus enseigné et le plus utilisé dans tous les secteurs où se pratiquent les soins infirmiers.

En outre, il est recommandé par le ministère de la Santé pour l'apprentissage de la démarche diagnostique (Le Guide Infirmier n° 15, *Journal officiel de la direction des hôpitaux*).

Présentation du cas concret

M. G., 69 ans, est admis en service de médecine pour monoplégie du membre supérieur gauche, sans accès hypertensif. Il est marié et père de deux enfants (une fille de 51 ans et un fils de 47 ans) qui habitent le même département. M. G. est à la retraite depuis 8 ans. Antécédents médicaux :

– hypertension artérielle depuis 1978, traitée ;

– diabète non insulinodépendant depuis 6 ans, traité et équilibré.

Recueil d'informations

Le recueil est réalisé au 2e jour de son hospitalisation, les termes évocateurs d'un problème de santé y sont soulignés.

BF 1 : Respirer

– fréquence respiratoire 17/min ;

– ne fume plus depuis 10 ans ;

– absence de toux ou d'expectorations.

BF 2 : Boire et manger

– régime hypoglucidique à 180 g d'hydrates de carbone, bien suivi, son médecin traitant est satisfait de lui ;

– poids : 69 kg pour 1,72 m ;

– bon état dentaire, muqueuse buccale normale ; prothèse dentaire mâchoire supérieure ;

– aime tout, n'est pas difficile ;

– boit 1,5 L/24 h, prend généralement de l'eau ou du thé, un verre de vin le midi et le soir ;

– à l'hôpital, boit peu (moins d'1 L/24 h) par peur de renverser les liquides sur ses vêtements ;

– est gaucher, dit « … qu'avant la monoplégie je n'avait aucune difficulté pour s'alimenter, maintenant c'est toute une histoire !… » ;

– a des difficultés pour porter les aliments à sa bouche.

BF 3 : Éliminer

– va régulièrement à la selle tous les 2 jours;

– diurèse : 7 à 8 mictions normales par jour;

– actuellement préfère utiliser l'urinal la nuit.

BF 4 : Se mouvoir, maintenir une bonne posture

– *monoplégie flasque du membre supérieur gauche, avec très faible récupération de motricité, absence de récupération de sensibilité à ce jour;*

– la rééducation a débuté hier en service de kinésithérapie;

– peut se lever de son lit et se recoucher seul;

– effectue les gestes quotidiens sans difficulté *à l'exception de ceux nécessitant une dextérité de la main gauche;*

– se promène souvent dans les couloirs « pour garder la forme », son bras gauche maintenu en écharpe;

– souhaite récupérer et quitter rapidement l'hôpital.

BF 5 : Dormir

– dort 9 heures par nuit, s'endort facilement;

– s'éveille vers 6 h 30 du matin et 1 fois dans la nuit pour uriner;

– fait une sieste d'une heure, l'après-midi.

BF 6 : Se vêtir, se dévêtir

– aime être vêtu décemment;

– vêtements personnels gérés par sa femme (comme à la maison);

– peut se vêtir seul, cela lui demande plus de temps en particulier pour enfiler les manches.

BF 7 : Maintenir la température du corps dans les limites de la normale

– craint toujours les courants d'air, protège son cou et ses épaules;

– porte un gilet la journée et des chaussettes;

– température : 37,3 °C.

BF 8 : Être propre, soigné et protéger ses téguments

– aime se sentir propre;

– sa femme entretient sa prothèse dentaire le soir et la lui pose sur la table de nuit;

– se brosse les dents matin et soir après les repas;

– chez lui prend généralement une douche le matin;

– actuellement, fait sa toilette au lavabo, se lave seul le visage, le cou, le thorax, fait sa toilette intime, *ne peut se laver le bras droit et l'aisselle droite, le dos et les pieds. Préférerait prendre une douche.*

BF 9 : Éviter les dangers

– a toujours observé les prescriptions médicales;

– est à jour dans ses vaccinations;

– la vie familiale est une condition essentielle à son équilibre mental.

BF 10 : Communiquer avec ses semblables

– audition et vue sont bonnes;

– aime discuter, vocabulaire riche et imagé;

– reçoit de nombreuses visites, a beaucoup d'amis;

– discute volontiers avec d'autres patients dans les couloirs.

BF 11 : Agir selon ses valeurs et ses croyances

– *ne supporte pas l'inactivité d'une manière générale;*

– participer à la vie collective est un besoin autant qu'un devoir selon lui.

BF 12 : S'occuper en vue de se réaliser

– participe à la gestion d'une bibliothèque;

– membre actif d'une société mutualiste, il organise les voyages des adhérents;

– souhaite rapidement retrouver ses activités.

BF 13 : Se récréer

– aime le jardinage, mais reste prudent à cause de son diabète;

– a toujours beaucoup lu, sa femme lui apporte des livres.

BF 14 : Apprendre

– aime s'informer et être informé. Écoute la radio, lit les journaux.

Synthèse du cas de M. G.

M. G. a perdu la mobilité de son bras gauche, ce qui perturbe ses habitudes de vie et engendre une perte d'autonomie.

La monoplégie est une atteinte pathologique sur laquelle l'infirmier(e) ne peut agir de sa propre initiative. En revanche, les conséquences de la monoplégie sur la santé et les habitudes de vie de M. G. relèvent de la compétence de l'infirmier(e) qui est légalement habilité(e) à en assurer la responsabilité et la charge.

Nous ne savons pas de quel ordre sera la récupération pour M. G., donc nos objectifs et nos actions devront tenir compte d'un court terme certain et d'un long terme incertain.

Dans l'hypothèse d'absence de progrès, il faudra avoir en tête que M. G. peut devenir agressif, impatient, dépressif : ce qui peut constituer un problème de santé potentiel à évaluer dans le cadre de la prise en charge de M. G.

Démarche diagnostique

Compte tenu des données globales du recueil d'informations et de la synthèse effectuée précédemment :

Définir le champ des diagnostics possibles

Nous pressentons intuitivement que, pour M. G., la mobilité est un problème pour conserver son indépendance et réaliser certaines activités de la vie quotidienne.

▶ POUR RAISONNER À PARTIR DE DONNÉES OBJECTIVABLES :

- **Premièrement**, je recherche le terme mobilité dans la taxinomie des diagnostics de l'ANADI, il ne s'y trouve pas; mais je retrouve le concept « mouvement ».
- **Deuxièmement**, je regarde sa définition : changer la position du corps ou de l'une de ses parties.

Le concept « mouvement » correspond bien au problème prioritaire de santé de M. G., je peux maintenant rechercher des hypothèses diagnostiques qui se réfèrent à ce concept, puis à d'autres.

À partir de la définition de chacun des diagnostics, de ses caractéristiques déterminantes majeures ou mineures et des facteurs d'étiologie, nous pourrons infirmer ou confirmer les hypothèses diagnostiques, et les hiérarchiser.

Poser des hypothèses diagnostiques

▶ POUR LES DIAGNOSTICS INFIRMIERS RÉELS :

- Concept « **mouvement** »

6.1.1.1. Altération de la mobilité physique.

6.1.1.2 Intolérance à l'activité.

6.5.1 Incapacité partielle de s'alimenter.

6.5.2 Incapacité partielle de se laver, d'effectuer ses soins d'hygiène.

- Concept « **perceptions** »

7.2.1.1 Négligence de l'hémicorps.

- Concept « **choix** »

5.1.1.1.1 Incapacité de s'adapter à un changement dans l'état de santé.

▶ POUR LES DIAGNOSTICS INFIRMIERS POTENTIELS :

6.1.1.3 Risque d'intolérance à l'activité.

▶ NOUS AVONS RETENU SEPT HYPOTHÈSES DIAGNOSTIQUES.

Confirmer ou infirmer des hypothèses diagnostiques

Pour confirmer ou infirmer des hypothèses diagnostiques, je vais devoir effectuer un certain nombre d'opérations intellectuelles qui, parce qu'elles ne nécessitent que la consultation de un à deux documents, sont en temps réel très rapides mais que nous allons décomposer ici.

▶ LA PREMIÈRE OPÉRATION CONSISTE À ME REPORTER AUX DÉFINITIONS DONNÉES PAR L'ANADI pour chacune des hypothèses diagnostiques posées (tableau 19.1).

À ce stade de l'analyse, il reste quatre hypothèses diagnostiques. Afin de déterminer celles qui seront à conserver, deux étapes restent encore à parcourir dans notre démarche d'analyse.

▶ LA DEUXIÈME OPÉRATION CONSISTE À EXAMINER LES FACTEURS FAVORISANTS.

Les facteurs favorisants, également nommés facteurs d'étiologie, orientent vers la source du problème de santé et peuvent m'aider à opérer un choix parmi les différentes hypothèses diagnostiques. Lorsque j'examine les facteurs d'étiologie décrits pour les hypothèses précédemment retenues, je trouve :

Hypothèse diagnostique		*Facteurs d'étiologie (caractéristiques)*
Altération de la mobilité physique	→	troubles neuro-musculaires ou musculo-squelettiques
Incapacité partielle de s'alimenter	→	troubles neuro-musculaires
Incapacité partielle de se laver d'effectuer ses soins d'hygiène	→	*idem*

▶ POUR LES HYPOTHÈSES DIAGNOSTIQUES RETENUES, je constate que les troubles neuromusculaires ou musculo-squelettiques constituent bien les facteurs qui favorisent l'apparition du

Tableau 19.1. Confirmer, infirmer des hypothèses diagnostiques.

Hypothèse diagnostique	Définition du diagnostic (réf. ANADI)	Remarques et analyse
1. Altération de la mobilité physique	État dans lequel le sujet éprouve une limitation des mouvements physiques autonomes.	Cette définition correspond au problème de santé de M. G. *Je conserve cette hypothèse diagnostique*
2. Intolérance à l'activité	État dans lequel un sujet manque d'énergie physique ou psychologique pour soutenir ou terminer les activités quotidiennes requises ou souhaitées.	M. G. a une énergie physique et psychologique suffisantes pour effectuer et terminer une grande partie de ses activités quotidiennes. Il exprime le souhait de récupérer rapidement. *Cette définition infirme l'hypothèse diagnostique.*
3. Incapacité partielle à s'alimenter	État dans lequel le sujet éprouve une incapacité de faire ou de compléter les activités personnelles liées à l'alimentation.	La définition du diagnostic correspond bien à l'un des aspects du problème de santé de M. G. *Je conserve cette hypothèse diagnostique.*
4. Incapacité partielle de se laver, d'effectuer ses soins d'hygiène	État dans lequel le sujet éprouve une incapacité de faire ou de compléter les activités personnelles liées à la toilette et l'hygiène.	La définition du diagnostic correspond également à l'un des aspects du problème de santé de M. G. *Je conserve cette hypothèse diagnostique.*
5. Négligence de l'hémicorps	État dans lequel une personne est incapable de percevoir une moitié de son corps ou n'y porte pas attention.	M. G. perçoit son hémicorps gauche à l'exception de son bras. *Cette définition infirme l'hypothèse diagnostique.*
6. Incapacité de s'adapter à un changement dans l'état de santé	État dans lequel le sujet est incapable de modifier son style de vie et son comportement, conformément à un changement de son état de santé.	M. G souhaite rapidement retrouver ses activités, il est volontaire et possède manifestement de grandes capacités d'adaptation. Il a su, par le passé, modifier son style de vie consécutivement à son diabète. Cette définition ne correspond pas au problème de santé de M. G. *Cette hypothèse diagnostique est infirmée.*
7. Risque d'intolérance à l'activité	État dans lequel un sujet risque de manquer d'énergie physique ou psychologique pour soutenir ou terminer les activités quotidiennes requises ou désirées.	Dans l'hypothèse d'absence de progrès, M. G. pourrait souffrir psychologiquement de sa perte d'autonomie. Cette éventualité fait partie de la prise en charge infirmière de M. G. *Je conserve cette hypothèse diagnostique.*

problème de santé de M. G. Dans le cas présent, ils ne m'aident pas à éliminer ou privilégier une hypothèse mais ils confirment que l'éventail des diagnostics infirmiers choisis est pertinent.

▶ « Risque d'intolérance à l'activité ».

Ici, il n'y a pas de source du problème puisque celui-ci n'est pas encore survenu, il faut envisager des facteurs de risque, tels que : antécédents d'intolérance liée au manque d'habileté motrice ou mauvaise forme physique.

▶ La troisième opération consiste à examiner les caractéristiques déterminantes majeures.

Cette étape est obligatoire si je veux transformer une hypothèse diagnostique en diagnostic infirmier réel ou potentiel.

▶ Pour confirmer une hypothèse diagnostique, je dois :

- **Rechercher les caractéristiques déterminantes majeures définies par l'ANADI,** pour l'hypothèse diagnostique étudiée.
- **Comparer les indices recueillis auprès de M. G. à ces caractéristiques.**
- **Les dénombrer.**

Si les caractéristiques retrouvées sont suffisantes en qualité et en nombre, alors je confirmerai un ou des diagnostics (tableau 19.2).

Tableau 19.2. Comparaison des caractéristiques du patient à celles de l'ANADI.

CARACTÉRISTIQUES DÉTERMINANTES ANADI	MG
Altération de la mobilité physique	
– Incapacité de se mouvoir délibérément	–
– Changer de position dans le lit, se déplacer du lit au fauteuil, marcher	–
– Réticence à effectuer des mouvements	+
– Amplitude limitée des mouvements	+
– Diminution de la force, du contrôle et/ou de la masse musculaires	–
– Restriction des mouvements imposée : contrainte mécanique ou protocole médical	–
– troubles de la coordination	–
Total des caractéristiques déterminantes majeures	**2/6**
Incapacité partielle de s'alimenter	
– Incapacité de porter les aliments à sa bouche	+
Total des caractéristiques déterminantes	**1/1**
Incapacité partielle de se laver/d'effectuer ses soins d'hygiène	
– Incapacité de se laver complètement ou en partie (caractéristique essentielle)	+
– Incapacité de se procurer de l'eau	–
– Incapacité de régler la température ou le débit de l'eau	–
Total des caractéristiques déterminantes (dont la caractéristique essentielle)	**1/3**

▶ COMMENTAIRE :

- **Le diagnostic infirmier « Incapacité partielle de se laver/d'effectuer ses soins d'hygiène »,** coté 1/3, correspond à une des **priorités observées et exprimées** par M. G., ce diagnostic est donc retenu.
- **Le diagnostic infirmier « Incapacité partielle de s'alimenter »,** coté 1/1, constitue également une priorité chez M. G., ce diagnostic est également retenu.

Pour le diagnostic infirmier « Altération de la mobilité physique », deux caractéristiques déterminantes seulement sont retrouvées parmi les six décrites, en outre, il ne traduit pas, à ce jour, une priorité observée ou décrite par M. G.

- **L'hypothèse « Altération de la mobilité physique »** est, par conséquent, un diagnostic différentiel.

Il est possible par la suite d'élaborer un plan de soins qui répondra efficacement aux problèmes prioritaires de santé de la personne.

Conclusion

Sans cette rigueur méthodologique, nous aurions pu uniquement proposer une réhabilitation de la mobilité du bras gauche sans tenir compte des conséquences sur les habitudes de vie de M. G.

La démarche diagnostique est fiable et permet d'identifier le ou les diagnostics infirmiers pertinents.

La formulation d'un diagnostic infirmier potentiel permet d'évaluer le retentissement possible d'une faible récupération, donc de prévenir la survenue de complications physiques ou psychologiques qui, elles, sont susceptibles de bouleverser profondément le devenir de M. G.

Ce type d'approche permet une prise en charge globale de la personne et conduit l'infirmier(e) à dispenser des soins personnalisés.

Cas concret en santé mentale (modèle conceptuel de Marjory Gordon)

▶ CE SECOND CAS CONCRET OBÉIT À UN DOUBLE OBJECTIF :

- **Se familiariser avec un modèle conceptuel en soins infirmiers autre que celui de Virginia Henderson.**

Le modèle de Marjory Gordon organise les données en regard de 11 fonctions de santé, il est actuellement enseigné dans différents Instituts de formation en soins infirmiers.

- **Attester de la fiabilité de la démarche diagnostique pour repérer un problème de santé dont les facteurs favorisants ne sont pas somatiques,** ce qui est le cas pour Nicole, patiente suivie en psychiatrie pour anorexie mentale.

Présentation du cas concret

Nicole, 19 ans, étudiante à HEC, ne présente pas de troubles psychiatriques patents, mais son comportement alimentaire attire l'attention de ses camarades.

Elle mange peu aux repas du restaurant de l'établissement, souvent elle s'abstient de s'y rendre et se satisfait d'une pomme. Les aliments paraissent la dégoûter. Elle avoue avoir faim entre les repas mais, à part une sucrerie qu'on lui offre, elle ne prend rien.

Elle s'est décidée à se faire hospitaliser suite à l'injonction thérapeutique exercée par le médecin scolaire, qui la menace, si elle ne se soigne pas, de l'exclure de l'établissement pour inaptitude physique.

En effet, lors de sa dernière visite, Nicole avait encore maigri ; elle ne pesait que 43 kg pour 1,65 m, présentait une hypotension et une anémie, des règles irrégulières et douloureuses.

Son aspect général nous frappe, sa maigreur est accentuée par le port de vêtements très ajustés. Ses pull-overs sont de véritables brassières d'enfant qui ne l'avantagent pas et laissent apparaître ses vertèbres lorsqu'elle se baisse.

Lorsqu'on l'interroge sur son poids, elle admet qu'elle est un peu « mince », mais ne perçoit aucunement la réalité de sa maigreur.

Elle nous dit avoir peu d'appétit et ne pas supporter la moindre « rondeur ». Elle se décrit comme hyperactive, pratiquant de nombreuses activités sportives, lisant beaucoup et s'investissant totalement dans ses études — plus de 12 heures de travail par jour.

Sa scolarité a été très brillante : baccalauréat C à 17 ans avec mention puis une année d'école préparatoire et HEC.

Elle est très appréciée de ses professeurs qui la décrivent comme une élève brillante, très assidue au travail.

Elle parle de son fiancé, lui aussi étudiant, pour lequel, dit-elle, elle éprouve de l'affection; mais qui semble se détacher d'elle. Il lui reproche sa maigreur et son manque de désir sexuel. *« Tu ne penses qu'à ton travail »* lui reproche-t-il, et *« tu ne réalises même pas dans quel état physique de maigreur tu es »*.

Nicole reconnaît qu'elle ne porte que peu d'intérêt pour les relations sexuelles préférant investir son énergie dans les activités sportives et le travail. *« C'est dommage ! »* dit-elle *« c'est un homme cultivé mais peut-être pas assez travailleur. »*

Elle parle de son milieu familial en insistant sur la personnalité de sa mère qu'elle décrit comme une femme autoritaire, froide et distante. *« J'ai toujours eu des relations difficiles avec elle », « seuls mes résultats scolaires et mon alimentation l'intéressaient », « mon père quant à lui est rarement à la maison ou rentre tard le soir », « mon seul refuge face à cette solitude c'est le sport et les études ».*

Recueil des données

Voir tableau 19.3.

Tableau 19.3. Exemple de recueil de données.

Fonction de santé	*Données/cas de Nicole*
1. Perception et gestion de la santé – perception de l'état général; – pratique de santé; – inquiétude concernant la maladie; – action entreprise pour le maintien et le recouvrement de la santé.	– admet qu'elle est un peu « mince », mais ne perçoit pas la réalité de sa maigreur; – accepte son hospitalisation du fait de l'injonction de son médecin scolaire.
2. Nutrition et métabolisme – apport quotidien d'aliments et de liquides; – perte ou gain de poids; – appétit; – restrictions alimentaires; – malaise associé à l'alimentation; – processus de guérison des plaies ou lésions cutanées; – coloration de la peau, état du pli cutané; – problème perçu par le patient; – problème dentaire.	– mange peu, une pomme ou une sucrerie; – amaigrissement 43 kg/1,65 m; – dit avoir un petit appétit, avoue avoir faim; – manque d'intérêt pour la nourriture, aversion pour les aliments, qui paraissent la dégoûter.
3. Élimination – description du mode d'élimination intestinal (fréquence — caractère — malaise — contrôle); – description du mode d'élimination urinaire (fréquence — caractère — malaise — contrôle); – transpiration.	
4. Activité et exercice – niveau d'énergie; – mode d'exercice : type et régularité; – activité accomplie durant les moments de loisirs; – niveau d'autonomie dans : * l'alimentation; * l'hygiène; * l'habillement; * la mise personnelle; * l'élimination; * l'entretien du domicile; * les courses; * la préparation des repas; * la mobilité en général; * la mobilité au lit; – équilibre, coordination, amplitudes des mouvements.	– hyperactive; – étudie + 12 heures/j. investissement total dans ses études; – sports : pratique de nombreuse activités sportives; lit beaucoup.
5. Sommeil et repos – sensation de repos au réveil; – troubles du sommeil; – utilisation de moyens pour dormir.	

Tableau 19.3. Exemple de recueil de données. (Suite.)

Fonction de santé	*Données/cas de Nicole*
6. Cognition et perception – audition, moyens d'assistance ; – vision, port de lunettes, dernier examen de la vue ; – mémoire, attention ; – style d'apprentissage, difficulté à ce niveau ; – perception de l'inconfort, de la douleur ; – niveau intellectuel ; – discernement, jugement, prise de décision ; – niveau de conscience, orientation ; – langage parlé.	– assiduité au travail ; – élève brillante ; – étudiante à HEC.
7. Perception de soi et concept de soi – description de soi et estime de soi ; – changement dans la capacité physique et l'apparence du corps ; – état émotionnel ; – nervosité, capacité de se détendre.	– admet qu'elle est un peu « mince », ne supporte pas la moindre rondeur ; – hypotension, maigreur ; – porte des vêtements qui ne l'avantagent pas et mettent en évidence sa maigreur (véritables brassières d'enfant) ; – ne perçoit pas la réalité de sa maigreur.
8. Relation et rôle – style de vie, structure familiale ; – communication ; – problèmes familiaux ; – façon dont la famille résout les problèmes ; – réaction de la famille face à la maladie ; – rôle et responsabilité assumées dans la famille ; – éducation de l'enfant et type de relations établies avec lui, problème à ce niveau ; – perception des relations à l'école ou au travail ; – adhésion à un groupe social ou solitude ; – perception d'être isolée ou intégrée au milieu ; – niveau d'affirmation de soi ; – ressources matérielles.	– famille biparentale, étudiante, a un fiancé ; – parle aisément, mais semble incomprise par ses proches, qui lui reprochent sa maigreur ; – décrit sa mère comme une femme autoritaire, froide et distante : « *j'ai toujours eu des relations difficiles avec elle* » ; – « *seuls mes résultats scolaires et mon alimentation l'intéressaient* » ; – père rarement présent ; – reproches des camarades ; – « *mon seul refuge face à cette solitude* ».
9. Sexualité et reproduction – perception de changement ou de problèmes concernant la sexualité, les relations sexuelles ; – satisfaction ou insatisfaction sur le plan sexuel ; – usage de contraceptif, problème à ce niveau ; – menstruation et grossesse.	– porte peu d'intérêt aux relations sexuelles ; – règles douloureuses et irrégulières.
10. Adaptation au stress – agents stressants ; – mécanismes d'adaptation ; – stratégie pour résoudre les problèmes, efficacité de ces moyens ; – moyens pour réduire la tension, usage de drogue, d'alcool ; – changement important durant les 2 dernières années ; – réaction de la personne significative de sa disponibilité ?	– solitude ; menacée de ne pas rester à l'école ; regard et jugement de l'entourage ; – sport et étude ; – mange peu, hospitalisation ; – accepte l'hospitalisation.
11. Valeur et croyance – réalisation de l'objectif visé, but dans la vie ; – importance de la religion ; – pratique religieuse ; – conflits.	– valeur : le travail, réussir ses études.

Synthèse du cas de Nicole

- **Le problème de santé prioritaire chez Nicole** est relatif à son amaigrissement, son inappétence et son refus de manger même si elle a faim.
- **Nicole vit une relation affective qui se détériore,** son fiancé lui reproche de ne pas s'impliquer suffisamment, elle se met également en échec sur le plan scolaire puisqu'une menace de renvoi a été formulée. Ce comportement destructeur est en lien avec le concept de soi.
- **Nicole exprime sa solitude intérieure,** sa souffrance aussi de ne pouvoir communiquer avec ses parents. Le problème relationnel devra être pris en considération, d'ailleurs il pourrait être à l'origine des problèmes précédents.

Diagnostics infirmiers retenus

▶ DÉFICIT NUTRITIONNEL LIÉ À DES FACTEURS PSYCHOLOGIQUES SE MANIFESTANT PAR :

- un poids inférieur de 20 % au poids normal;
- des apports alimentaires inadéquats;
- une aversion pour l'alimentation;
- un manque d'intérêt pour ce qui se rapporte à la nourriture.

▶ PERTURBATION CHRONIQUE DE L'ESTIME DE SOI LIÉE À DES DIFFICULTÉS RELATIONNELLES AVEC LES PARENTS SE MANIFESTANT PAR :

- une conduite d'échec sur le plan professionnel et personnel.

▶ STRATÉGIE D'ADAPTATION FAMILIALE INEFFICACE, ABSENCE DE SOUTIEN : DIAGNOSTIC À ENVISAGER À PLUS LONG TERME.

Cas concret extrahospitalier

Recueil d'informations

▶ IL EST RÉALISÉ LE 15/03/2002.

Monsieur P. Louis, né le 20 octobre 1933, de nationalité française, marié depuis 40 ans, a 2 fils (35 et 37 ans). Il habite avec son épouse un pavillon à Franconville. Il a été conducteur de travaux dans le bâtiment puis a été mis en invalidité à l'âge de 54 ans pendant un an suite à l'évolution invalidante d'une sclérose en plaques (SEP)[1] dont le diagnostic a été posé en 1971. Sa retraite a été effective à l'âge de 55 ans en 1988. Il est pris en charge à 100 % par la Sécurité sociale (la SEP étant une affection de longue durée) et est affilié à une mutuelle.

▶ ANTÉCÉDENTS

Fracture du col du fémur en 1988, traitée par ostéosynthèse (prothèse totale de la hanche gauche).

Depuis le 15 mars 1990, M. P. présente des symptômes à type de troubles moteurs (paralysie des membres inférieurs) et cérébelleux (tremblements des mains et des bras). Il est, depuis cette date, pris en charge par le Service de soins à domicile (SAD) de la commune suite à l'altération de sa mobilité.

Physiquement, M. P. est un homme aux cheveux blancs, un peu dégarni, à la peau du visage et du cuir chevelu très sèche. Il pèse 80 kg pour environ 1,80 m. Il est toujours vêtu d'un jogging et d'un tee-shirt (manches courtes l'été et manches longues l'hiver), il est chaussé de baskets. Il porte des lunettes pour lire.

Sa femme lui choisit ses vêtements le matin et l'aide à s'habiller. Ce matin la température corporelle est de 37,2 °C.

M. P. a fumé pendant 25 ans (environ 1 paquet par jour), il a arrêté en 1979.

M. P. a très bon appétit, il aime tous les aliments et ne suit aucun régime alimentaire. Il a l'habitude de prendre son petit-déjeuner à 8 h, le déjeuner à 13 h et le dîner à 19 h 30. Il prend ses repas à table, installé dans son fauteuil roulant, sa femme le fait manger.

M. P. s'endort à 23 h et se réveille à 7 h le lendemain matin. Il a un sommeil de bonne qualité sauf en cas de douleurs lors des poussées de SEP. Chaque après-midi, il fait une sieste de 14 h à 16 h (soit il dort, soit « se repose les fesses »). Il possède

1. La SEP est une pathologie évolutive par poussées. C'est une affection du système nerveux central due à la présence de plaques de démyélinisation des axones du système nerveux central. Lors des poussées, la SEP entraîne l'apparition de douleurs musculaires.

un lit médicalisé avec mise de barrières pour la nuit. Il est capable d'utiliser la commande de son lit ainsi que celle de son fauteuil roulant.

Il va à la selle quotidiennement de façon naturelle, le matin sur une chaise percée. Il ressent l'envie d'uriner mais ne peut pas se retenir longtemps.

M. P. a des tremblements des extrémités et les mouvements fins et précis lui sont impossibles. Il ne peut se laver seul, ni manger seul.

Il n'a aucun appui debout et se déplace en fauteuil roulant y compris pour se rendre à l'église, car M. P. est catholique pratiquant.

Il fait partie de la NAFSEP (Nouvelle association française de sclérose en plaques), les membres se réunissent une fois par mois le dimanche à l'occasion d'un repas. M. P. adore y aller car il revoit ses amis. Il a beaucoup d'amis sclérosés ou non. Il aime beaucoup discuter, il est très sociable.

Son fils aîné, qui habite la région, vient le voir un soir sur deux; son deuxième fils vient moins souvent car il vit en banlieue parisienne sud.

Dans la journée, M. P. se distrait en écoutant la radio ou en regardant la télévision. Il ne peut plus lire seul car il lui est impossible de tourner les pages.

Une fois par an, M. P. fait un séjour dans un centre de rééducation spécialisé dans la prise en charge des SEP. Sa femme l'y emmène en TGV et lui rend visite tous les week-ends. Il adore y aller car il retrouve beaucoup de « copines ».

M. P. reçoit la revue de la NAFSEP ainsi que plusieurs revues sur la sclérose en plaques, de ce fait il est très bien informé sur sa maladie.

Les vaccinations de M. P. sont à jour.

▶ Son ressenti

M. P. se fait du souci pour sa femme car la maladie lui donne beaucoup de travail : elle s'occupe beaucoup de lui, assure l'hygiène du visage et du cuir chevelu, effectue la toilette génito-anale, change l'étui pénien et vide les poches urinaires.

▶ Informations recueillies auprès du médecin et de l'équipe pluridisciplinaire du SAD.

Médecin

– Dernière poussée de SEP date de janvier 2000 et la précédente remonte à 4 ans.

– Hypertrophie prostatique diagnostiquée en 1998 et ayant entraîné une infection urinaire fin 1998.

Traitements médicamenteux

– *Omix* (tamsulosine, traitement des manifestations fonctionnelles liées à l'hypertrophie prostatique bénigne), 1 cp tous les soirs (donné par sa femme).

– *Solumédrol* (méthylprédnisolone, anti-inflammatoire stéroïdien) prescrit ici pour réduire la poussée inflammatoire de SEP (120 mg par 24 h pendant 3 jours, en injection intraveineuse lente).

Prescription de séances de kinésithérapie motrice 3 fois par semaine à 10 h 30 pendant 20 minutes.

Le SAD

Le SAD intervient 2 fois par jour la semaine et une fois par jour le week-end.

En semaine, une infirmière et une aide-soignante viennent le matin pour la toilette (sauf visage et petite toilette) et les préventions d'escarres ainsi que les transferts lit-chaise percée-fauteuil roulant. Sa femme, aidée de l'aide-soignante assure l'habillage, le rasage et les soins dentaires.

L'équipe du SAD revient l'après-midi pour les transports fauteuil-lit.

Le week-end, l'équipe du SAD ne vient que le matin et assure des soins identiques. Mme P. est aidée de son fils pour recoucher M. P. le soir.

Une aide-ménagère a été attribuée à raison de 6 heures par semaine, soit 3 h le mardi et le jeudi.

Exceptionnellement, quand Mme P. est de sortie, c'est une amie qui vient faire manger M. P.

Questions

1. Classer les informations données selon le modèle des 14 besoins fondamentaux de Virginia Henderson, c'est-à-dire pour chaque besoin :

– besoin satisfait;

– besoin non satisfait (ou perturbé);

– source(s) de difficulté(s).

2. Déterminer, en l'argumentant, le degré d'autonomie globale de M. P., sur les plans physique et psychologique, c'est-à-dire :

– autonome;

– semi-autonome;

– dépendant.

3. Quelles sont les sources de difficultés qui reviennent le plus souvent ou celle(s) qui paraissent prépondérantes pour M. P. ?

4. À partir de l'analyse précédente, identifier les problèmes réels de M. P., médicaux et ceux relevant du rôle propre infirmier.

5. Identifier les problèmes potentiels de M. P., médicaux et ceux relevant du rôle propre infirmier.

6. Dans le tableau proposé, en regard de chaque problème réel et/ou potentiel, spécifier les interventions prescrites ou celles relevant du rôle propre infirmier et proposer des interventions complémentaires si besoin.

Problèmes réels		***Problèmes potentiels***	
Médicaux	Interventions de soins	Médicaux	Interventions de soins
Relevant du rôle propre	Interventions de soins ou propositions d'actions	Relevant du rôle propre	Interventions de soins ou propositions d'actions

Corrigé

1. Les besoins fondamentaux.

Besoins	***Besoins satisfaits et/ou habitudes de vie***	***Besoins non satisfaits ou perturbés***	***Source de difficultés***
Respirer	Pas d'essoufflement Ni toux ni expectoration (par extrapolation) M. P. a arrêté de fumer en 1979		
Boire et manger Boissons ? Prothèse dentaire ?	Très bon appétit Aime tous les aliments Ne suit aucun régime alimentaire Prend 3 repas par jour (8 h - 13 h - 19 h 30) prend ses repas à table sa femme le fait manger Rapport poids/taille 80 kg pour 1.81 m		
Éliminer Transpirer ?	Selle quotidienne naturellement sur chaise percée Ressent l'envie d'uriner	Étui pénien + poche urinaire	Hypertrophie prostatique Évolution de la SEP/atteinte du sphincter
Se mouvoir et maintenir une bonne posture	Capable d'utiliser la commande de son lit et de son fauteuil roulant Maison RDC Fauteuil électrique	Tremble des extrémités Ne peut réaliser mouvements fins N'a pas d'appui debout N'est pas capable de marcher Ne peut faire ses transferts lit/fauteuil/chaise percée	} La SEP + paralysie des membres Inférieurs
Dormir se reposer	Dort de 23 h à 7 h Sommeil de bonne qualité. Sieste quotidienne 14 h/16 h	Douleurs occasionnelles qui l'empêchent de dormir	Poussées évolutives de la SEP
S'habiller	Vêtu de jogging + tee shirt Baskets, sa femme lui choisit ses vêtements et l'aide à se vêtir	Ne peut s'habiller seul L'habillage du bas n'est pas possible sans la présence de sa femme	Évolution de la SEP

Besoins	*Besoins satisfaits et/ou habitudes de vie*	*Besoins non satisfaits ou perturbés*	*Source de difficultés*
Maintenir sa température	T° normale à 37,2 °C Vêtements adaptés en fonction de la saison (manches courtes l'été, manches longues l'hiver)		
Être propre	Toilette visage + soins et toilette génito-anale faite par sa femme L'environnement est assuré par une aide-ménagère	Ne peut faire sa toilette complète seul Peau visage + cuir chevelu très sèche Toilette réalisée 1 fois par jour, le matin par une IDE + AS des soins à domicile. Transferts et préventions d'escarres, rasage, soins dentaires : sa femme + AS	Tremblement des extrémités Mouvements fins et précis impossibles N'a pas d'appui sur ses jambes (perte de mobilité)
Éviter les dangers/ Sécurité	Se « repose » les fesses Vaccinations à jour Matériel de soins adapté à son état (lit médicalisé, bat-flanc, commande lit) Barrière mise au lit la nuit Se sent en sécurité psychologique		
Communiquer	A des lunettes pour lire Nationalité + langue française Sociable, aime discuter, voir ses amis Visite de son fils (plus régulièrement que l'autre fils) Participe une fois/mois réunion NAFSEP		
Agir selon ses valeurs et ses croyances	Catholique pratiquant Se rend à l'église en fauteuil roulant Séjour de rééducation 1 fois par an		
Se sentir utile **S'occuper en vue de se réaliser, se récréer**	Regarde la TV Écoute la radio 1 fois/an séjour au centre de rééducation Il adore y aller Sa femme lui rend visite chaque WE	Ne peut plus lire seul Se fait du souci pour son épouse	Donne beaucoup de travail à sa femme qui assure une grande partie des soins d'hygiène, de confort et assure l'intendance de la maison
Apprendre	Est capable de s'informer Reçoit revue NAFSEP et autres revues Bien informé sur sa maladie	Ne peut tourner les pages de son livre	Effets de la SEP sur les extrémités

2. Degré d'autonomie.

Monsieur P. est semi-autonome car :

– Manifestations d'indépendance : il a de bonnes capacités intellectuelles; il semble bien assumer sa maladie sur le plan psychologique; il participe partiellement à ses soins d'hygiène et de confort.

– Manifestation de dépendance : il ne peut réaliser ses soins d'hygiène et de confort seul; il possède une mobilité réduite et sa femme constitue une source d'insécurité psychologique actuellement.

3. Quelles sont les sources de difficultés qui reviennent le plus souvent ou qui paraissent prépondérantes pour M. P. ?

- **D'ordre physique :**

– perte de mobilité physique liée à la paralysie des membres inférieurs ;

– tremblement des bras et des mains ;

– les mouvements fins et précis lui sont impossibles.

- **D'ordre psychologique :**

– souci de M. P. : donne beaucoup de travail à sa femme : elle assure une grande partie des soins d'hygiène et de confort ainsi que la majorité de l'intendance de la maison.

Les sources de difficultés peuvent être d'ordre environnemental, socio-économique, culturel, familial, etc.

4-5-6. Voir tableau suivant.

Problèmes réels		*Problèmes potentiels*	
Médicaux	***Interventions de soins***	***Médicaux***	***Interventions de soins***
Poussée inflammatoire de SEP	L'IDE réalise une injection de *Solumédrol* en IV le matin pendant 3 jours, après la toilette Le kiné pratique 3 séances/sem. le matin pendant 20 min L'IDE évalue les effets secondaires du traitement corticoïde (pesée, surveillance clinique, à la recherche de signes de rétention hydro-sodée) ; demander au médecin si indication de régime sans sel + risque d'HTA et d'hyperglycémie ? Contrôle iono, urée, créatininémie Vérifier si apparition de troubles sensitifs ou aggravation des troubles moteurs Vérifier l'absence de troubles de la déglutition, de troubles sphinctériens et/ou si troubles du langage	**Risque de douleurs** lors des poussées de SEP **Risque d'infection** Risques de récidives d'infection urinaire	Évaluer la douleur avec M. P. Coter la douleur (échelle visuelle analogique) Voir médecin pour adaptation du traitement antalgique Conseiller à M. P de boire 2 L/24 h Surveiller température le matin Demander à M. P s'il ressent des brûlures mictionnelles Contrôler aspect des urines dans la poche
Manifestations fonctionnelles de l'hypertrophie prostatique	L'IDE s'informe auprès de M. P. de la prise journalière du traitement, vérifie l'absence de pollakiurie ou de rétention et l'absence d'effets secondaires du traitement (nausées, vomissement, diarrhée)		
Relevant du rôle propre infirmier	***Interventions de soins***	***Relevant du rôle propre infirmier***	***Interventions de soins***
Altération de la mobilité physique Il n'est pas capable de marcher A des tremblements des mains et des bras Ne peut réaliser ses transferts	L'IDE et l'AS aident M. P. pour ses transferts lit - fauteuil - chaise percée 2 fois par jour la semaine (matin et soir), le WE, le matin Le fils aide M. P. à recoucher son mari le soir et le WE	**Risque d'atteinte à l'intégrité des tissus** Risque d'escarres	L'IDE et l'AS réalisent la prévention des escarres quotidiennement, vérifient que M. P. modifie ses points d'appui régulièrement (fiche changement position) Éduquer M. P. et Mme P. pour changement point d'appui L'IDE vérifie auprès de M. P. et Mme P. le bon fonctionnement du lit médicalisé Matelas antiescarres ?

Problèmes réels		Problèmes potentiels	
Relevant du rôle propre infirmier	**Interventions de soins**	**Relevant du rôle propre infirmier**	**Interventions de soins**
Sécheresse de la peau, du visage et du cuir chevelu	L'IDE vérifie auprès de Mme P. l'application de pommades hydratantes Rechercher les causes	Risque de chute	L'IDE, l'AS ou Mme P. relèvent les barrières du lit pour la nuit S'assurer de l'installation sécurisée de M. P. sur son fauteuil, sur la chaise percée et au cours des mobilisations
M. P. se fait du souci pour sa femme par rapport au travail occasionné par les soins	L'IDE écoute M. P. qui exprime son anxiété : • peur que Mme P. tombe malade • peur d'être placé en institution • peur que Mme P. l'abandonne • perte de l'estime de soi L'IDE s'informe auprès de Mme P. de sa capacité à assumer tous les soins et l'intendance Voir si l'aide ménagère assure efficacement son travail et si nécessaire, le réorganiser ou augmenter le temps de l'aide ménagère		

▶ Risque de complications liées à la mobilité réduite (à envisager pour M.P.)

Risque d'escarres	Observer, masser, mobiliser, vérifier matelas antiescarres
Risque thrombo-embolique	Surveillance clinique mollets, T°
Risque de constipation	S'assurer d'une selle quotidienne
Risque de luxation prothèse si erreur de mobilisation lors des transferts	Lever Retourner
Risques d'apparition d'une dépression	Évaluer l'humeur et le comportement

Validation des données, pertinence du diagnostic infirmier

Introduction

L'étude suivante a pour but de démontrer l'importance de la validation des données à tous les niveaux (patient, collègue, expert… selon le cas), étape capitale pour poser le diagnostic infirmier approprié au problème de santé.

Recommandations utiles :

1. Choisir une méthode de recueil que l'on maîtrise (les 14 besoins fondamentaux, les 11 fonctions…).
2. Explorer les éléments importants utilisables pour le diagnostic.
3. Rester fidèle aux dires, expressions et sentiments du patient.

4. Éviter l'interprétation subjective des données.

5. S'assurer d'un nombre suffisant d'éléments (caractéristiques déterminantes) permettant la validation du (des) diagnostic(s), en regard des critères reconnus (ANADI).

6. Valider le diagnostic pressenti avec le patient avant de le confirmer.

Attention au piège des diagnostics différentiels, par manque de rigueur ou d'outil. Il est facile de se tromper et de se laisser aller à la facilité. D'un diagnostic non approprié peuvent découler des interventions de soins inadaptées et la non-résolution du réel problème de santé.

L'erreur diagnostique est dommageable pour la personne soignée, elle représente un handicap pour la qualité des soins.

Présentation du cas de Mlle I.

Mlle I. est âgée de 31 ans. Elle vit maritalement, n'a pas d'enfants. Elle est salariée. Elle est domiciliée en région parisienne.

Elle est hospitalisée pour un nodule thyroïdien froid du lobe gauche, l'intervention prévue est une lobo-isthmectomie gauche.

Ses attentes vis-à-vis de l'hospitalisation : sortir rapidement.

Ses attentes vis-à-vis des soins infirmiers : appréhende énormément les soins car « …n'a jamais rien eu… ».

Ses inquiétudes : « …tout !… » (les soins, les suites…).

Ses difficultés face à la maladie : « …n'accepte pas le fait d'être à l'hôpital… ». Dit être très active et qu'à cause de cette intervention, elle se sent *handicapée*.

Recueil d'informations, réalisé en postopératoire

– Dit être handicapée à cause de « …sa cicatrice qui la tire… » et de son redon.

A très peur que sa cicatrice ne s'ouvre, donc ne bouge et ne sort que très peu de sa chambre.

– Se sent fatiguée car n'arrive pas a bien dormir. Mlle I. a peur de bouger en dormant et d'ouvrir sa cicatrice.

– Antalgiques (*Dafalgan* à la demande).

– N'arrive pas à faire sa toilette complète à cause du redon, dit : « ne rien pouvoir faire. »

– Maintient sa tête de peur que sa cicatrice ne s'ouvre.

– Elle est agressive et parle grossièrement.

– Est seule à Paris avec son ami et n'a des visites que le soir.

– Dit qu'elle est très active en temps normal, mais l'hospitalisation l'anéantit.

– Ne trouve rien à faire. S'ennuie ici et n'a de goût à rien.

– Pose des questions concernant les soins car les appréhende énormément.

Comparaison des deux diagnostics

L'infirmier(e) a posé le diagnostic « **anxiété** » sur les éléments qu'il/elle a relevés et jugés significatifs dans le recueil d'informations. Il semble que certaines données du même recueil n'ont pas été prises en compte alors qu'elles pouvaient lui permettre de poser un diagnostic adapté, donc pertinent, celui de « **peur** ». Voici les éléments comparatifs qui permettent de mieux mesurer l'écart et la confusion relative à ces deux diagnostics (tableau 19.4 au verso).

Évaluation

Nous avons relevé les commentaires de la patiente lors de l'évaluation faite par l'infirmier(e) après ses actions, les voici :

1. Dit ne jamais avoir été malade et ne veut pas souffrir, devient agressive et grossière. Fixe toute son attention sur sa cicatrice.

2. Ses parents vivent à 500 km, elle vit à Paris avec son ami, mais n'a aucune famille près d'elle. Ne connaît pas l'hôpital et veut le connaître le moins possible. L'approche des soins l'angoisse car elle ne veut pas souffrir. Après l'ablation des agrafes, dit ne pas avoir souffert.

3. S'excuse et est désolée d'avoir été « crue », ce matin mais dit-elle « cela est ma façon de montrer ma **peur** ».

4. N'a pas de problème particulier puisqu'elle dit que **sa peur** est liée à l'hospitalisation. Reconnaît

Tableau 19.4. Comparaison entre deux diagnostics.

Diagnostic infirmier ANXIÉTÉ *Définition* : sentiment de menace ou de danger pour soi-même, provenant d'une source non identifiable.	Dans le recueil de données réalisé par l'infirmier(e) concernant Mlle I., les caractéristiques retenues sont <u>soulignées</u>.	***Diagnostic infirmier*** PEUR *Définition :* crainte reliée à une source identifiable que la personne peut confirmer.
Facteurs favorisants : lié à une crise situationnelle.	– « Dit être handicapée à cause de « …sa cicatrice qui la tire… » et de son redon.	*Facteurs favorisants :* liée au fait de se trouver dans un milieu inconnu.
Caractéristiques déterminantes : 1. *Majeure* : = stimulation sympathique en particulier cardio-vasculaire. 2. **Agitation.** 3. **Insomnie.** 4. Transpiration. 5. Tremblement du corps ou des mains. 6. Mouvements inutiles. 7. **Centré sur soi.** 8. Inquiétudes non spécifiques, reliées à la crise. 9. **Appréhension.** 10. Sentiment de ne pas être à la hauteur. *4 caractéristiques sur 10 sont retrouvées sans la CD majeure.*	<u>A très peur</u> que sa cicatrice ne s'ouvre, donc ne bouge et ne sort que très peu de sa chambre. – Se sent fatiguée car <u>n'arrive pas à bien dormir</u> et <u>a peur</u> de bouger en dormant et d'ouvrir sa cicatrice. Antalgiques (*Dafalgan* à la demande). – N'arrive pas à faire sa toilette complète à cause du redon, car dit : « ne rien pouvoir faire ». – Maintient sa tête <u>de peur</u> que sa cicatrice ne s'ouvre. – Elle est agressive et parle grossièrement. – Est seule à Paris avec son ami, et n'a des visites que le soir. – Dit qu'elle est très active en temps normal, mais l'hospitalisation l'anéantit. – Ne trouve rien à faire. S'ennuie ici et n'a de goût à rien. – Pose des questions concernant les soins car les <u>appréhende</u> énormément.	***Caractéristiques déterminantes :*** 1. **Est capable d'identifier l'objet de la peur.** 2. **Appréhension.** 3. **Nervosité.** 4. Augmentation de la vigilance et de la tension intérieure. 5. **Concentré sur l'objet de la peur.** 6. **Cherche à être seul.** 7. **Comportement de lutte ; agressivité.** 8. **Augmentation de la verbalisation ; pose beaucoup de questions.** 9. **Troubles du sommeil.** *8 caractéristiques sur 9 sont retrouvées dont la CD majeure.*

Les caractéristiques notées en gras sont celles que nous retrouvons chez Mlle I.

que l'agressivité verbale lui « permet d'avoir un peu moins **peur** ».

En définitive, Mlle I. exprime sensiblement les mêmes choses que lors du recueil d'informations initial, cela signifie que **le problème de santé n'a pas été résolu.**

Quelles remarques constructives pouvons-nous apporter à ce travail ?

1. L'infirmier(e) aurait dû relever plus de caractéristiques déterminantes pour étayer son diagnostic.

2. Il/elle avait des éléments verbaux énoncés par la patiente qui auraient pu orienter son choix. Si il/elle avait respecté les paroles et l'expression des sentiments de la patiente d'une part et qu'il/elle avait validé avec elle le diagnostic, il/elle aurait sans doute trouvé que le diagnostic « **peur** » était plus approprié à la situation.

3. La vérification des facteurs favorisants du diagnostic n'est semble-t-il pas pertinente.

4. En conclusion il/elle aurait dû valider le diagnostic avec la patiente qui visiblement connaît bien son problème de santé.

Conclusion

▶ LE DIAGNOSTIC INFIRMIER EST DÉFINI PAR TROIS DIMENSIONS :

- **La classification des données recueillies** en catégorie qui va être révélatrice des problèmes de santé du patient.
- **L'interprétation** qui permet de comparer les éléments significatifs à des normes et de reconnaître des modèles et des tendances. L'interprétation peut utiliser un raisonnement inductif ou déductif.
- **La validation** permet de vérifier l'exactitude de l'interprétation du problème de santé. Elle est réalisée soit directement avec le patient et/ou ses proches, soit avec les autres professionnels de santé ou une autorité de référence [l'infirmier(e) clinicienne spécialisé(e), l'infirmier(e) expert(e)] ou à défaut les références en connaissances théoriques.

Les trois dimensions du diagnostic infirmier :
- classification des données recueillies;
- interprétation;
- validation.

Les différentes phases de la démarche de soins, du recueil au diagnostic, de l'action à l'évaluation attestent d'une démarche rigoureuse. Le raisonnement diagnostic peut permettre des transmissions personnalisées et adéquates.

La fonction soignante s'accroît de l'expérience de chaque situation professionnelle reconnue. Le diagnostic est un des outils de reconnaissance du savoir infirmier.

Bibliographie

PROUFF J. — *Comprendre les cas concrets en psychiatrie*. Heures de France, 1997.

Quatrième partie

L'INFIRMIER(E) ET LA GESTION DES SOINS

Dossier de soins

20

Concept de « dossier de soins »

Définition

Le groupe de travail ayant conçu le fascicule *Terminologie des soins infirmiers - Glossaire provisoire* nous donne une définition : *« document* ***individualisé*** *et* ***actualisé*** *regroupant toutes les informations concernant une personne soignée, une famille. Élément fondamental pour la cohérence et la continuité des soins, il est* ***le support du processus de soins infirmiers*** *(démarche de soins) »*[1].

Le dossier de soins est donc un document nominatif, remis à jour régulièrement, dans lequel les infirmier(e)s regroupent puis retrouvent les informations nécessaires à la continuité des soins pour une personne.

Cadre législatif

▶ LE DOSSIER DE SOINS est mentionné dans les textes officiels suivants :

– Loi 78-615 du 31 mai 1978 définissant la fonction de l'infirmier(e).

– Décret 81-539 du 12 mai 1981 article 1.

– Décret 93-345 du 15 mars 1993 relatif aux actes professionnels et à l'exercice de la profession.

– Décret 93-221 du 16 février 1993 relatif aux règles professionnelles.

– Circulaire n° 88 du 15 mars 1985 relative à la publication du *Guide du service infirmier*, n° 1, série soins infirmiers, « le dossier de soins ».

– Circulaire DGS/DH n° 387 du 15 septembre 1989 relative aux modes d'exercices de la profession dans les établissements hospitaliers.

De ces différents textes, il ressort que la fonction s'exerce *« soit sur prescription médicale, soit dans le cadre du rôle propre infirmier »*. Le décret du 15 mars 1993 rend l'infirmier *« responsable de l'élaboration, de l'utilisation et de la gestion du dossier de soins infirmiers »*.

Caractéristiques du « dossier de soins »

▶ IL EST LE SUPPORT DE LA DÉMARCHE DE SOINS, IL N'EST PAS UNE FINALITÉ EN SOI

C'est, d'une part un outil de décision et de programmation d'actions de soins, et d'autre part un témoin de l'exercice, par l'infirmier(e), de son « rôle sur prescription » et de son « rôle propre ».

▶ IL AMÉLIORE L'EFFICACITÉ DU TRAVAIL EN ÉQUIPE

Extrait de la circulaire du 15 mars 1985 : *son utilisation contribue à la remise en cause du fonctionnement des équipes de santé et permet de :*

● **Promouvoir :**

– une définition en équipe d'objectifs communs, d'où l'amélioration de la cohésion et de la cohérence de l'équipe ;

– une démarche thérapeutique avec l'équipe médicale ;

– une organisation différente des soins.

● **Offrir un suivi, une vision synthétique et globale des soins faits et à faire 24 heures sur 24.**

● **Supprimer l'anonymat,** dans la mesure où chaque participant s'engage personnellement, agit selon sa compétence, améliorant de ce fait le contrôle et l'évaluation.

● **Favoriser :**

– l'exercice de la fonction infirmière ;

– le développement des activités de recherche en vue d'améliorer les prestations ;

– une meilleure intégration des personnels en formation.

1. Extrait du *Guide du service infirmier*, n° 3, série Soins infirmiers, circulaire n° 152 du 30 juin 1986, paru au *Bulletin officiel* n° 86/21*bis*.

Les informations recueillies par tous les soignants sont regroupées dans le dossier de soins.

▶ **Il simplifie la gestion en évitant les recopies et les documents en surnombre**

Les anciens cahiers et fiches de médicaments, de perfusions, d'injections, de prélèvements, de pansements, de transmission, etc., trop nombreux et dispersés à différents endroits du service, sont source d'erreur et d'oubli ; ils font obstacle à la continuité des soins.

▶ **Il est individualisé**

Considérer le malade comme un individu unique amène à le prendre en charge dans son unité, son humanité. Le dossier de soins est destiné à recueillir des informations qui permettent de mieux connaître le malade pour le soigner dans sa globalité.

Il nécessite que l'équipe adopte une conception de l'homme et choisisse un modèle de soins (Virginia Henderson, Dorothea Orem, Marjory Gordon…), afin de favoriser les possibilités de participation du malade et de sa famille, de lui permettre l'exercice de sa propre liberté.

Les soins sont réalisés par différents corps de métier, le dossier de soins oblige la coordination et amène à la collaboration de tous. Les informations recueillies par tous sont regroupées dans ***le*** dossier de soins. L'infirmier(e), pivot du groupe, joue le rôle de coordinateur pour la mise en œuvre des prescriptions médicales, et de décideur en ce qui concerne le rôle propre.

▶ **Il est actualisé**

Chaque jour, au moment du chevauchement d'équipe, un temps de transmissions est réservé pour mettre à jour les informations. En particulier les diagnostics infirmiers sont mis en évidence à partir de problèmes de santé observés ; les objectifs et les actions de soins sont réajustés après évaluation de leur efficacité.

▶ **Il est uniformisé pour un même établissement**

Le dossier de soins doit être le même pour les différentes unités. Pour cela, il a dû être conçu par le service de soins infirmiers dans son ensemble, à l'initiative et sous la responsabilité de l'infirmier(e) général(e), directeur du service de soins infirmiers[1].

▶ **Il préserve le secret professionnel**

Les informations recueillies sont confidentielles. Le dossier de soins devrait être rangé dans un meuble fermant à clef.

▶ **Il contribue au processus d'apprentissage**

Utilisant le dossier de soins sous la conduite et la responsabilité de l'infirmier(e), l'étudiant(e) se forme à la maîtrise de la démarche de soins afin de prendre en charge le malade dans sa globalité.

▶ **Il constitue un moyen d'évaluation de la qualité des soins.**

▶ **Il peut être une source d'informations**

Dans le cadre d'une démarche de recherche en soins infirmiers, en complément d'autres outils.

1. Les annexes aux dossiers de soins peuvent toutefois varier suivant la spécificité de l'unité de soins. *Exemple* : géronte, suivi d'un diabète, fiche d'ingesta, fiche de changements de position….

Composition du « dossier de soins »

Le dossier de soins est composé de plusieurs fiches, souvent identifiées à l'aide de couleurs différentes. Toutes les fiches d'un même patient composent le classeur du dossier de soins.

Ces fiches décrivent la situation de la personne soignée mais ne prennent pas en compte les informations générales concernant l'organisation du service ou la maintenance des locaux et du matériel. Le dossier de soins n'est pas non plus un outil de planification horaire de chaque journée de travail.

Fiche « accueil et identification »

Elle comporte :
– le numéro de dossier administratif ;
– l'état civil ;
– la situation sociale, familiale et professionnelle ;
– la date et le mode d'entrée ;
– le motif d'hospitalisation ;
– le nom du médecin traitant ;
– l'avenir/devenir envisagé.

Fiche « connaissance de la personne »

Elle est communément intitulée « recueil de données ». Elle comporte :

– l'aspect physique ;

– le mode d'habitat et l'entourage social ;

– les habitudes de vie en relation avec le modèle conceptuel choisi (à l'heure actuelle, il s'agit le plus souvent du modèle conceptuel recommandé par le ministère de la Santé, celui de Virginia Henderson) ;

– les réactions de la personne à son problème actuel ;

– les antécédents médicaux et chirurgicaux succinctement décrits.

Fiches « prescriptions médicales »

Ce sont les ordonnances médicales. En général, prescriptions thérapeutiques et prescriptions d'examens complémentaires sont dissociées sur des fiches séparées qui peuvent être différentes d'un service à l'autre, selon les spécificités médico-chirurgicales.

Le médecin prescripteur doit noter lisiblement sur sa fiche (tableau 20.1).

Tableau 20.1. Contenu des fiches « prescriptions ».

Prescription médicamenteuse	Prescription d'examens ou de soins
son nom la date le nom du produit la dose le nombre de prises, les horaires la forme la voie d'administration la durée du traitement	son nom la date le nom de l'examen la date d'exécution prévue

« Compte tenu des erreurs possibles lors de l'interprétation des écritures, il est important qu'en regard de la prescription médicale, on puisse contrôler l'exécution au travers des informations telles que :

– l'heure,

– la dose,

– la voie d'administration ou le rendez-vous de l'examen,

– le nom de l'infirmier(e) responsable de l'exécution de la prescription ».

(Circulaire du 15 mars 1985)

► **EN AUCUN CAS, LES PRESCRIPTIONS NE DOIVENT ÊTRE RECOPIÉES :** si besoin, il faut prévoir un système d'écriture en duplicata pour les commandes à la pharmacie.

Dans le dossier de soins infirmier, ce sont les seules fiches qui concernent le rôle sur prescription. L'idéal serait que leur forme soit étudiée conjointement par la Commission médicale d'établissement et le service de soins infirmier.

Fiche « plan d'actions infirmier »

Cette fiche est le témoin du rôle propre infirmier, elle comporte :

- **Les diagnostics infirmiers** énoncés d'après la liste de l'Association nord-américaine de diagnostics infirmiers (ANADI).
- **Les objectifs de soins** formulés pour le patient et négociés si possible avec lui.
- **Les actions de soins retenues par l'équipe** en fonction des objectifs fixés.
- **L'évaluation** consistant à comparer *en équipe*, lors des transmissions, les résultats obtenus aux résultats attendus en vue d'un éventuel réajustement.

Elle est complétée par la fiche de programmation et de contrôle des actions de soins.

Fiche « programmation et contrôle des actions de soins »

Les actions sont programmées dans les heures et journées à venir lors des décisions d'actions de soins (voir fiche « plan d'action infirmier »). La programmation doit tenir compte des possibilités physiques et psychologiques du patient et de la charge de travail de l'équipe.

Cette fiche assure une sécurité pour le patient et pour l'équipe soignante dans la mesure où elle permet un contrôle *a posteriori* de ce qui a effectivement été exécuté. En effet, contrairement aux différents systèmes de planification horaire qui sont effacés ou modifiés au jour le jour, le dossier de soins demeure, il est archivé.

« *C'est un programme de prise en charge du malade qui doit mettre en évidence les soins individualisés. Elle doit être fiable et par là éviter les erreurs et les oublis... Ce document assure une sécurité pour le patient et pour l'équipe soignante. Il est remis à jour à l'occasion de modifications, et revu à chaque changement d'équipe.*

Sur chaque fiche doit figurer :

– la date ;

– la répartition horaire ;

– le soin à exécuter ;

– qui doit exécuter le soin : infirmière/infirmier, étudiant(e) infirmier 1re, 2e, 3e année, aide-soignant(e), élève aide-soignant(e), autre stagiaire ;

– la signature du document : qui a exécuté le soin ? ».

(Circulaire du 15 mars 1985)

Fiche « diagramme de surveillance »

À la différence des autres fiches qui sont uniformes sur l'établissement, cette fiche « diagramme de surveillance » est établie par l'équipe qui l'utilise. On y retrouve :

- **Les courbes journalières** : température, fréquence cardiaque, diurèse, tension artérielle, poids chez l'enfant...
- **Les soins effectués régulièrement** qui ne nécessitent pas de commentaires mais doivent apparaître comme faits et contrôlés : toilettes, soins de nursing, pansements, surveillance de systèmes de drainage, analyses d'urines, glycémies capillaires... (avec un code qui renvoie soit à la fiche « plan d'actions infirmier », soit à la fiche « transmissions » en cas d'élément nouveau ou anormal observé).
- **Des observations diverses** : nombre et fréquence des selles...

C'est un outil de transmission de ce qui a été fait et non un outil prévisionnel. Cette fiche tend à remplacer la « feuille de température » et les différents papiers accrochés un peu partout dans le service, finalement chiffonnés, perdus ou jetés[1].

En revanche elle ne doit pas comporter la liste des médicaments prescrits (voir la fiche « prescriptions médicales »).

Fiche « transmissions »

Remplie par chaque équipe en fin de journée de travail, on y signale les événements significatifs survenus pour la personne soignée concernant autant son état psychologique que son état physique.

Les transmissions doivent être lisibles, claires, complètes, précises, pertinentes, datées et signées.

Elles peuvent être rédigées :

– sous une forme traditionnelle et narrative,

– ou bien structurées par des **cibles** avec les mentions « **données, actions, évaluations** ».

Fiche « synthèse et liaison »

C'est le résumé de l'hospitalisation en vue d'un transfert ou d'une prise en charge à domicile. Cette fiche est complémentaire du compte rendu médical.

Elle comprend :

– la présentation du patient à l'arrivée,

– son évolution durant l'hospitalisation,

– son état de santé à la sortie.

- **C'est la seule fiche à ne pas être archivée** dans le dossier de soins infirmier, puisqu'elle suit le malade lors de son transfert...

Elle permet la continuité des soins en regard des diagnostics infirmiers et médicaux.

1. Les documents accrochés « au lit du malade » sont progressivement supprimés. Certains d'entre eux semblent avoir un effet anxiogène sur les patients et leur famille.

Transmissions ciblées

Les transmissions ciblées ont pour but de rendre plus lisibles les informations nécessaires au suivi du patient hospitalisé.

Elles ont l'avantage de :

- **Faciliter la communication** entre les différents partenaires de santé qui ont en charge un même patient.
- **Fournir des informations claires et concises** concernant les soins dispensés, les résultats obtenus et le réajustement apporté.
- **Permettre un meilleur suivi** des priorités de soins au quotidien.
- **Présenter un contenu juridiquement recevable.**
- **Gagner du temps en rédaction** pour le réinvestir auprès du patient et n'écrire que lorsque cela est nécessaire.

Les transmissions ciblées se présentent ainsi :

La **cible** définit l'objet des transmissions et consiste en un énoncé de ce qui arrive au patient, vu avec les yeux de l'infirmier(e). Un ou quelques mots clés suffisent à décrire :

– une préoccupation de la personne ;
– un comportement ;
– un changement aigu ;
– une événement significatif (chute, fugue…) ;
– une réaction à un traitement ;
– un problème de soins ;
– un symptôme, un syndrome (jamais un diagnostic médical) ;
– un diagnostic infirmier.

Cet énoncé doit être précis, ainsi, il attire l'attention des soignants.

Exemples :

– brûlures mictionnelles et non problème urinaire (trop vague) ni infection urinaire (diagnostic médical) ;
– anxiété ;
– gain/perte d'autonomie importants ;
– absence de prise en charge sociale ;
– sortie contre avis médical, etc.

▶ LA DONNÉE D : c'est le fait précis qui détaille la cible en vue d'une action réfléchie.

▶ L'ACTION A : c'est l'action que l'infirmière a déjà effectuée.

▶ LE RÉSULTAT R : il s'agit du résultat ou des conséquences de nos actions.

Les transmissions ciblées se présentent sous la forme du tableau 20.2.

Les transmissions ciblées sont accompagnées d'outils complémentaires

▶ LE DIAGRAMME DE SOINS. C'est un tableau nominatif qui comporte l'ensemble des soins spécifiques au service, soins qui ne nécessitent aucun commentaire ni suivi particulier. L'infirmier(e) cochera quotidiennement les soins réalisés auprès du patient et apposera sa signature.

▶ UNE FICHE MACROCIBLE qui présente synthétiquement la situation du patient à des moments clés de l'hopitalisation (admission, transfert, sortie, départ ou retour de bloc…) et qui permet d'établir le résumé de soins infirmiers.

CAS N° 5

Mme S., 67 ans, atteinte de polyarthrite rhumatoïde, est hospitalisée depuis quelques jours. Ce jour, l'infirmière a noté :

20 mars 15 h	Cible		Transmission	Nom et signature de l'IDE
	Douleur	D	Patiente trouvée genoux fléchis dans son lit Masque de douleur Pulsations à 116/min Évaluation de la douleur sur échelle EVA quotée à 8	*Mme LEGRAND Thérèse*
		A	Médecin prévenu A prescrit 1 *Efferalgan codéiné* toutes les 6 heures Mme S. a pris 1 comp. à 16 h	
		R	Mme S. exprime qu'elle a moins mal à 18 h Évaluation de la douleur sur échelle EVA quotée à 3	

Tableau 20.2. Exemple de transmissions ciblées D-A-R.

Date heure	Cible		Transmissions	Nom et signature de l'IDE
18 avril 14 h 00	Hyperthermie	D	39 °C et frissons à 10 h 00	Patrice Dupont
		A	Interne appelé Pose d'une vessie de glace 1re hémoculture faite à 10 h 30 2e hémoculture faite à 13 h 00 ECBC - ECBU faits à 10 h 45 Traitement antibiotique débuté à 13 h 00 (voir fiche prescriptions médicales)	
		R	39,2 °C à 13 h 30 pas de frissons	
18 avril 18 h 00	Rougeur au sacrum	D	À 15 h 00, rougeur de 5 cm de diamètre, ne disparaissant pas à la levée de la pression, accompagnée de douleurs	Nicole Dupoy
		A	Pose d'un matelas anti-escarres et d'un coussin sur le fauteuil Réhydratation orale entreprise par un verre d'eau toute les heures depuis 15 h 00 Apport de supplément protidique à 16 h 00 en accord avec les diététiciennes *(Fortimel)* Feuille de changement de position établie	
		R	À 18 h 00 pas d'extension	

Dossier de soins informatisé

« L'objectif majeur de l'informatisation est de contribuer à l'amélioration de l'efficacité de la production de l'unité de soins, en apportant un gain de temps au personnel soignant au bénéfice du malade. »[1]

L'infirmier(e) enregistre :

– les informations fournies par le recueil de données ;

– le problème de santé accompagné de son étiologie (facteurs favorisants ou facteurs de risques), de ses signes et symptômes.

L'ordinateur propose une aide à la pose du diagnostic infirmier et des plans de soins guides (figure 20.1). L'infirmier(e) détermine son choix d'après ces propositions. L'informatique permet, en prenant en compte les prescriptions médicales, la planification des actions sur prescription et du rôle propre, pour la personne ou le groupe de personnes soignées.

1. Extrait du *Guide du service infirmier*, n° 14, série Soins infirmiers, intitulé « Étude d'orientation pour informatiser la démarche de soins infirmier », 31 mars 1992.

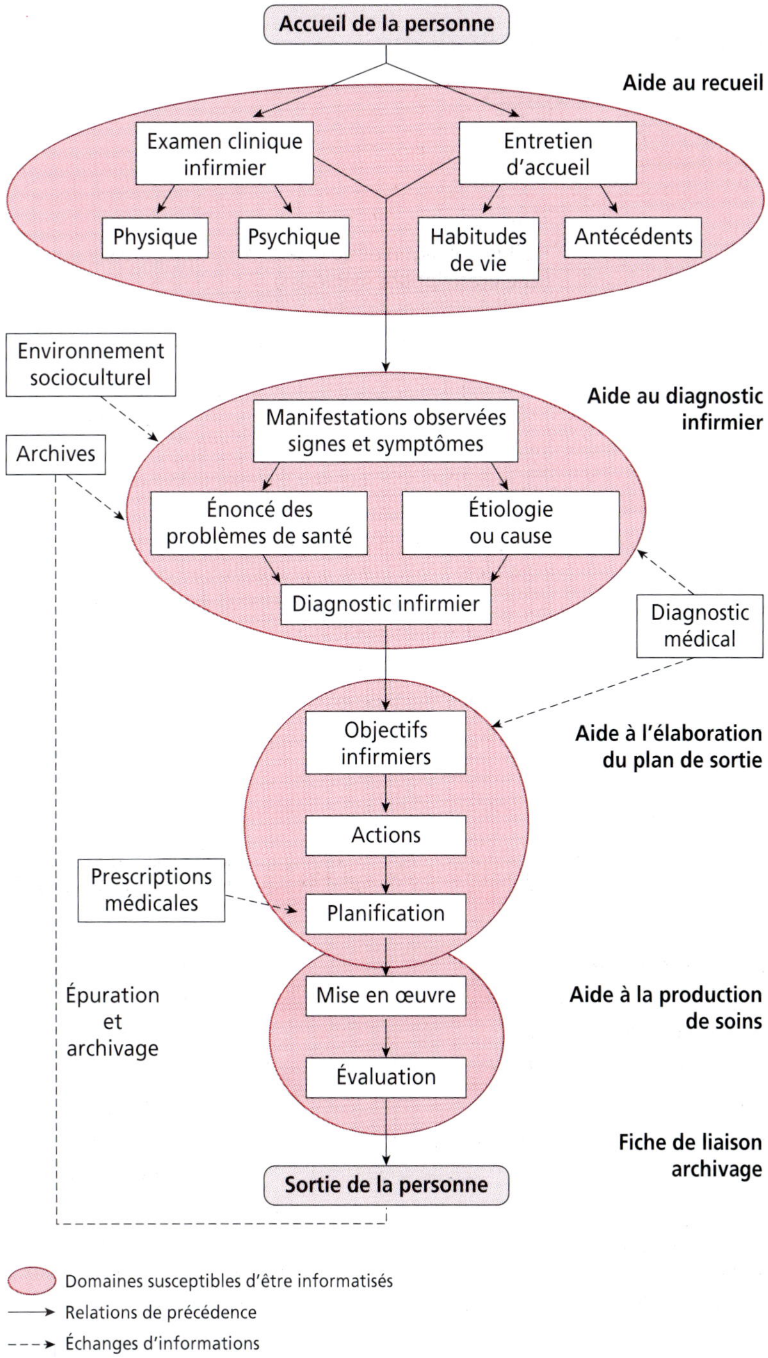

***Fig. 20.1. Apports possibles de l'informatique dans la mise en œuvre de la démarche de soins (d'après le* Guide du service infirmier*, n° 14 du 31 mars 1992, page 58)*.**

Aspects éthiques et juridiques

Confidentialité et libertés individuelles

Confidentialité

Souvent, lorsque l'infirmier(e) établit une relation de confiance avec le patient, ce dernier livre des faits de sa vie privée. L'infirmier(e) doit solliciter l'accord du patient pour transmettre ces informations à un tiers, ou les noter dans le dossier de soins.

▶ L'INFIRMIER(E) A LE DEVOIR DE PROTÉGER LA CONFIDENTIALITÉ DE CE QUI LUI EST CONFIÉ. Les notes infirmières doivent proscrire les jugements de valeur, les interprétations personnelles, les remarques péjoratives.

Libertés individuelles

Le dossier de soins informatisé sera conforme à la loi numéro 78-17 du 6 janvier 1978 dite « informatique et libertés ». Le Conseil national informatique et liberté (CNIL) mis en place par cette loi *veille à éviter le croisement potentiel d'informations entre fichiers et l'accès à ces informations par des réseaux télématiques*.

▶ L'UTILISATEUR DOIT DÉCLARER AU CNIL la création de fichiers avec données nominatives (qu'il s'agisse de dossiers informatisés ou non).

Responsabilité juridique de l'infirmier(e)

▶ EN RÉFÉRENCE AU CADRE LÉGISLATIF, LE DOSSIER DE SOINS INFIRMIERS EST UN DOCUMENT LÉGAL ET DURABLE dont la valeur juridique est incontestable (pouvant servir de preuve devant les tribunaux).

▶ L'ABSENCE D'ÉCRITS laisse supposer que rien n'a été fait. Toute erreur ou omission d'informations sera juridiquement interprétée comme une faute[1].

Chaque page du dossier doit être numérotée. Il convient d'éviter les blancs et les surcharges. En cas d'erreur, il faut rayer proprement les mots qui doivent rester lisibles sous la rature (l'utilisation de « correcteur blanc » n'est pas recommandée).

Le soignant [infirmier(e) ou aide-soignant(e)] doit sur tout document noter la date et l'heure, s'identifier (par son nom et sa fonction écrits lisiblement) et apposer sa signature.

1. Le fait de noter sur le dossier de soins : *« Insuline, 32 UI faites à 7 h 30 au lieu de 22 UI »*, laisse supposer qu'il y a eu faute dans l'administration d'une prescription médicale.

Conclusion

Le dossier de soins individualisé invite à une prise en charge globale et personnalisée.

Les soins dispensés, sur prescription médicale ou du rôle propre, y sont organisés et notés ; les transmissions rendent compte, au quotidien, de l'évolution de l'état ou des réactions du patient.

Lorsque le dossier de soins est convenablement rempli et bien tenu, il est un outil de travail précieux pour l'infirmier(e), une source d'informations pour l'équipe.

Ce document a une valeur juridique, mais également une valeur professionnelle dans la mesure où il atteste des compétences reconnues au corps infirmier.

Bibliographie

AUCOUTURIER C., BOISSIER C., HOLLEAUX G. — *La responsabilité juridique de l'infirmière*. Lamarre, 2002, 6e édition.

CHAMPION-DAVILLER M.N., BOURGEOIS F., LAPORTE M. — *Le dossier de soins-réalités et perspectives*. Lamarre, 1991.

DOSSIER « TRANSMISSIONS CIBLÉES ». *Objectif soins*, n° 72, février 1999, Dossier *Les Cahiers du management*.

MINISTÈRE DE LA SANTÉ — Le dossier de soins. *Guide du service infirmier*, série Soins infirmiers, n° 1, *BO* 85/7*bis* 1985.

MINISTÈRE DE LA SANTÉ — Étude d'orientation pour informatiser la démarche de soins infirmiers. *Guide du service infirmier*, série Soins infirmiers, n° 14, *BO* 92/12*bis* 1992.

PATRIARCHE E., TRUCHARD S., BOYER L. — *Dossier de soins ciblé, du raisonnement clinique infirmier aux transmissions ciblées*. Doin, AP-HP, 1997.

Infirmier(e) et gestion des soins

21

Qu'est-ce que gérer ?

Le terme « gérer » signifie à la fois prévoir, organiser, programmer, et optimiser les rendements à moindre coût.

▶ LA GESTION DES SOINS PEUT ÊTRE RÉALISÉE À DIFFÉRENTS NIVEAUX :

- **Gestion des soins pour une personne ou un groupe de personnes ;** c'est à ce niveau qu'interviennent l'infirmier(e) ou le cadre infirmier.
- **Gestion des soins au niveau d'une structure de soins** comme une maison de retraite, un service de soins à domicile, un hôpital. Ce niveau de gestion revient à la fois au directeur des soins infirmiers et au directeur de l'établissement.
- **Gestion des soins dispensés dans plusieurs établissements situés dans un même secteur géographique ;** ce niveau de gestion revient aux directions régionales des affaires sanitaires et sociales (DRASS).
- **Gestion des soins et des structures de soins au plan national ;** la gestion en revient à l'État qui délègue ses pouvoirs au ministre de la Santé.

▶ QUEL QUE SOIT SON DOMAINE D'EXERCICE, l'infirmier(e) consacre une grande partie de son temps de travail à la gestion des soins. L'activité gestion des soins recouvre divers aspects, dont, en particulier l'organisation et la coordination des soins.

Gérer les soins au quotidien

L'infirmier(e) organise quotidiennement les soins pour une personne ou un groupe de personnes. Aux soins qui relèvent de son rôle propre viennent s'ajouter les soins sur prescription médicale. L'infirmier(e) les planifie dans le sens d'une gestion rationnelle de son temps de travail.

L'infirmier(e) gère également des actes de soins indirects (soins non réalisés « au lit » du malade), comme la prise des rendez-vous, la tenue des dossiers de soins, la maintenance du matériel, les commandes... Ces actes ne peuvent être négligés puisqu'ils sont indispensables à une réalisation optimale des soins. En effet, comment pratiquer la pose d'une sonde vésicale si l'on ne dispose pas de gants stériles, de sonde adaptée ?

Coordination des soins

L'infirmier(e) participe à la dispense des soins en concertation avec d'autres professionnels de santé (figure 21.1).

Collaboration

Il s'agit d'une liaison de type fonctionnel avec le médecin, ses collègues infirmier(e)s ou aides-soignant(e)s, le/la diététicien(ne), le/la kinésithérapeute, l'orthophoniste, l'assistant(e) social(e), l'ergothérapeute...

Collaborer suppose l'association, la participation de plusieurs personnes à une œuvre ou à des objectifs communs.

La collaboration implique une coresponsabilité vis-à-vis des moyens mis en œuvre et des résultats escomptés. Elle ne signifie pas, en revanche, la présence physique simultanée des différents collaborateurs. La collaboration est donc synonyme de complémentarité des acteurs de soins.

Par exemple, une personne âgée souffrant d'une affection broncho-pulmonaire sera prise en charge grâce à la collaboration entre le médecin traitant, le/la kinésithérapeute, l'infirmier(e) et l'aide ménagère. Toutes ces personnes œuvrent dans le but de maintenir la personne âgée à son domicile, chacun

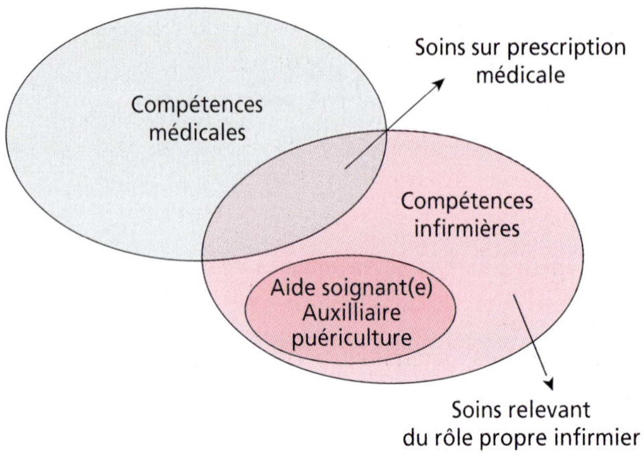

Fig. 21.1. Soins infirmiers et compétences

participe à l'amélioration de l'état de santé de cette personne au moyen de ses compétences légitimes.

La collaboration implique le respect des champs de compétences légalement reconnus pour chacun des partenaires.

▶ L'INFIRMIER(E) RÉALISE DES SOINS SUR PRESCRIPTION MÉDICALE : dans ce cadre, il/elle applique les consignes que le médecin lui donne. Celles-ci devront être écrites et claires, précises et exhaustives. Toute incertitude sera levée avant application de la prescription. Au plan juridique, l'infirmier(e) est **seul(e) responsable** des actes de soins qu'il/elle réalise[1].

▶ L'INFIRMIER(E) AGIT EN VERTU DE SON RÔLE PROPRE : il/elle réalise les actes de soins qui entrent dans cette catégorie avec la collaboration des aides-soignant(e)s (AS) ou des auxiliaires de puériculture (AP), comme il est précisé ci-après :

- **Décret n° 93-345, du 15 mars 1993, art. 2 :** *« relèvent du rôle propre infirmier les soins liés aux fonctions d'entretien et de continuité de la vie… Lorsque ces soins sont dispensés dans un établissement ou un service à domicile, à caractère sanitaire, social ou médico-social, l'infirmière peut,* ***sous sa responsabilité*** *les assumer avec la* ***collaboration*** *d'aides-soignants ou d'auxiliaires de puériculture qu'il* ***encadre*** *et dans la* ***limite de la compétence*** *reconnue à ces derniers du fait de leur formation. »*

1. Le terme « soin délégué », longtemps en usage dans la profession, est à proscrire : le médecin ne peut déléguer ses fonctions à l'infirmier(e) (poser un diagnostic médical, prescrire).

▶ SEULS LES ACTES D'ENTRETIEN ET DE CONTINUITÉ DE LA VIE relevant du rôle propre infirmier peuvent être confiés à l'aide-soignant(e) ou l'auxiliaire de puériculture.

***Exemple* :** l'alimentation par sonde naso-gastrique d'un nouveau-né est bien un acte d'entretien et de continuité de la vie, mais il se réfère à une prescription médicale, il doit obligatoirement être réalisé par un(e) infirmier(e) ou une puéricultrice.

Un soin faisant l'objet d'une prescription médicale ne pourra jamais être confié à l'aide-soignante(e) ou à l'auxilliaire de puériculture (sauf urgence vitale réelle).

Dans la pratique, comment collaborer ?

Collaboration médecin/infirmier(e)

La majorité des prescriptions médicales, qui font l'objet de soins infirmiers, consistent en des actes techniques tels que : pose de perfusion, prélèvements sanguins, préparation pour lavement baryté…, ou des prescriptions de surveillance. Pour la réalisation de ces soins, des protocoles écrits précisant le matériel, la technique, les précautions… peuvent servir de référence et faciliteront la collaboration.

La collaboration signifie aussi se transmettre mutuellement des informations pour une meilleure prise en charge de la personne, il ne faut donc pas négliger les contenus des transmissions.

Collaboration infirmier(e)/aide-soignant(e) ou auxiliaire de puériculture

Les soins infirmiers réalisés en collaboration sont pour la plupart des soins d'hygiène et de confort, des soins relationnels et éducatifs. L'infirmier(e) sera amené(e), selon les circonstances, soit à réaliser lui(elle)-même ces soins, soit à les pratiquer en tandem infirmier(e)-aide-soignant(e) ou auxiliaire de puériculture, soit à en confier l'entière réalisation à l'aide-soignant(e) (AS/AP). Tous ces cas de figure présentent un axe de collaboration :

- **Lorsque l'infirmier(e) réalise seule les soins,** il/elle précise à l'AS/AP pourquoi la personne fait l'objet de tel mode de prise en charge. Collaborer peut signifier pour l'AS/AP « ne pas faire ».
- **Des soins réalisés en tandem** sont l'expression la plus forte de la collaboration, pour l'AS/AP, c'est « faire avec ».

Lorsque l'infirmier(e) confie un soins à l'AS/AP, elle s'assure que :

– *le soin* relève de son rôle propre et non d'une prescription et est de la compétence de l'AS/AP (contenu de formation);

– *l'aide-soignant(e)* sait réaliser le soin correctement.

L'infirmier(e) contrôlera :

– la réalisation effective du soin;

– si le résultat du soin correspond à ce qui était attendu.

▶ LA COLLABORATION INFIRMIER(E)-AIDE-SOIGNANT(E) EXISTE À UN AUTRE NIVEAU, celui d'une meilleure connaissance de la personne soignée et de l'identification de son niveau de santé.

● **L'aide-soignant(e) ou l'auxiliaire de puériculture participe à la démarche de soins :**

– participe au recueil d'informations;

– participe à l'identification du problème de santé (mais en revanche ne maîtrise pas l'analyse et la synthèse des données ni la formulation d'hypothèses diagnostiques);

– participe à la validation du (des) diagnostic(s) infirmiers retenus;

– participe à la détermination des objectifs de soins;

– propose des actions;

– participe à la réalisation des soins;

– participe à l'évaluation des soins.

Gestion régionale et nationale des soins

Réforme du budget global

Les soins dispensés dans un établissement reflètent la philosophie ou les objectifs de l'institution en matière de prestations de soins et, plus globalement, la politique publique de santé. Celle-ci dépend des orientations et des directives de l'État qui en confie les missions au ministère de la Santé. La branche « maladie » de la Sécurité sociale est le dépositaire des ressources financières de la santé. Ces ressources proviennent principalement des cotisations et contributions sociales afférentes au salariat.

▶ LA CRISE ÉCONOMIQUE, LE CHÔMAGE, L'ABAISSEMENT DE L'ÂGE DE LA RETRAITE ET LE VIEILLISSEMENT DE LA POPULATION concourent au déséquilibre du système de protection sociale français et, à terme, risquent de le rendre obsolète. Dans les années soixante-dix, les établissements de santé pouvaient recourir à l'État providence et recevoir, quel qu'en soit le but, une dotation budgétaire supplémentaire.

▶ À PARTIR DES ANNÉES QUATRE-VINGT, l'État français vise à la maîtrise des dépenses de santé. Les établissements de soins représentant 50 % du budget de santé, il devient nécessaire de limiter la croissance des dépenses de ce secteur. La réforme du budget global, définie par décret du 11 août 1983, vise à maîtriser les coûts du système hospitalier à l'aide de deux procédures :

● **L'attribution d'une enveloppe budgétaire** annuelle et globale (budget global) pour chaque établissement participant au service public hospitalier. Cette dotation est réalisée sur la base du prix de journée hospitalier, de la fréquentation de l'établissement, des projets présentés à l'organisme de tutelle (Agence régionale de l'hospitalisation, ARH). Elle est calculée en référence au budget annuel de l'année précédente.

● **Le calcul d'un taux directeur,** qui permet l'estimation prévisionnelle de l'augmentation des dépenses de santé (ce taux directeur prend en compte différents paramètres économiques) et l'application annuelle de ce taux directeur au budget global de chaque établissement.

▶ UNE ÉVALUATION des effets produits par cette réforme a été réalisée, celle-ci montre que :

● **Les établissements qui, lors de la mise en place de la réforme, étaient riches en moyens et en personnes,** ont pu développer des secteurs d'activité conformes à l'évolution des besoins de santé de la population (performance d'un plateau technique, développements d'activités telles que hôpital de semaine, hôpital de jour...).

● **Les établissements faiblement dotés à l'origine se sont appauvris** et n'ont pu maintenir ou développer certaines activités (le cas des établissements d'accueil pour personnes âgées en est l'exemple).

Dans le contexte économique de pondération des dépenses de santé, la réforme du budget global reste insuffisante. Elle ne prend pas en compte l'adaptation, à la fois géographique et par secteur d'activité, de l'offre de soins aux besoins de la population, besoins qui évoluent et se transforment.

▶ DANS LE BUT D'ÉVALUER LES COÛTS DE L'ACTIVITÉ HOSPITALIÈRE ET DE RÉPARTIR LES BUDGETS PLUS ÉQUITABLEMENT, IL EST NÉCESSAIRE DE DISPOSER D'INDICATEURS SCIENTIFIQUES ET OBJECTIFS, qui servent de base de dialogue et de concertation entre les établissements hospitaliers et la mutuelle. Deux grands programmes sont mis en œuvre. Il s'agit de :

- **La mise en place dans les établissements hospitaliers publics de la comptabilité analytique** (1985).
- **L'élaboration d'un système d'informations** qui permette une meilleure connaissance des pathologies traitées et de leur coût, ce système prend le nom de programme de médicalisation du système d'information, ou PMSI (1989).

▶ LA LOI DU 31 JUILLET 1991, portant réforme hospitalière, rend ces programmes obligatoires :

- **Art. L 710.5 :** *« Les établissements de santé sont tenus d'analyser leurs activités médicales et les coûts qui s'y rattachent. »*
- **Art. L 714.7 :** *« Les budgets des établissements sous dotation globale dépendent notamment des volumes d'activité, tels que le représentant de l'État est mis en mesure de les apprécier. »*

Comment les établissements peuvent-ils analyser leur activité et en déterminer le coût ? Comment l'État peut-il apprécier un volume d'activité et lui affecter un budget ? C'est ce que nous allons aborder dans le cadre de l'étude du PMSI.

Programme de médicalisation du système d'information (PMSI)

Les premières recherches visant à mesurer l'activité médicale en France datent des années quatre-vingt. La circulaire du 24 juillet 1989, relative à l'organisation de l'information médicale dans les hôpitaux publics, opère une généralisation du programme de médicalisation du système d'information (PMSI). Les objectifs du PMSI sont :

- **Responsabiliser les acteurs de l'hôpital** par rapport aux dépenses de santé.
- **Avoir une meilleure connaissance de la clientèle et de l'activité médicale.**
- **Assouplir les méthodes de financement des hôpitaux.**
- **Disposer d'outils prédictifs** qui permettent l'optimisation, à long terme, de l'offre publique de soins.

Le PMSI se fonde sur une étude américaine publiée en 1976 par Robert Fetter, concernant les *Diagnosis Related Groups* (DRG) qui, en France, deviennent après adaptation les **groupes homogènes de malades**.

Groupe homogène de malades (GHM)

▶ LE GHM EST DÉFINI PAR UNE DOUBLE HOMOGÉNÉITÉ :

- **Les malades utilisent des ressources hospitalières peu différentes** et statistiquement prévisibles.
- **Les malades ont des caractéristiques semblables** en termes de discipline médicale et de moyens thérapeutiques.

▶ LES GROUPES HOMOGÈNES DE MALADES CONSTITUENT UN SYSTÈME DE CLASSIFICATION, fruit de la recherche réalisée sur un grand nombre d'établissements hospitaliers. Pour disposer d'un nombre de catégories suffisants, les équipes françaises ont utilisé la classification internationale des maladies publiée par l'OMS. À partir de 23 catégories majeures de diagnostics, des sous-classes ont été réalisées.

Aujourd'hui, environ 500 groupes sont répertoriés. Pour classer un patient hospitalisé dans un GHM spécifique, il est nécessaire de disposer d'informations suffisantes concernant son séjour hospitalier et sa pathologie.

Le département d'information médicale ou DIM (dont la création dans les établissements hospitaliers publics est définie par circulaire du 6 janvier 1983) a pour fonction de synthétiser les données relatives à chaque patient hospitalisé et de produire pour chacun d'eux un **résumé de sortie standardisé**.

Résumé de sortie standardisé ou RSS

Le RSS regroupe les informations administratives et médicales relatives à un séjour-patient en service de court séjour (médecine, chirurgie, obstétrique), il rassemble au maximum 22 informations.

Les données administratives forment un résumé administratif.

Les données médicales font également l'objet d'un regroupement sous la forme d'un résumé de service clinique, les diagnostics médicaux y sont répertoriés, le médecin indique le diagnostic principal et les diagnostics secondaires (antécédents, pathologies associées, complications). Les diagnostics sont codés et vont permettre le classement du RSS dans le GHM qui lui correspond exclusivement (un RSS ne peut être classé dans deux GHM distincts).

La comptabilité analytique permet ensuite d'attribuer un coût à chacun des GHM identifiés. Afin de ventiler les coûts du plateau technique sur tous les malades, chacun des actes médicaux est affecté d'un indice de coût relatif (ICR).

▶ LE PMSI MESURE L'ACTIVITÉ D'UN ÉTABLISSEMENT en termes de « produits-soins » dispensés, l'exploitation des résultats est double. Pour l'établissement considéré, il constitue un outil d'analyse interne car il permet :

- **D'évaluer le volume d'activité globale de l'hôpital.**
- **D'identifier les différentes activités de l'hôpital.**
- **De repérer les activités en expansion ou coûteuses.**
- **De pointer les dysfonctionnements internes à l'établissement** (activités ou système d'information).
- **De définir les orientations médicales souhaitables** qui peuvent s'inscrire dans le cadre du projet d'établissement.

▶ POUR LA TUTELLE, le PMSI constitue un outil de négociation sur la base de critères objectifs et scientifiques. Il permet :

- **L'attribution d'un budget** qui tienne compte du volume d'activité et des projets de l'établissement.
- **L'évaluation des écarts existant à la fois dans la pratique et dans les coûts,** entre des établissements qui prennent en charge une même pathologie (ou un même groupe de pathologies, identifiés par le GHM correspondant). Ces données pourraient, dans l'avenir, l'intégrer à un programme plus global de normalisation des coûts par GHM.
- **La définition des orientations et des objectifs de santé publique,** à partir des activités médicales en expansion qui répondent à la demande de soins de la population. Ceci permettrait, à terme, une plus grande adaptabilité de l'offre de soins à la demande des usagers et permettrait à la structure hospitalière de poursuivre les missions de santé qui lui sont dévolues.

▶ LA MISE EN PLACE DU PMSI DANS LES ÉTABLISSEMENTS HOSPITALIERS rencontre encore à ce jour de nombreux obstacles :

- **Les professionnels français, peu habitués aux procédures d'évaluation** (à la différence de leurs collègues anglo-saxons), voient dans le PMSI un moyen de contrôle et de limitation des activités hospitalières, exercé par la tutelle.
- **La formulation des résumés de sortie standardisés demeure difficile,** les départements d'information médicale créés en 1989 n'ayant pas encore atteint leur pleine efficacité en matière de formation des personnels à ce type de démarche.
- **Le faible niveau d'informatisation** ou la disparité des réseaux informatiques, dans un même établissement, freinent la mise en place du PMSI, faute de pouvoir centraliser et synthétiser les informations.

▶ DE MANIÈRE PLUS GÉNÉRALE, la transposition d'indicateurs en provenance des recherches réalisées à l'étranger nécessite des ajustements au système de santé français. L'obligation de rentabilité des activités hospitalières a parfois relégué au second plan l'amélioration des outils de gestion de l'information. La production de données fiables demeure assujettie à l'informatisation du recueil des données hospitalières.

▶ L'INFORMATIQUE APPARAÎT DE PLUS EN PLUS COMME UN OUTIL INCONTOURNABLE D'AIDE À LA GESTION, il doit nécessairement s'intégrer à l'ensemble du système d'information de l'hôpital. Dans cette perspective, de nombreux établissements s'engagent dans l'informatisation des données relatives aux soins infirmiers.

▶ LES INDICATEURS développés dans le cadre du PMSI permettent une évaluation quantitative de l'activité hospitalière, il devient aujourd'hui indispensable de compléter cette évaluation à l'aide de données qualitatives.

En effet, comment la tutelle pourra-t-elle apprécier les différences de coût des soins afférents à un même type de prise en charge pour une pathologie donnée (coût par GHM), sinon à l'aide de données qualitatives. Autrement dit, quels sont les établissements publics qui, à moindre coût, savent prendre en charge un groupe de patients et leur offrent une qualité de soins optimale ?

Indicateurs

Les indicateurs de qualité ne peuvent être fiables qu'à la condition d'intégrer les différents niveaux de dispense des soins, c'est-à-dire les activités des personnels soignants. Voilà pourquoi les infirmier(e)s doivent, eux/elles aussi, se pencher sur leur activité et produire des indicateurs en soins infirmiers.

▶ LES INDICATEURS EN SOINS INFIRMIERS actuellement développés sont de deux types :

- **Des indicateurs de type quantitatifs,** résultant de l'évaluation de la charge en soins infirmiers par les méthodes PRN (projet de recherche en nursing) ou SIIPS (soins infirmiers individualisés à la personne soignée).
- **Des indicateurs de type qualitatif et quantitatif** résultant de la production des résumés de sortie infirmières ou RSI (voir page 211) qui, logiquement, s'intégreraient au PMSI et fournissent aussi des données complémentaires et indispensables à la validation de ce programme. La condition de développement d'indicateurs fiables de l'activité en soins infirmiers est l'informatisation de système d'informations infirmières.

Voyons d'abord les conditions et les modes d'informatisation du système d'information au soins infirmiers, puis la méthode SIIPS, et les données qui peuvent s'intégrer au PMSI.

Informatique et soins infirmiers

QU'EST-CE QU'UN ORDINATEUR ?

Un ordinateur peut être comparé à une boîte crânienne (cerveau, impulsions électriques, stimulations...). L'ordinateur possède une mémoire, c'est-à-dire une capacité à stocker des données ainsi que des possibilités de traitement de l'information qu'il reçoit.

Un ordinateur, pour être opérationnel, doit être activé à l'aide de logiciels. Un logiciel est un ensemble de procédures mises au point et adaptées aux besoins de l'utilisateur. Il comporte un ensemble de programmes, tous codés dans un même langage. Il existe une infinie quantité de logiciels. Dans le cadre des soins infirmiers, il existe des logiciels de gestion, d'évaluation, d'enseignement assisté par ordinateur...

L'outil ordinateur doit être convivial si l'on veut qu'il soit utilisable par tous.

Un(e) infirmier(e) de secteur libéral pourra gérer les soins des patients pris en charge ou assumer la gestion financière de ses actes à l'aide d'un ordinateur fonctionnant de manière isolée.

Dans un établissement de soins, le parc informatique est organisé en réseau, c'est-à-dire que plusieurs ordinateurs ou terminaux sont interconnectés entre eux.

L'informatique au service de l'infirmier(e)

L'infirmier(e) utilise une partie importante de son temps de travail à gérer des informations, aussi différentes que les entrées et sorties de patients, les régimes, la planification des soins, les transmissions...

▶ EN TANT QUE COORDINATRICE DES SOINS, l'infirmier(e) reçoit et adresse des informations à différents services intra- ou extrahospitaliers.

Comment l'infirmier(e) peut-il/elle gérer cette surcharge d'informations venant de toutes parts,

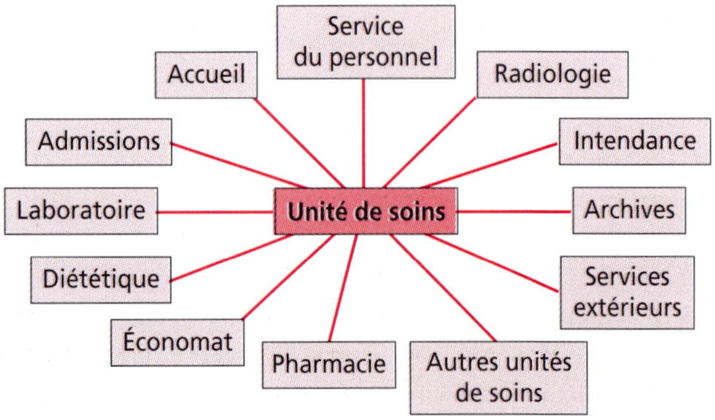

Fig. 21.2. Liaisons fonctionnelles informatisables

sans qu'il en résulte une baisse de qualité des informations transmises, une perte d'information, voire un stress important entraînant une baisse de vigilance (à noter que cette baisse de vigilance peut avoir de nombreuses conséquences, un accident du travail, une baisse de la qualité des soins dispensés) ?

L'outil informatique est un moyen permettant d'organiser et de gérer un ensemble d'informations.

Ils constituent donc un système permettant la circulation de l'information.

Pour accéder au système d'information, l'infirmier(e) devra se connecter au réseau. Si il/elle désire dialoguer avec un interlocuteur spécifique (la pharmacie, la diététique, les admissions...), l'infirmier(e) devra composer le code correspondant à celui-ci.

L'informatique au service des soins infirmiers

Il est possible d'informatiser un grand nombre d'activités de soins infirmiers (figures 21.2 et 21.3). Certains établissements ont d'ores et déjà mis en œuvre l'informatisation :

– du dossier de soins infirmiers ;

– de la planification des soins ;

– de l'évaluation de la charge et de l'activité en soins infirmiers ;

– de l'enseignement assisté par ordinateur ;

– de protocoles de soins.

▶ EN REVANCHE, TOUTES LES ACTIVITÉS DE SOINS NE SONT PAS INFORMATISABLES. Par exemple, l'activité d'accueil d'un patient ou la relation d'aide réalisée auprès d'une personne en détresse psychologique ne sont pas informatisables (cependant le résultat de ces activités peut être enregistré sous la forme de données informatiques).

▶ DE NOMBREUSES RECHERCHES EN SOINS INFIRMIERS mettent en évidence que l'utilisation d'une démarche méthodologique constitue un préalable à l'informatisation des soins infirmiers.

La démarche « soins infirmiers » constitue une base structurelle stable sur laquelle il est possible de construire un système d'information fiable.

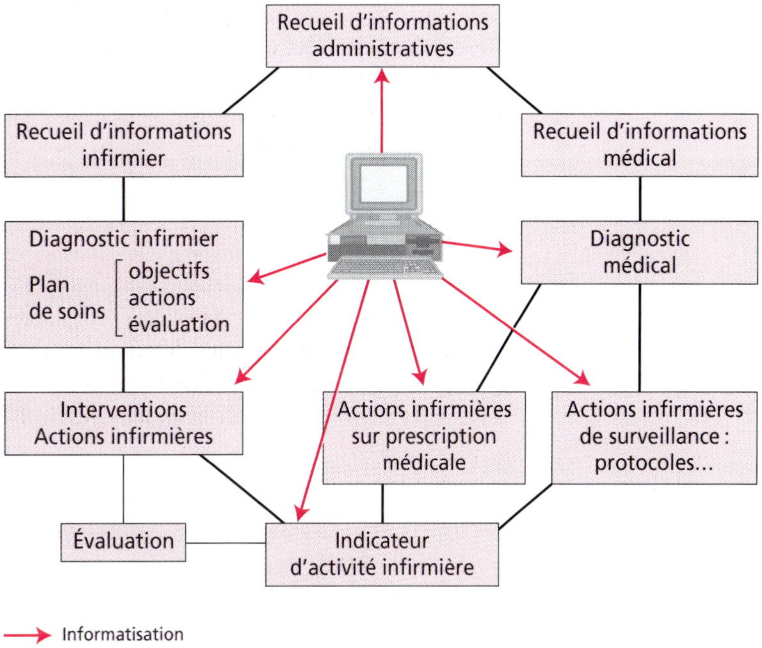

Fig. 21.3. Activités infirmières informatisables
(d'après la revue *Objectifs soins* n° 3, mai 1992, InterEditions).

Exemple : un service de l'hôpital X a décidé d'informatiser son dossier de soins. Quelles informations faut-il enregistrer ?

Le dossier de soins informatisés se présentera sous la forme d'une procédure de saisie des données :

– du recueil d'information ;

– du diagnostic infirmier ;

– du plan de soins infirmiers ;

– des prescriptions médicales ;

– de la planification des soins ;

– des transmissions infirmières.

Intérêt de l'informatique pour les soins infirmiers

▶ POUR LE PATIENT

● **L'infirmier(e), après un temps d'adaptation,** diminuera le temps qu'il/elle accorde aux soins indirects, au profit du patient (disponibilité plus grande en qualité et en temps).

● **Plus grande fiabilité des informations saisies** par amélioration de la qualité des données recueillies (moindres risques de perte d'information) et donc amélioration de la qualité des soins dispensés.

▶ POUR L'INFIRMIER(E)

- **Facilitation de l'accès à l'information** (réception ou transmission).
- **Meilleure cohérence de l'équipe de soins** qui utilise un outil commun obligeant à une rigueur d'utilisation (par exemple recueil d'information, planification des soins).
- **Simplification des procédures** (pour commander du matériel, pour informer des sorties de patients).

▶ POUR L'ÉTABLISSEMENT DE SOINS

- **Faciliter la communication** des différents partenaires de l'établissement.
- **Diminuer le temps d'échange d'informations.**
- **Centraliser les informations** permettant la gestion des différentes activités de l'hôpital et de gestion des personnels.
- **Améliorer la connaissance des activités réalisées.**
- **Disposer d'indicateurs d'activité et de coûts** permettant une concertation avec la tutelle.

L'informatisation des soins infirmiers peut servir de base de données pour l'évaluation de l'activité ou la production de résumés de sortie infirmiers s'intégrant au PMSI.

Les SIIPS, ou comment intégrer les données infirmières dans le PMSI

Dès 1987, la direction des hôpitaux évoque la nécessité de disposer d'indicateurs d'activité en soins infirmiers pour un groupe homogène de malades et de pouvoir en estimer les coûts.

À partir du système Fetter, une première échelle d'indicateurs en soins infirmiers a été élaborée par consensus d'experts. Il s'agit des indices pondérées en soins infirmiers ou IPSI. Les indices IPSI vont de 1 à 8 et ont pour objet de ventiler les soins infirmiers par GHM.

Cependant, ces indices sont affectés *a priori*, c'est-à-dire sans que soient considérés les soins réellement dispensés aux patients, ce qui explique pourquoi cette échelle reste peu utilisée.

La méthode SIIPS : soins infirmiers individualisés à la personne soignée, d'innovation française[1], a retenu l'attention des pouvoirs publics car les données produites à l'aide de cette méthode d'évaluation de la charge en soins infirmiers s'intègrent et enrichissent le PMSI.

▶ LES OBJECTIFS DE LA MÉTHODE SIIPS SONT :

- **Évaluer la charge en soins infirmiers pour un patient** en considérant la structure des soins dispensés et leur intensité.
- **En déduire des résultats fiables** pour évaluer l'activité en soins infirmiers d'une unité, d'un hôpital, pour un GHM donné dans le cadre du PMSI.
- **Évaluer l'écart** existant entre les soins requis (actes de soins estimés nécessaires pour répondre aux besoins d'une personne soignée) et les soins donnés.
- **Identifier l'évolution des activités de soin,** donc de la pratique infirmière.

Cette méthode d'évaluation prend en compte les soins directs dispensés à la personne soignée et s'appuie sur les données actuelles de la pratique infirmière (utilisation du dossier des soins, démarche de soins individualisée, protocoles...).

▶ SI L'ON DÉSIRE PROCÉDER À L'ÉVALUATION DE L'ACTIVITÉ EN SOINS INFIRMIERS dans une structure, trois étapes devront être chronologiquement respectées :

- **Phase de connaissance de la méthode de recueil des données SIIPS.**
- **Phase de mise en œuvre.**
- **Phase d'exploitation des résultats.**

Méthode de recueil des données SIIPS

Dans la méthode SIIPS, les soins, une fois repérés, devront être classés selon deux modalités distinctes mais complémentaires. Ces deux types de classification constituent les outils à la base de la méthode SIIPS.

---

1. La méthode SIIPS fut mise au point et expérimentée pour la première fois à l'Hôtel-Dieu, Paris, par M.-C. Beaughon, infirmière générale qui publie ses résultats de recherche depuis 1983.

▶ CLASSEMENT PAR FONCTION DE SOINS

La méthode SIIPS distingue trois fonctions de soins : soins de base, soins techniques et soins éducatifs et relationnels.

La fonction soins de base

Ce sont tous les soins qui se rapportent à :

– l'alimentation ;

– l'élimination ;

– l'hygiène et le confort ;

– la locomotion.

La fonction soins techniques

Il s'agit des soins consécutifs à une prescription médicale. Ce sont :

– les actes diagnostiques (***exemple*** **:** la préparation à un examen comme une fibroscopie) ;

– les actes thérapeutiques (***exemple*** **:** pose d'une perfusion, pansement...).

La fonction soins éducatifs et relationnels

Ce sont les soins distincts des deux catégories précédentes et qui comportent exclusivement un aspect informationnel ou de soutien (***exemple*** **:** éducation d'un diabétique, aide aux familles, accompagnement de fin de vie).

Un patient peut requérir plusieurs soins relevant d'une même fonction, ils forment alors une combinaison de soins. ***Exemple*** **:** dans la fonction soins de base, un patient peut nécessiter un lever, suivi d'une aide à la toilette puis d'une réfection de lit. Ces trois soins forment une combinaison dans la fonction soins de base.

Cette première classification par fonctions permet de repérer les activités de soins qui s'avèrent prépondérantes. Elle fournit de ce fait un **indicateur de structure** des soins pour un patient ou pour un groupe de patients.

▶ AFFECTATION D'UNE CLASSE

Les soins peuvent être mesurés en intensité selon le temps requis pour les dispenser. Dans l'exemple précédent, l'infirmier(e) peut estimer à 25 minutes le temps nécessaire à la réalisation des soins.

Il est donc possible d'opérer un second mode de classification des soins, selon le temps requis. C'est ainsi que l'équipe de l'Hôtel-Dieu a défini six classes de soins.

Classe 1	5 minutes	Classe 4	125 minutes
Classe 2	25 minutes	Classe 5	175 minutes
Classe 3	75 minutes	Classe 6	225 minutes

Tableau 21.1. Classement par niveau.

Niveau		Temps de soin moyen par niveau	Valeur du coefficient d'intensité
1	Indépendance, autonomie	25 min	1
2	Dépendance modérée	100 min	4
3	Dépendance majeure	250 min	10
4	Dépendance totale	500 min	20

Tout soin ou toute combinaison de soins appartenant à l'une des trois fonctions sera rangé dans la classe qui lui correspond.

Les utilisateurs de la méthode SIIPS ont proposé un mode de classification sensiblement différent pour apprécier l'intensité d'un soin. Il s'agit d'un classement par niveau.

▶ CLASSEMENT PAR NIVEAU

Une fois regroupés par fonction, les soins vont être estimés en intensité.

Il apparaît que le temps de soins est étroitement corrélé au niveau de dépendance de la personne soignée. Quatre niveaux de dépendance ont été définis.

Des recherches menées sur quelque 5 700 dossiers ont mis en évidence que le temps de soins pour un patient de niveau 3 est 10 fois plus élevé que celui nécessaire pour un patient de niveau 1, celui de niveau 4 est 20 fois plus élevé.

Le classement par niveau permet donc d'affecter à chaque niveau de dépendance pour un soin ou un groupe de soins, un coefficient d'intensité. Il existe quatre coefficients d'intensité, correspondant chacun à un niveau de dépendance de la personne soignée (tableau 21.1).

Par exemple, une aide partielle à la toilette est un soin identifié dans la fonction soin de base. Ce soin peut être classé en niveau 1 ou 2, alors qu'une toilette complète au lit pourra être de niveau 3 ou 4.

Mise en œuvre

Elle demande la participation active de toute l'équipe. Dans une unité de soins, le travail de l'équipe consistera à :

Identifier les soins dispensés et estimer le temps nécessaire à leur réalisation.

Regrouper les soins par combinaison et par fonction.

● **Attribuer à chaque soin ou combinaison de soins une classe ou un coefficient d'intensité.**

● **Relever les soins pour une personne et pour 24 heures.**

● **Reporter les données SIIPS sur une grille séjour-patient.** Le relevé des donnés SIIPS peut être effectué une fois par 24 heures lors des transmissions. La grille de recueil distingue les trois fonctions, ce qui facilite l'analyse ultérieure des résultats.

Exploitation des résultats

À partir d'un relevé des SIIPS correspondant au séjour d'un patient, les soins se trouvent regroupés :

– par fonction;

– par classe ou par niveau.

Le regroupement par fonction fournit un indicateur de structure des soins, le regroupement par classe ou par niveau produit un indicateur d'intensité des soins.

Voici un exemple de résultat que l'on peut obtenir à partir des données SIIPS.

Indicateur de structure

▶ LA TOTALITÉ DES SIIPS pour un séjour-patient équivaut à 100 %. Les soins rangés par fonction représentent un certain pourcentage de la totalité des soins.

● **Pour M. X., hospitalisé pendant 7 jours,** le relevé de l'équipe met en évidence les résultats suivants :

– soins de base (SB) 29,20 %;

– soins techniques (ST) 47,80 %;

– soins éducatifs et relationnels (SER) 22 %;

– total 100 % (figure 21.4).

Ce type d'information peut être utile pour analyser la structure des soins dispensés dans un service de soins, et donner des indications quant à la catégorie de personnel nécessaire pour dispenser les soins.

▶ CET INDICATEUR DE STRUCTURE PRÉSENTE ÉGALEMENT UN GRAND INTÉRÊT DANS LE CADRE DU PMSI : pour un groupe homogène de malades, l'indicateur de structure met en évidence l'intensité et la durée des soins selon leur fonction.

▶ EXEMPLE : dans un hôpital, une équipe de cardiologie a relevé les SIIPS des patients atteints d'un infarctus de myocarde. La structure des soins dispensés se présente comme suit :

– soins de base : 19 %,

– soins techniques : 47 %,

– soins éducatifs et relationnels : 34 %,

– total : 100 %.

On en conclut que, pour les patients atteints d'infarctus du myocarde hospitalisés dans cet établissement :

● **Les soins techniques présentent la densité la plus forte.**

● **Les soins de base présentent la densité la plus faible.**

● **Le cumul soins de base/soins éducatifs et relationnels,** cumul des soins qui relèvent du rôle propre infirmier, soit 53 %, est supérieur aux soins techniques.

● **Le cumul soins techniques/soins éducatifs et relationnels,** soins nécessitant les compétences spécifiques de l'infirmier(e), qui est de 81 %, est quatre fois supérieur aux soins de base.

Le même type d'exploitation est possible à partir de la collecte des données SIIPS rangées par classe ou par niveau.

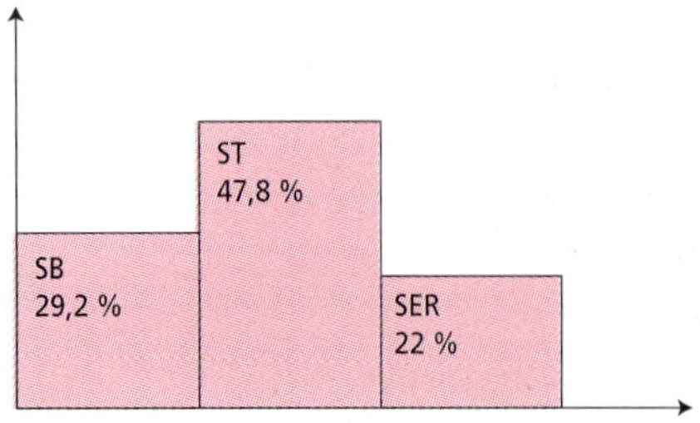

Fig. 21.4. Représentation graphique des résultats.
On remarque que les soins techniques (ST) présentent la densité la plus forte, et sont donc ceux qui nécessitent le plus de temps. À l'inverse, les soins éducatifs et relationnels (SER) présentent la densité la plus faible et sont ceux qui ont nécessité le moins de temps. Pour un autre patient, la structure des soins peut se révéler identique (SB : soins de base).

Conclusion

Méthode SIIPS

La méthode SIIPS fournit des résultats *a posteriori*, c'est-à-dire en termes de soins réalisés et paraît de ce fait plus fiable que les IPSI.

▶ EN TERMES DES RÉSULTATS, la méthode SIIPS montre que :

- **Les soins de base cumulés au soins éducatifs et relationnels représenteraient environ 60 % de la charge totale en soins infirmiers.** Si l'on admet que ces soins relèvent du rôle propre infirmier, quelle analyse peut-on faire de ces résultats concernant l'activité infirmière, les coûts des soins ?
- **Il est indispensable d'intégrer des indicateurs de charge au soins infirmiers dans le PMSI,** à condition que ces données figurent dans le résumé de sortie du malade, d'où l'importance que les professionnels soient formés aux méthodes d'évaluation de la charge en soins.

▶ CETTE MÉTHODE MET EN ÉVIDENCE UNE DISPARITÉ DE LA CHARGE EN SOINS selon l'âge, la phase de la pathologie, la durée du séjour, le type d'institution et l'organisation des soins.

- **Les données en soins infirmiers actuellement intégrées au PMSI sont essentiellement de nature quantitative.**
- **Les méthodes d'évaluation de la charge en soins infirmiers utilisées actuellement ne prennent pas en considération les données afférentes au diagnostic infirmier.** Une étude américaine réalisée par E. Halloran[1] met en évidence que les variations dans la charge en soins infirmiers sont mesurables par les diagnostics infirmiers dans une proportion de 52 %, alors que ces mêmes variations ne peuvent être prises en compte que pour 26 % à l'aide des GHM.

▶ LES DIAGNOSTICS INFIRMIERS ouvrent une perspective intéressante pour l'identification d'indicateurs qualitatifs de soins.

Une recherche de ce type est actuellement menée en France à l'initiative de C. Duboys-Fresney.

Les données provenant du diagnostic infirmier pourraient être intégrées dans le résumé de sortie infirmier et enrichir notablement le PMSI.

Résumé de soins infirmiers

▶ DÉFINITION : « ensemble minimal d'informations essentielles et standardisées relatives à la prestation infirmière auprès du patient ». Source : *Informations hospitalières*, n° 40, octobre 1993, ministère de la Santé.

▶ LE RÉSUMÉ DE SOINS INFIRMIERS INTÈGRE QUATRE TYPES DE DONNÉES INFIMIÈRES :

- **Le(s) diagnostic(s) infirmier(s) du séjour hospitalier.**
- **Les interventions de soins** relevant d'une prescription médicale et/ou du rôle propre infimier.
- **L'intensité des soins dispensés** (mesure de la charge de soins en minutes).
- **Les résultats des soins.**

▶ LE RSI N'EST PAS ENCORE UNE RÉALITÉ POUR TOUS LES ÉTABLISSEMENTS DE SANTÉ, cependant il permettrait d'intégrer les données infirmières au PMSI et faciliterait la démarche d'accrédiation des soins dispensés.

La mesure de l'activité en soins infirmiers est une recherche à poursuivre afin d'affiner les indicateurs susceptibles de mesurer les coûts, sans négliger la qualité des soins. De telles recherches témoignent de l'importance de l'activité infirmière auprès des patients et montrent le caractère indispensable de la formation des professionnels à un niveau optimal.

Bibliographie

Le service infirmier

MAGNON R. — *Le service infirmier ces trente dernières années*. Le Centurion, 1982.

MONTESINOS A. — *Organiser des soins de qualité dans les services hospitaliers*. MEDSI McGraw-Hill, 1991.

Charge de travail et soins infirmiers

Mesurer l'activité infirmière. *Objectif Soins*, 24, juillet 1994.

MINISTÈRE DE LA SANTÉ — *Les soins infirmiers et la charge de travail*. Série Organisation et Gestion du service infirmier n° 2, *BO* 87-29*bis*, 1988.

1. E. HALLORAN, *Research in Nursing and Health*, n° 8, 1985.

PMSI et SIIPS

GERBAUD L., GLANDDIER P. — Systèmes d'information hospitalier et évaluation de la qualité des soins. *Gestions Hospitalières*, 324, mars 1993.

KOHLER F. — Le Système d'information hospitalier. *Gestions Hospitalières*, 321, décembre 1992.

MINISTÈRE DES AFFAIRES SOCIALES, DE LA SANTÉ ET DE LA VILLE — *Le Résumé de Soins Infirmiers*. Direction des Hôpitaux, *BO*, 1995.

PETIT M. — Du Programme de Médicalisation du Système d'Information à l'organisation de l'information médicale, place des soins infirmiers. *L'Infirmière enseignante*, 4, avril 1991.

VORON Ph., PISTRE F., DICK-DELALONDE C., BEAUGHON M.-C. — *La méthode SIIPS. Indicateurs d'activités en soins infirmiers*. Lamarre, 1999.

Informatique et soins infirmiers

BERROYER N., DUSSERRE L. — *Informatique et soins infirmiers*. Le Centurion, 1986.

BOSSE S., FILLION S. — *L'informatique au service des soins infirmiers*. Éditions du Renouveau Pédagogique, 1995.

ISAMBART G. — Informatique et soins infirmiers. *Recherche en Soins Infirmiers*, 27, 1991.

MINISTÈRE DE LA SANTÉ — Étude d'orientation pour informatiser la démarche de soins infirmiers. *Guide du Service Infirmier*, 14, *BO* n° 92-12bis, 1992.

Évaluation de la qualité des soins

JACQUERYE A. — *Guide de l'évaluation de la qualité des soins infirmiers*. Le Centurion, 1986.

MINISTÈRE DE LA SANTÉ — L'évaluation de la qualité des soins infirmiers des services hospitaliers, approche méthodologique. *Guide du Service Infirmier*, 4, *BO* n° 87-27*bis*, 1987.

Protocoles de soins

22

Définition

Un protocole se définit comme :

– Le formulaire pour dresser des *actes publics*, authentiques.

– Le procès-verbal d'une réunion, *compte rendu d'un engagement.*

– L'ensemble de *règles* établies en matière d'honneur… dans les cérémonies *officielles*.

– En psychologie : l'*énoncé des conditions* dans lesquelles une *expérience* ou *test* psychologique doit *se dérouler*.

Il est intéressant de retenir les mots en italique car chaque terme employé a une implication spécifique :

– *actes publics* sous-entend la diffusion ;

– *l'engagement* indique une implication ;

– *les règles* font référence à une conduite à tenir ;

– *officiels* signifiant être reconnus…

Dans le domaine politique, il est courant d'entendre parler de « protocoles d'accord ». On cite souvent les protocoles opératoires ou de chimiothérapie, ce sont les scientifiques, les médecins qui en font le plus usage.

La définition des protocoles des soins infirmiers, émanant du ministère de la Santé, est la suivante : *« Un protocole de soins est le descriptif des techniques à appliquer et/ou des consignes à observer dans certaines situations de soins ou pour l'administration d'un soin. »*

« Un protocole de soins est un guide d'application des procédures de soins, centré sur une cible (groupe, population, individu), présenté sous forme synthétique, élaboré selon une méthodologie précise. » [1]

Il comporte des règles qui sous-entendent une notion d'accord, de consensus entre les partenaires concernés. Les protocoles s'appliquent généralement à une communauté de personnes présentant des caractéristiques semblables et font référence à l'interdisciplinarité des professionnels de la santé. Cette démarche est analogue à la démarche de soins qui, elle, s'applique à une personne et fait référence à la pluridisciplinarité des compétences infirmières.

1. Ministère de la Santé et de l'Action humanitaire, *Terminologie des soins infirmiers*, n° 3, série Soins infirmiers, fascicule spécial 86-21*ter*, 1986.

Différentes approches du protocole

Approche philosophique

Les protocoles de soins doivent répondre d'une part à la philosophie des soignants, d'autre part être cohérents avec la politique de soins de l'établissement.

Ils ont pour obligation de répondre aux besoins de soins des usagers.

Approche scientifique

Chaque science construit ses protocoles. Un protocole scientifique respecte une procédure d'élaboration et de validation qui comprend le choix méthodologique, le pré-test sur une population cible, le réajustement, la diffusion et l'utilisation et, enfin, l'évaluation. Il procure une réelle maîtrise de la situation et la rend, de ce fait, reproductible.

Un protocole de soins infirmiers doit répondre aux critères de cette construction scientifique s'il veut rompre avec des pratiques empiriques et orales.

Approche juridique

L'évolution des techniques et la complexité des thérapeutiques utilisées ne sont pas sans risques ou conséquences juridiques pour l'infirmier(e) ayant ces soins en charge.

Les protocoles de soins incitent les partenaires de soins à plus de rigueur, tant lors de l'élaboration du protocole que lors de son application concrète, ils constituent une des manières de collaborer.

Le législateur a prévu un cadre à l'existence de protocoles : décret n° 93-221, du 16 février 1993, chapitre II : **Devoirs envers les patients**

« L'infirmier ou l'infirmière applique et respecte la prescription médicale écrite, datée et signée par le médecin prescripteur, ainsi que ***les protocoles thérapeutiques et de soins d'urgence*** *que celui-ci a déterminés…*

Chaque fois qu'il l'estime indispensable, l'infirmier ou l'infirmière demande au médecin prescripteur d'établir ***un protocole thérapeutique et de soins d'urgence écrit, daté et signé.***

En cas de mise en œuvre d'un protocole écrit de soins d'urgence *ou d'actes conservatoires accomplis jusqu'à l'intervention d'un médecin, l'infirmier ou l'infirmière remet à ce dernier un compte rendu écrit, daté et signé. »*

Dans les cas d'urgence, l'infirmier(e) peut dispenser les soins de conservation des fonctions vitales sans risquer l'exercice illégal de la médecine ou la faute par omission.

Approche professionnelle

La disparité des pratiques de soins au sein d'un même établissement (d'un service à l'autre), voire dans un même service (d'une infirmier(e) à l'autre), est une source d'erreur et de dommages potentiels que l'on doit éviter au patient, elle engendre des situations déroutantes pour tout(e) nouveau(elle) infirmier(e) ou stagiaire.

Les protocoles constituent une garantie de continuité des soins au patient, même dans le cas d'un changement d'équipe.

Ils formalisent un savoir, un savoir-faire, un comportement de type professionnel, ils constituent le corpus de connaissances pratiques qui est transmissible à d'autres professionnel(le)s.

Objectifs des protocoles

Le but d'un protocole est de devenir un outil de référence. Les protocoles permettent d'atteindre les objectifs suivants[1] :

1. Améliorer les prestations professionnelles (langage commun, pratiques identiques, enseignement fiable).

2. Évaluer la qualité des soins infirmiers.

3. Développer et valoriser les compétences du savoir infirmier.

4. Garantir le cadre juridique de la pratique infirmière.

5. Faire évoluer la recherche en soins infirmiers.

6. Promouvoir la profession par sa reconnaissance.

1. Ministère de la Santé et de l'Action humanitaire, *Guide du service infirmier* intitulé *Protocoles de soins infirmiers*, n° 4, série Organisation et gestion du service infirmier, *BO* 92-13*bis*, 1992.

Structure et présentation d'un protocole

▶ UN PROTOCOLE ÉCRIT doit toujours comporter :
- un titre et la définition du soin ;
- les objectifs ou les résultats escomptés ;
- la population à qui il est destiné ;
- le matériel requis ;
- le descriptif précis du déroulement de l'action ou les différentes étapes de la procédure ;
- la surveillance (si nécessaire) ;
- les risques potentiels liés à l'application du protocole et leur prévention éventuelle ;
- la date de l'élaboration et des évaluations successives ;
- les auteurs ;
- les noms et titres des personnes ayant validé le protocole ;
- la date de validation.

▶ IL DOIT ÊTRE SYNTHÉTIQUE, PRÉCIS, CONCIS, clair, formulé en termes d'actions, compris de tous, ordonné, et validé par des experts (cadre infirmier, clinicien(ne), médecin, comité, etc.).

Différentes étapes de l'élaboration d'un protocole

1. Identifier la situation à analyser en utilisant des outils appropriés.

2. Analyser la situation de soins et déterminer la pertinence d'un protocole.

3. Définir la population concernée par l'application du protocole.

4. Fixer les objectifs du protocole, conformément à la philosophie de soins du service infirmier de l'établissement.

5. Répertorier les ressources et les contraintes (temps, matériel, locaux, compétences...).

6. Élaborer le protocole :

Phase de documentation :
- recherche bibliographique sur le thème et les concept utilisés ;
- bilan de l'existant, protocoles antérieurs, pratiques.

Phase de construction méthodologique
- rédiger le protocole en suivant le plan adopté pour tous les protocoles de la même famille, dans l'établissement ;
- soumettre le protocole aux experts compétents.

7. Valider le protocole sur le terrain, contenu, efficacité.

8. Évaluer le protocole :
- utiliser des indicateurs de qualité,
- pertinence et fréquence de son application.

9. Réajuster et réactualiser le protocole : exiger un suivi régulier et sérieux.

Où stocker les protocoles ?

▶ UN PROTOCOLE DOIT ÊTRE FACILEMENT ACCESSIBLE :

- **Tenir le protocole à disposition, sur le lieu de travail des utilisateurs[1].**
- **Utiliser des classeurs facilitant la manipulation des différents protocoles du service.**
- **Choisir un mode de classement des protocoles et le respecter.**
- **Répertorier à part les protocoles d'urgence.**
- **Tenir à jour les classeurs où ces protocoles sont rangés.**

1. Dans certains établissements de soins, les protocoles sont regroupés sur une base de données informatique. Celle-ci devra être verrouillée afin que les transformations soient validées par les auteurs des protocoles. Cependant, les infirmier(e)s doivent avoir la possibilité d'en obtenir une copie papier.

Limites des protocoles

▶ QUE PEUT-ON ATTENDRE D'UN PROTOCOLE ?

Un protocole est une norme de qualité de soins. Mais une norme doit évoluer avec le changement des données techniques médicales, économiques et sociologiques. Il faut donc le concevoir comme une construction non définitive, comme une norme provisoire, qui nécessite un réajustement.

Un protocole ne prévoit pas forcément les problèmes annexes, les situations particulières ou exceptionnelles. Il n'est qu'un guide référentiel et non un modèle. Les infirmier(e)s devront prendre en considération ses limites : il ne s'applique pas à tous et son application doit quand même permettre d'assurer des soins personnalisés.

Différents types de protocoles

Protocole de soins sur prescription médicale

▶ CES PROTOCOLES CONCERNENT GÉNÉRALEMENT :

- **Les traitements médicamenteux** (*exemple* : administration d'héparine par seringue électrique à débit continu).
- **La préparation à des examens** (*exemple* : préparation avant lavement baryté).
- **Des conduites à tenir en cas d'incident ou d'accident** lié à la maladie (*exemple* : conduite à tenir devant un malaise hypoglycémique, une crise convulsive) ou au traitement (*exemple* : accident transfusionnel).
- **La surveillance et le suivi d'un traitement** (*exemple* : surveillance postopératoire, surveillance et mesure de la capacité respiratoire chez l'asthmatique).

Soins d'hygiène et de prévention rédigés en terme de protocoles

Ces dernières années, nous assistons à une véritable volonté d'évolution en matière d'hygiène et de prévention pour lutter contre les infections nosocomiales ou du moins tenter de les maîtriser.

L'arrivée des CLIN[1] et des infirmier(e)s hygiénistes a permis aux professionnel(le)s de santé de s'intéresser et de mieux comprendre les relations entre les soins dispensés, les acteurs de soins, et les agents infectieux.

La réflexion s'est progressivement portée sur la pertinence de protocoles de soins d'hygiène et de prévention.

Les exemples de protocoles sont multiples et vont du simple lavage des mains aux mesures préventives contre la contamination virale et bactérienne. Ils concernent aussi bien la réalisation d'un soin, comme le sondage vésical, que l'élimination des déchets qui s'ensuit.

Une régression des infections considérable est à noter depuis l'élaboration de protocoles sur le sujet.

Soins d'éducation s'appuyant sur des protocoles d'enseignement

L'éducation des patients et de leur famille fait partie d'une des dimensions du soin infirmier relevant du rôle propre, un protocole d'éducation peut s'inscrire dans une démarche de soins (on dit alors démarche éducative).

Son objectif majeur est de préparer, le mieux possible, le patient à un examen, une intervention, à assurer ses soins de manière autonome à la sortie.

Un tel protocole permet de mesurer à chaque instant les connaissances du patient et/ou de sa famille, et de limiter les informations à donner.

À tout moment, il y a possibilité d'adapter la réponse, de faire un retour en arrière, de différer une étape de l'éducation.

L'incidence sur le coût de la santé, une fois de plus, est tout à fait appréciable et reconnue. Le protocole éducatif conduit au retour vers l'autonomie du patient, il entraîne une réduction des complications, des durées de séjour et des traitements.

1. Comité de lutte contre les infections nosocomiales.

Protocole administratif

Les infirmier(e)s ont la responsabilité de toute une série d'actes administratifs d'ordre réglementaire.

▶ IL S'AGIT LE PLUS SOUVENT DES SITUATIONS SUIVANTES :

- **Formulaire à remplir** en cas d'entrée ou sortie d'un patient.
- **Conduite à tenir lors d'un décès, don d'organes, accident exceptionnel** (chute, fugue…).

C'est en général une autorité administrative ou le cadre infirmier responsable qui effectue ces formalités. En l'absence des personnes de référence, l'infirmier(e) doit faire face à ce type de situations. Ces protocoles ne sont, hélas, pas toujours écrits et font cruellement défaut dans les services de soins.

Protocole d'urgence

▶ NOUS TERMINERONS PAR LES PROTOCOLES D'URGENCE. Ils font référence à des situations où le pronostic vital est mis en jeu. La compétence de l'infirmier(e) sera :

- **De déceler le problème de santé.**
- **D'apprécier l'urgence.**
- **D'identifier le protocole d'urgence à mettre en œuvre.**
- **D'appliquer ce protocole rapidement.**

Une attention toute particulière sera donnée aux protocoles d'urgence, il est souhaitable de les connaître par cœur ou de les avoir répétés sous la forme de scénario un nombre suffisant de fois pour qu'ils soient mémorisés.

Ces protocoles sont indispensables dans les services d'urgence, mais aussi dans tous les services de soins où des actes conservatoires sont requis.

PRISE EN CHARGE DE LA DOULEUR

La circulaire DGS/99/84 du 11 février 1999 relative aux protocoles de prise en charge de la douleur, recommande la démarche suivante concernant l'élaboration d'un protocole.

Les protocoles de soins sont :

- **élaborés** conjointement par les personnels médicaux et infirmiers impliqués dans leur mise en œuvre, avec, si besoin, l'aide de médecins expérimentés dans la prise en charge de la douleur ;
- **validés** par l'ensemble de l'équipe médicale, par le pharmacien hospitalier ou pharmacien-gérant de l'établissement et par le directeur du service des soins infirmiers ;
- **obligatoirement datés et signés** par le médecin responsable et le cadre de santé du service ;
- **diffusés** à l'ensemble du personnel médical et non médical du service, au directeur de l'établissement, au directeur du service des soins infirmiers et au pharmacien hospitalier ;
- **remis à chaque nouveau personnel** dès son arrivée ;
- **accessibles en permanence dans le service :**
  - placés dans un classeur identifié,
  - et, selon l'organisation du service, affichés ;
- **évalués** et si nécessaire réajustés et, dans ce cas, redatés et signés ;
- **revus** obligatoirement au moins une fois par an ;
- **revalidés** systématiquement à chaque changement de l'un des signataires et rediffusés.

Le protocole établi doit annoncer explicitement d'une part, qu'il peut être mis en œuvre à l'initiative de l'infirmier et, dans ce cas, il doit en préciser les critères sur lesquels l'infirmier va fonder sa décision d'intervention et, d'autre part, il doit indiquer précisément les conditions dans lesquelles cette initiative de l'infirmier est autorisée.

Conclusion

Le protocole est le résultat d'une démarche rigoureuse, méthodique et objectivable qui doit être encouragée.

▶ LES PROTOCOLES PRÉSENTENT DES AVANTAGES CERTAINS : ils constituent un outil de référence et de communication dans différentes situations de soins. Ils offrent une garantie juridique, à une époque où les cas de jurisprudence pour exercice illégal se multiplient. Ils contribuent à la baisse du stress professionnel et facilitent la participation des différents partenaires (médecins, kinésithérapeutes, aides-soignants...).

▶ LES PROTOCOLES, LORSQU'ILS ONT FAIT L'OBJET D'UN CONSENSUS INCLUANT TOUS LES PARTENAIRES DE SOINS, contribuent à réduire l'écart entre la théorie enseignée en IFSI et la réalité du terrain. De ce fait, ils facilitent l'apprentissage professionnel. Les protocoles ont pour effet de rassurer mais aussi de porter un regard critique sur la pratique des soins, ils sont source d'innovation et de créativité.

Bibliographie

BARBIN M. — *Hôpitaux cliniques. De l'accréditation à la qualité*, Lamarre, 1998.

BIZET M.-P., FORMARIER M., JOVIC L. — Approche scientifique de soins infirmiers. *Recherche SI*, 32, mars 1993.

JACQUERYE A. — *Guide de l'évaluation de la qualité des soins infirmiers*. Le Centurion, 1986.

MACREZ A., MARZAIS M., MARANDE D., GABA C. — *Protocoles de soins. Méthodes et stratégies*. Éditions hospitalières, 1998.

MINISTÈRE DE LA SANTÉ — *Guide du service infirmier*, n° 4. Série Organisation et Gestion, *BO* 92.13 bis 1992.

MINISTÈRE DES AFFAIRES SOCIALES ET DE L'INTÉGRATION — Normes de Qualité pour la pratique des Soins Infirmiers. *Guide du service infirmier n° 12*, Série Soins infirmier, *BO* 91/10*bis* 1991.

Glossaire

anomie. — état de trouble, d'absence d'intégration à la société qui fait suite au dérèglement des besoins, par rapport aux possibilités qu'offre la société pour les satisfaire.

concept. — représentation mentale générale et abstraite d'un objet

diagnostic infirmier. — énoncé d'un jugement clinique sur les réactions aux problèmes de santé actuels ou potentiels, aux processus de vie d'une personne, d'une famille, d'une collectivité. Les diagnostics infirmiers servent de base pour choisir les interventions de soins visant l'atteinte des résultats dont l'infirmier (e) est responsable.

empathie. — attitude au cours de laquelle une personne s'efforce de comprendre l'autre en adoptant son point de vue, ses opinions, ses valeurs.

ethnographie. — méthode d'observation sur le terrain et de collecte systématique des données se rapportant à un groupe humain.

ethnologie. — science qui s'attache à l'analyse théorique des données relatives aux sociétés humaines.

étiologie. — étude des causes des maladies

holisme. — théorie selon laquelle le tout est infiniment plus que la somme de ses parties

hypothèse. — supposition que l'on fait d'une chose ou d'un phénomène et que l'on admet provisoirement comme vraie, avant de la soumettre au contrôle de l'expérience.

induction. — opération par laquelle on étend à un ensemble d'objets, un principe, une règle définis à partir d'observations. C'est donc généraliser, réaliser une abstraction à partir d'exemples concrets.

nosologie. — étude des caractères distinctifs des maladies en vue de leur classification.

objectif. — but à atteindre, point contre lequel est dirigée une stratégie.

paradigme. — mode de conceptualisation, ensemble structuré de concepts formant une théorie acceptée et faisant l'unanimité d'une communauté scientifique.

pathologie. — étude scientifique des maladies.

psychanalyse. — méthode de psychologie clinique investiguant les processus psychiques profonds.

psychiatrie. — partie de la médecine qui étudie et traite les maladies mentales.

psychologie. — étude scientifique des phénomènes de l'esprit, de la pensée.

pragmatique. — qui concerne la pratique, le concret

séméiologie (ou sémiologie). — étude des signes des maladies.

symptôme. — manifestation morbide constituant l'affection de base d'une maladie

syndrome. — ensemble des symptômes appartenant à une entité clinique

taxonomie (ou taxinomie). — science des lois de la classification, par extension, classifications elles-mêmes.

CAHIER D'ENTRAÎNEMENT

SUJETS CORRIGÉS • SUJETS CORRIGÉS • SUJETS CORRIGÉS

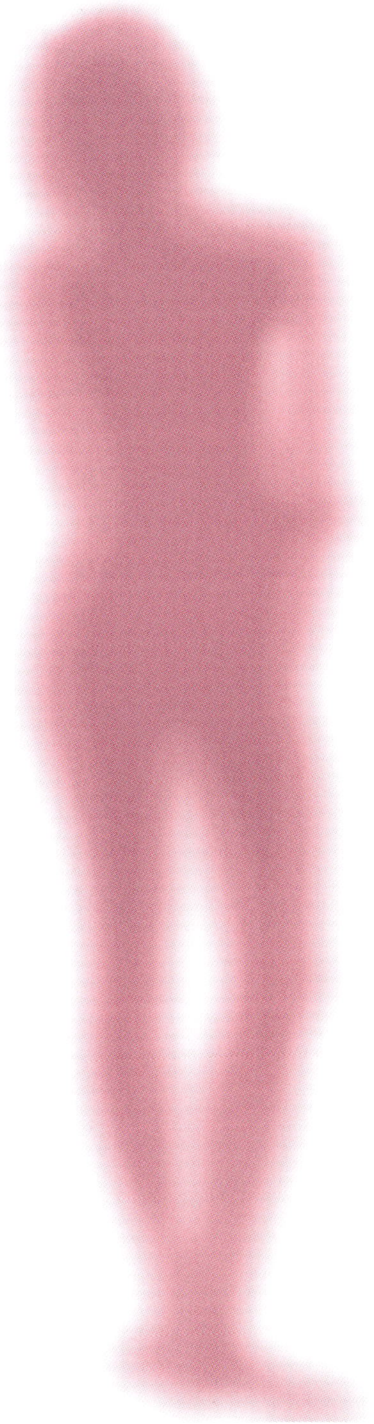

Tests de connaissances

Mini-cas concrets

Cas concrets types

2.

Table des matières du cahier d'entraînement

TESTS DE CONNAISSANCES

MINI-CAS CONCRETS

CAS CONCRETS TYPES

Tests de connaissances

Sujets

Chapitre 1 : concepts de santé et de maladie

1. Distinguer la maladie du handicap.
2. Définir brièvement les termes suivants : *séméiologie*, *étiologie*, *symptôme*, *syndrome*, *nosologie*.

CORRIGÉS, p. 227

Chapitre 2 : approche philosophique de l'homme

1. Pour R. Descartes, quelles sont les deux conditions qui valident une hypothèse scientifique ?
2. Définir : *raisonnement inductif*, *raisonnement hypothético-déductif*.

CORRIGÉS, p. 227

Chapitre 3 : approche anthropologique de l'homme

1. Citer les trois étapes de la démarche anthropologique définie par C. Lévi-Strauss.
2. Quelle définition C. Lévi-Strauss donne-t-il de la culture ?

CORRIGÉS, p. 227

Chapitre 4 : approche sociologique

1. Définir le terme : *sociologie*.
2. Quels sont les principes de la sociologie actionnaliste ?

CORRIGÉS, p. 227-228

Chapitre 5 : approche psychologique

1. De quels modèles peut s'aider une approche psychologique de l'homme ?
2. Qu'est-ce que la psychanalyse ?
3. Distinguer Test d'efficience et Test de personnalité.

CORRIGÉS, p. 228

Chapitre 6 : différents besoins de l'homme

1. Définir le terme : *besoin*.
2. Quelles sont les différentes composantes d'un besoin ?
3. Dans le modèle d'A. Maslow, comment les besoins se trouvent-ils hiérarchisés ?
4. Citer les besoins fondamentaux du modèle conceptuel de V. Henderson.
5. Dans le modèle conceptuel de V. Henderson, les besoins de l'homme sont-ils hiérarchisés ? Pourquoi ?
6. Mme L., 59 ans, est atteinte d'une fracture du col fémoral droit suite à une chute sur la chaussée verglacée. Elle dit à l'infirmière qu'elle ne veut pas rentrer chez elle par peur de se retrouver seule, et se demande si elle aura la force de faire sa toilette seule. En vous référant au modèle conceptuel de V. Henderson, citer les besoins perturbés chez Mme L. Argumenter votre réponse.

CORRIGÉS, p. 228-229

Chapitre 9 : soins infirmiers et communication

1. Qu'est-ce que le feed-back ?

2. Pour quelles fonctions ou systèmes physiologiques a-t-on également décrit des messages feed-back ?
3. Citer les différentes fonctions de la communication.
4. Quels sont les obstacles possibles à la communication interpersonnelle ?
5. Qu'est-ce que le déni ?

CORRIGÉS, p. 229

Chapitre 10 : soins infirmiers et observation

1. Quelles sont les caractéristiques des capacités sensorielles ?
2. Citer les quatre types perceptuels décrits par A. Binet.
3. Dans le cadre de l'observation, qu'est-ce que la projection ?
4. Quelles sont les difficultés rencontrées par l'observateur lors de l'observation d'une personne ?
5. Citer les différentes techniques d'observation.
6. Quelles sont les différentes étapes de l'élaboration d'une grille d'observation ?
7. Quelles méthodes pouvez-vous utiliser pour sérier les paramètres à observer ?

CORRIGÉS, p. 229-230

Chapitre 11 : entretien

1. Citer les différents types d'entretiens.
2. Mme H., 83 ans, est en convalescence suite à une pose de prothèse du genou droit. Le médecin a prescrit la marche avec béquillage durant trois semaines. Cependant, Mme H. pense qu'elle va chuter si elle utilise des béquilles.
   a. Quel type d'entretien devrez-vous mener avec Mme H. ?
   b. Quel sera votre objectif de soins ?
3. Dans le cadre de votre travail de fin d'études, vous avez décidé d'interroger 15 infirmières sur le thème : « l'infirmière et ses relations avec la famille d'une personne hospitalisée ». Quel type d'entretien allez-vous réaliser ?
4. M. G, 43 ans, arrive en consultation et présente les signes suivants : toux grasse, dyspnée, hyperthermie à 38,7 °C, douleurs diffuses dans la région thoracique.
   a. Quel type d'entretien le médecin va-t-il mener ?
   b. L'infirmière est-elle habilitée à mener ce type d'entretien avec un patient dont elle a la charge ?
5. Citer cinq éléments qui favorisent le bon déroulement d'un entretien.
6. Citer cinq éléments susceptibles de nuire au bon déroulement d'un entretien.
7. M. W., musulman pratiquant, s'est mis en colère à la vue de son plateau-repas lors du déjeuner, car il contenait du porc. L'agent chargé de la distribution des plateaux-repas vous rapporte les propos suivants : « Oh, ce M. W., il n'est jamais content. Je suis sûr qu'il l'a fait exprès. Il a mal coché sa carte repas et maintenant il nous accuse ! ». Quelle attitude l'agent a-t-il adoptée à l'égard de M. W. ?

CORRIGÉS, p. 230-231

Chapitre 12 : entretien de recueil d'informations

1. Vous souhaitez réaliser un entretien de recueil d'informations auprès de Mme L. hospitalisée pour bilan de sciatalgies, actuellement en repos strict, au lit, installée en chambre à deux lits.
   a. Comment préparerez-vous l'entretien ?
   b. Vous désirez vous informer de la qualité du sommeil de Mme L. Proposer une trame d'entretien pour l'évaluer.
2. Remplacer les questions suivantes par des questions plus pertinentes.
   a. « Allez-vous à la selle normalement ? »
   b. « À la maison, prenez-vous des repas équilibrés ? »
   c. « Avez-vous une bonne hygiène des pieds ? »
3. Au cours d'un soin, Mme S., 87 ans, dit : « à quoi ça sert de me soigner, de toute façon, c'est la fin ». Choisir la reformulation qui convient parmi les propositions suivantes :
   a. « Mais c'est utile de vous soigner ! »
   b. « C'est la fin de quoi ? »
   c. « Allons, ne dites pas cela ! »
   d. « Pourquoi dites-vous que c'est la fin, qu'est-ce qui ne va pas ? »

4. Le médecin informe Mme X. qu'une convalescence en centre sera nécessaire après son hospitalisation. Lorsque vous entrez dans la chambre de Mme X., elle se met à pleurer. Vous adoptez l'attitude suivante :
   a. « Allons Mme X., ce n'est pas si grave d'aller en maison de repos. »
   b. « C'est important pour votre santé. »
   c. « À votre place, je serais contente d'aller en maison de repos. »
   d. « Quel est votre problème par rapport à la maison de repos ? »
5. Sur quels points portera l'évaluation d'un entretien de recueil d'informations ?
6. Citer cinq critères à respecter lors d'un entretien.

CORRIGÉS, p. 231-232

Chapitre 13 : méthodologie d'analyse de situation et de résolution de problèmes

1. Citer les différentes phases d'une analyse de situation.
2. Définir le terme : *hypothèse*.
3. Qu'est-ce que la méthode Q.Q.O.Q.C. ?
4. Citer trois méthodes de raisonnement qui peuvent être utilisées lors de la phase analytique.

CORRIGÉS, p. 232

Chapitre 14 : définir les soins infirmiers

1. Citer la définition des soins infirmiers donnée par V. Henderson.
2. Quels sont les trois types de soins qui peuvent être dispensés par l'infirmière ? Chaque soin comprend trois composantes : les citer.
3. Définir l'expression : *prévention primaire*.
4. Indiquer si les soins figurant dans le tableau ci-dessous peuvent être réalisés sur Prescription Médicale (PM) ou relèvent du Rôle Propre (RP).

Soins	RP	PM
Toilette au lit		
Vaccination antitétanique		
Aide à la marche		
Préparation cutanée préopératoire		
Pose de perfusion		
Soins d'un nouveau-né en incubateur		
Instillation de collyre		
Analyse d'urine		
Extraction de fécalome		
Gazométrie artérielle		

CORRIGÉS, p. 232

Chapitre 16 : démarche de soins

1. Citer les différentes étapes de la démarche de soins.
2. Indiquer quelles sont les phrases exprimées en terme d'objectifs de soins :
   a. Mme L. sera capable de réaliser seule ses injections d'insuline d'ici 8 jours.
   b. Aider Mme H. à se mettre au lit tous les soirs.
   c. Proposer à Mme G. des frictions à l'eau de Cologne.
   d. Résoudre le problème de constipation de Mme T. d'ici 4 jours.
   e. Mme T. ira à la selle d'ici 4 jours.
   f. Vérifier que le kinésithérapeute s'occupe tous les jours de M. P.
3. Planifier les soins infirmiers suivants (sous forme de tableaux) :
   - Prendre la température de Mme S.
   - Installer Mme S. pour le petit-déjeuner.
   - Réaliser une glycémie capillaire et faire l'injection d'insuline de M. G. à 8 h 00, puis petit-déjeuner.
   - Donner collation de M. G. à 10 h 00.
   - Aider M. G. pour sa toilette.
   - Peser Mme S. à 10 h 00.
   - Faire ECG à Mme S. à 11 h 00.
   - Amener M. G. en consultation d'ORL à 10 h 30.
   - Vérifier que M. P. a pris son petit-déjeuner.
   - Mettre bas de contention à Mme S. avant le lever.

- Préparer M. P. en vue de sa sortie prévue à 11 h 30.
- Vérifier que M. P. est parti à sa séance de kinésithérapie à 11 h 30.

CORRIGÉS, p. 232-233

Chapitre 17 : concepts et théories en soins infirmiers

1. Définir le terme : *concept.*
2. Quel est l'intérêt d'un modèle conceptuel en soins infirmiers ?
3. Dans le modèle conceptuel de V. Henderson, quel est le but des interventions infirmières ?
4. Citer les onze fonctions de santé décrites dans le modèle de Marjory Gordon.

CORRIGÉS, p. 233

Chapitres 18/19 : diagnostics infirmiers

1. Donner la définition du diagnostic infirmier retenue par l'ANADI en 1990.
2. M. H., 52 ans, a appris son licenciement pour causes économiques. Depuis, il se plaint d'une grande fatigue diurne consécutive à d'importants troubles du sommeil : il ne peut s'endormir avant 1 h 00 du matin et se réveille plusieurs fois dans la nuit. Sa femme dit « qu'un rien le met en colère ». Formuler une hypothèse de diagnostic infirmier relative au problème de M. H.
3. Une infirmière propose le diagnostic infirmier suivant : diabète lié à une insuffisance pancréatique se manifestant par une hyperglycémie à 10 mmoles/l et une cétonurie à 2 croix. Quelles remarques pouvez-vous formuler à propos de ce diagnostic ?

CORRIGÉS, p. 233-234

Chapitre 20 : dossier de soins

1. Définir : *dossier de soins.*
2. Citer les différentes fiches qui composent le dossier de soins.
3. Les transmissions ciblées s'expriment sous la forme : « Cible – Données – Actions – Résultats ». Expliciter ces quatre termes.
4. En quoi la loi 78.17 du 6 janvier 1978 dite « informatique et libertés » intéresse-t-elle le dossier de soins ?

CORRIGÉS, p. 234

Chapitre 21 : infirmière et gestion des soins

1. Définir le terme : *collaboration.*
2. Si l'infirmier(e) désire confier un soin à l'aide-soignant(e), que doit-il vérifier au préalable ?
3. Que signifie le sigle SIIPS et que vise-t-il ?
4. Définir le résumé de soins infirmiers.

CORRIGÉS, p. 234

Chapitre 22 : protocoles de soins

1. Donner la définition émanant du ministère de la Santé concernant le protocole de soins infirmiers.
2. Les protocoles de soins infirmiers permettent d'atteindre plusieurs objectifs professionnels. En citer trois.
3. Quels sont les domaines pouvant nécessiter l'élaboration de protocoles ?

CORRIGÉS, p. 234-235

Corrigés

Chapitre 1 : concepts de santé et de maladie

1. **Distinguer la maladie du handicap.**

   Le handicap représente un état stable, définitif, qui n'est plus susceptible d'évoluer.

   La maladie est un processus morbide, qui évolue, qui représente un moment dans l'histoire de l'individu.

   La maladie peut se chroniciser, connaître des périodes de rémission mais aussi des décompensations (exemples : le diabète, la sclérose en plaques). Elle est alors à la limite du handicap car le patient doit apprendre à vivre avec, à s'adapter à un certain nombre de contraintes (médicaments, limitations de ses possibilités).

   Si le handicap nécessite plutôt une « éducation » ou une rééducation, la maladie nécessite des soins. Cependant, là encore il peut y avoir des interférences et certains troubles chroniques se trouvent à la limite du handicap et de la maladie.

2. **Définir brièvement les termes suivants : *séméiologie, étiologie, symptôme, syndrome, nosologie.***
   - **Sémiologie :** étude des signes des maladies.
   - **Étiologie :** étude des causes des maladies.
   - **Symptômes :** manifestation morbide constituant l'affectation de base d'une maladie.
   - **Syndrome :** ensemble des symptômes appartenant à une entité clinique.
   - **Nosologie :** étude des caractères distinctifs des maladies en vue de leur classification.

Chapitre 2 : approche philosophique de l'homme

1. **Pour R. Descartes, quelles sont les deux conditions qui valident une hypothèse scientifique ?**

   Pour R. Descartes, une hypothèse scientifique ne pourra être validée que si :
   - une démarche méthodologique fiable et reproductible est utilisée par l'expérimentateur (observation instrumentée) ;
   - des arguments objectifs, qualitatifs et quantitatifs permettent de l'étayer.

2. **Définir : *raisonnement inductif, raisonnement hypothético-déductif.***
   - **Raisonnement inductif :** opération par laquelle on étend à un ensemble d'objets, un principe, une règle définie à partir d'observations. Le raisonnement inductif consiste donc à généraliser, à réaliser une abstraction à partir d'observations concrètes préalables.
   - **Raisonnement hypothético-déductif :** méthode de raisonnement qui, partant d'une hypothèse préalable, déduit de l'expérimentation, la validation ou non de cette hypothèse. Elle s'attachera à identifier les relations de cause à effet existant entre les différents éléments d'une situation.

Chapitre 3 : approche anthropologique de l'homme

1. **Citer les trois étapes de la démarche anthropologique définie par C. Lévi-Strauss.**
   - **1re étape :** l'ethnographie.
   - **2e étape :** l'ethnologie.
   - **3e étape :** l'anthropologie.

2. **Quelle définition C. Lévi-Strauss donne-t-il de la culture ?**

   La culture est un ensemble de systèmes symboliques au premier rang desquels se placent le langage, les règles matrimoniales, les rapports économiques, l'art, la science, la religion.

Chapitre 4 : approche sociologique

1. **Définir le terme : *sociologie.***

   La **sociologie** est l'étude de la réalité sociale, elle est une science dont le but est de faire émerger les faits sociaux significatifs susceptibles d'expliciter la conscience collective. Elle démontre en quoi les institutions sociales correspondent à des représentations mentales collectives de solidarité.

2. **Quels sont les principes de la sociologie actionnaliste ?**

La sociologie actionnaliste réhabilite l'individu comme acteur du changement social.

L'émergence de mouvements ou de conflits sociaux tient à des conduites d'engagement des acteurs. Ceux-ci se trouvent mobilisés par des faits ou des buts collectifs chargés de symbolique.

Chapitre 5 : approche psychologique

1. **De quels modèles peut s'aider une approche psychologique de l'homme ?**

La psychologie est une science qui a besoin de modèles théoriques qu'elle vérifie par l'expérience.

Exemples de modèles :

- **Modèle animal :** étude du comportement animal, de ses capacités d'apprentissage, de son adaptation au milieu.
- **Modèle en fonction des groupes de personnes que l'on compare entre eux** (psychologie différentielle, psychologie sociale).
- **Modèle analytique** qui s'appuie sur une théorie de l'inconscient.
- **Modèle social :** études des comportements de l'individu à l'extérieur d'un groupe donné (la famille, la prison, la ville, etc.).

2. **Qu'est-ce que la psychanalyse ?**

C'est une théorie de l'inconscient élaborée par Freud à la fin du XIXe siècle et ayant connu un important développement au XXe siècle.

Méthode thérapeutique : elle permet au patient, par la libre association de ses pensées, de révéler progressivement un vécu enfoui. Il projette sur le thérapeute ses fantasmes inconscients que celui-ci analyse (par l'analyse de son propre contre-transfert).

La théorie psychanalytique sert aussi de soubassement à de nombreuses psychothérapies.

3. **Distinguer Test d'efficience et Test de personnalité.**

- **Test de l'efficience** : calcule le niveau intellectuel d'un sujet. C'est le Quotient Intellectuel.
- **Test de personnalité** : explore les traits de caractère du sujet en favorisant ses libres pensées (son imaginaire) à partir de taches de couleurs abstraites (test du Rorschach) ou à partir de saynètes de la vie quotidienne (TAT : *Thematic Aperception Test*).

Chapitre 6 : différents besoins de l'homme

1. **Définir le terme : *besoin*.**

Le besoin peut se définir comme :

- la nécessité vitale ;
- la privation ;
- les moyens pour satisfaire notre manque ;
- les composantes dynamiques de l'espèce.

2. **Quelles sont les différentes composantes d'un besoin ?**

Les différentes composantes d'un besoin sont :

- physiologique ;
- psychologique ;
- sociale ;
- culturelle ;
- environnementale.

3. **Dans le modèle d'A. Maslow, comment les besoins se trouvent-ils hiérarchisés ?**

Un niveau de besoins doit être satisfait pour que la personne souhaite satisfaire ceux du niveau supérieur. Ils se trouvent classés ainsi :

- besoins physiologiques ;
- besoins de sécurité ;
- besoins d'estime, de considération ;
- besoins d'accomplissement.

4. **Citer les besoins fondamentaux du modèle conceptuel de V. Henderson.**

Respirer, boire et manger, éliminer, se mouvoir et maintenir une bonne posture, dormir et se reposer, se vêtir et se dévêtir, maintenir la température du corps dans les limites de la normale, être propre, soigné et protéger ses téguments, éviter les dangers, communiquer, agir selon ses croyances et ses valeurs, s'occuper en vue de se réaliser, se récréer, se divertir, apprendre.

5. **Dans le modèle conceptuel de V. Henderson, les besoins de l'homme sont-ils hiérarchisés ? Pourquoi ?**

Non. Ils n'obéissent à aucune hiérarchisation, un besoin non satisfait ou perturbé sera susceptible d'influencer positivement ou négativement la satisfaction des autres besoins.

6. **Mme L., 59 ans, est atteinte d'une fracture du col fémoral droit suite à une chute sur la chaussée verglacée. Elle dit à l'infirmière qu'elle ne veut pas rentrer chez elle par peur de se retrouver seule, et se demande si elle aura la force de faire sa toilette seule. En vous référant au modèle conceptuel de V. Henderson, citer les besoins perturbés chez Mme L. Argumenter votre réponse.**
   - Besoins perturbés :
     - Se mouvoir, maintenir une bonne posture.
     - Éviter les dangers.
     - Être propre, soigné, et protéger ses téguments.
   - Argumentation :
     - Le fait de ne pouvoir se déplacer entraîne de la peur, donc nuit à sa sécurité physique et psychologique et diminue son autonomie concernant ses besoins personnels.

Chapitre 9 : soins infirmiers et communication

1. **Qu'est-ce que le feed-back ?**
   Message verbal ou non, assimilable à un accusé de réception. Il est adressé par le récepteur à l'émetteur du message initial pour lui signifier que le message a été reçu et l'informer de la manière dont ce message a été perçu.
2. **Pour quelles fonctions ou systèmes physiologiques a-t-on également décrit des messages feed-back ?**
   - Fonctions endocriniennes, digestive.
   - Système nerveux…
3. **Citer les différentes fonctions de la communication.**
   - **Fonction phatique :** le message permet la reconnaissance mutuelle des deux interlocuteurs.
   - **Fonction informative.**
   - **Fonction poétique ou esthétique :** elle permet l'expression de soi.
   - **Fonction émotive :** le message vise à transmettre ou produire une émotion (colère, peur, agressivité, plaisir…).
   - **Fonction conative :** le message produit un effet sur le récepteur et influence ses réactions.
   - **Fonctions métalinguistiques :** contenu symbolique inhérent à toute forme de communication.
4. **Quels sont les obstacles possibles à la communication interpersonnelle ?**
   Les obstacles à la communication interpersonnelle peuvent être de plusieurs ordres :
   - Le message est inapproprié car trop riche, incomplet, complexe…
   - Le mode de communication choisi est inadapté aux capacités sensorielles, physiques ou psychologiques de la personne.
   - L'émetteur du message adopte une attitude psychologique nuisant à la relation : manque d'authenticité, déni, mensonge, etc. Le récepteur également.
5. **Qu'est-ce que le déni ?**
   Attitude psychologique au cours de laquelle une personne ignore son interlocuteur, joue l'indifférence, fait comme si ce dernier n'existait pas.
   Une telle attitude génère l'agressivité, la violence verbale et/ou physique.

Chapitre 10 : soins infirmiers et observation

1. **Quelles sont les caractéristiques des capacités sensorielles ?**
   - Spécifiques de l'espèce.
   - Limitées physiologiquement pour une espèce donnée.
   - Variables dans le temps et dans l'espace.
   - Variables d'une personne à l'autre au plan physiologique et socioculturel.
2. **Citer les quatre types perceptuels décrits par A. Binet.**
   - Descripteur.
   - Évaluatif.
   - Érudit.
   - Imaginatif poétique.
3. **Dans le cadre de l'observation, qu'est-ce que la projection ?**
   L'observateur attribue à l'observé des motivations, des attitudes, des sentiments, des opinions ou des idées qui sont les siennes propres. L'observateur est victime de sa propre subjectivité.

4. **Quelles sont les difficultés rencontrées par l'observateur lors de l'observation d'une personne ?**
   - La personne observée n'est pas figée.
   - Influence de la personnalité sur l'acte d'observation.
   - Difficulté à analyser la situation présente du fait de la simultanéité des éléments objectifs et subjectifs qu'il perçoit.
   - Perte d'information du fait de la retranscription différée.
5. **Citer les différentes techniques d'observation.**
   - Longitudinale.
   - Transversale.
   - Discrète.
   - Systématisée.
   - Participante.
   - Auto-observation.
6. **Quelles sont les différentes étapes de l'élaboration d'une grille d'observation ?**
   - Définir avec précision ce que l'on désire observer.
   - Choisir une méthode pour sélectionner des paramètres.
   - Sérier les différents paramètres.
   - Critérier les paramètres.
   - Choisir un outil de recueil d'information pertinent.
7. **Quelles méthodes pouvez-vous utiliser pour sérier les paramètres à observer ?**
   - Arborescence descendante.
   - Arborescence ascendante.
   - Check-list.

Chapitre 11 : entretien

1. **Citer les différents types d'entretiens.**
   - Entretien d'information et de conseil.
   - Entretien de sélection.
   - Entretien diagnostique.
   - Entretien de concertation.
   - Entretien de négociation.
   - Entretien de recueil d'informations.
   - Entretien d'aide.
2. **Mme H., 83 ans, est en convalescence suite à une pose de prothèse du genou droit. Le médecin a prescrit la marche avec béquillage durant trois semaines. Cependant, Mme H. pense qu'elle va chuter si elle utilise des béquilles.**
   a. Quel type d'entretien devrez-vous mener avec Mme H. ?
   Un entretien de conseil et d'information
   b. Quel sera votre objectif de soins ?
   L'objectif sera que Mme H. soit capable d'utiliser ses béquilles en toute sécurité.
3. **Dans le cadre de votre travail de fin d'études, vous avez décidé d'interroger 15 infirmières sur le thème : « l'infirmière et ses relations avec la famille d'une personne hospitalisée ». Quel type d'entretien allez-vous réaliser ?**
   Un entretien de recueil d'informations de type semi-directif.
4. **M. G, 43 ans, arrive en consultation et présente les signes suivants : toux grasse, dyspnée, hyperthermie à 38,7 °C, douleurs diffuses dans la région thoracique.**
   a. Quel type d'entretien le médecin va-t-il mener ?
   Un entretien diagnostique.
   b. L'infirmière est-elle habilitée à mener ce type d'entretien avec un patient dont elle a la charge ?
   Oui, l'infirmière participe à la surveillance clinique et au dépistage des maladies en référence au décret 93-345 du 15 mars 1993, article 1 : « …concourir au recueil d'information et aux méthodes qui seront utilisées par le médecin pour établir son diagnostic… ».
5. **Citer cinq éléments qui favorisent le bon déroulement d'un entretien.**
   - S'intéresser à la personne.
   - Être authentique.
   - Rester centré sur l'autre.
   - Contrôler ses attitudes.
   - Utiliser l'empathie et la reformulation.
   - Valoriser la personne…
6. **Citer cinq éléments susceptibles de nuire au bon déroulement d'un entretien.**
   - Rester centré sur la prise de notes.
   - Être familier ou irrespectueux.
   - Susciter la polémique.
   - Interrompre inutilement.
   - Être infantilisant ou gênant.

7. **M. W., musulman pratiquant, s'est mis en colère à la vue de son plateau-repas lors du déjeuner, car il contenait du porc. L'agent chargé de la distribution des plateaux-repas vous rapporte les propos suivants : « Oh, ce M. W., il n'est jamais content. Je suis sûr qu'il l'a fait exprès. Il a mal coché sa carte repas et maintenant il nous accuse ! ». Quelle attitude l'agent a-t-il adoptée à l'égard de M. W. ?**
Il interprète le comportement de M. W. comme une provocation contre l'équipe. Cet agent émet un jugement de valeur sur M. W. et utilise des critères moraux inappropriés à la situation.

Chapitre 12 : entretien de recueil d'informations

1. **Vous souhaitez réaliser un entretien de recueil d'informations auprès de Mme L. hospitalisée pour bilan de sciatalgies, actuellement en repos strict, au lit, installée en chambre à deux lits.**
   a. Comment préparerez-vous l'entretien ?
   – *Organiser l'entretien :*
   • Se présenter et expliquer le but de l'entretien.
   • Convenir d'un rendez-vous avec Mme L. en s'assurant qu'il n'y a ni examen, ni soins à ce moment-là.
   • Prévoir le lieu et la durée de l'entretien.
   • Préparer une trame d'entretien.
   – *Le jour de l'entretien :*
   • S'assurer que Mme L. ne souffre pas et n'est pas fatiguée.
   b. Vous désirez vous informer de la qualité du sommeil de Mme L. Proposer une trame d'entretien pour l'évaluer.
   – *À la maison :*
   • Heures de coucher et de lever.
   • Endormissement (facile, difficile, pourquoi, rituel d'endormissement).
   • Nombre d'heures de sommeil nécessaire.
   • Sommeil réparateur ou non.
   • Réveil au cours de la nuit (combien et pourquoi).
   • Utilisation de sédatifs.
   – *À l'hôpital :*
   • Heures de coucher et de lever.
   • Influence des sciatalgies sur l'endormissement.
   • Réveil nocturne.
   • Sensation de fatigue au réveil et au cours de la journée.
   • Sommeil réparateur ou non.
   • Souhaits formulés par Mme L. pour améliorer son sommeil.
2. **Remplacer les questions suivantes par des questions plus pertinentes.**
   a. « Allez-vous régulièrement à la selle : combien de fois par jour et à quel moment de la journée ? »
   b. Décrire un repas type pris à la maison (« qu'avez-vous mangé à midi, hier, aujourd'hui ? »).
   c. « Quels soins apportez-vous à vos pieds ? »
3. **Au cours d'un soin, Mme S., 87 ans, dit : « à quoi ça sert de me soigner, de toute façon, c'est la fin ». Choisir la reformulation qui convient parmi les propositions suivantes :**
   Réponse : d.
4. **Le médecin informe Mme X. qu'une convalescence en centre sera nécessaire après son hospitalisation. Lorsque vous entrez dans la chambre de Mme X., elle se met à pleurer. Vous adoptez l'attitude suivante :**
   Réponse : d.
5. **Sur quels points portera l'évaluation d'un entretien de recueil d'informations ?**
   – *Évaluation du contenu de l'entretien :*
   • Informations recueillies qualitativement et quantitativement suffisantes.
   • Informations significatives qui confirment ou infirment un problème de santé.
   • Informations non verbales en accord avec les dires de la personne.
   • Informations complémentaires à recueillir.
   – *Évaluation de la conduite d'entretien :*
   • Compréhension de la personne.
   • Déroulement.
   • Attitudes et mimiques.
   • Blocages.
   • Degré de satisfaction de la personne.
6. **Citer cinq critères à respecter lors d'un entretien.**
   – Ne poser qu'une question à la fois.
   – Respecter le temps nécessaire pour la réponse.

- Regarder la personne.
- Établir un climat de confiance.
- Utiliser les techniques de feed-back, d'interpellation et de reformulation.
- Utiliser une phrase de transition entre chaque thème abordé.

Chapitre 13 : méthodologie d'analyse de situation et de résolution de problèmes

1. **Citer les différentes phases d'une analyse de situation.**
   - Phase descriptive.
   - Phase explicative.
   - Phase analytique.
   - Phase de synthèse.
2. **Définir le terme : *hypothèse*.**
   Définition provisoire d'un phénomène qui doit être soumise au contrôle de l'expérience.
3. **Qu'est-ce que la méthode Q.Q.O.Q.C. ?**
   Elle consiste à décrire une situation à partir de la série de questions suivantes :
   - Quoi (quelle situation) ?
   - Qui (personnes concernées) ?
   - Où ?
   - Quand ?
   - Comment ?
4. **Citer trois méthodes de raisonnement qui peuvent être utilisées lors de la phase analytique.**
   - Raisonnement hypothético-déductif.
   - Raisonnement par l'absurde.
   - Raisonnement par analogie.
   - Raisonnement par l'argumentation.
   - Raisonnement par l'énoncé catastrophe.

Chapitre 14 : définir les soins infirmiers

1. **Citer la définition des soins infirmiers donnée par V. Henderson.**
   « Les soins visent à aider l'individu malade ou en santé au maintien ou au recouvrement de la santé par l'accomplissement de tâches dont il s'acquitterait lui-même s'il en avait la force, la volonté, ou possédait les connaissances voulues, et d'accomplir ces fonctions de façon à l'aider à reconquérir son indépendance le plus rapidement possible. »
2. **Quels sont les trois types de soins qui peuvent être dispensés par l'infirmière ? Chaque soin comprend trois composantes : les citer.**
   « Les soins infirmiers préventifs, curatifs, ou palliatifs sont de nature technique relationnelle et éducative. »
3. **Définir l'expression : *prévention primaire*.**
   « Tous actes destinés à diminuer l'incidence d'une maladie dans une population, c'est-à-dire à réduire l'apparition de cas nouveaux. Elle s'exerce avant que n'apparaisse la maladie. »
4. **Indiquer si les soins figurant dans le tableau ci-dessous peuvent être réalisés sur Prescription Médicale (PM) ou relèvent du Rôle Propre (RP).**

Soins	*RP*	*PM*
Toilette au lit	x	
Vaccination antitétanique		x
Aide à la marche	x	
Préparation cutanée préopératoire	x	
Pose de perfusion		x
Soins d'un nouveau-né en incubateur	x	
Instillation de collyre		x
Analyse d'urine	x	
Extraction de fécalome	x	
Gazométrie artérielle		x

Chapitre 16 : démarche de soins infirmiers

1. **Citer les différentes étapes de la démarche de soins.**
   - Réaliser un recueil d'informations.
   - Analyser les informations recueillies.

– Identifier le ou les problèmes de santé de la personne.
– Utiliser une démarche de résolution de problèmes pour identifier les solutions appropriées.

2. **Indiquer quelles sont les phrases exprimées en terme d'objectifs de soins :**

Réponse : a, e.

3. **Planifier les soins infirmiers suivants** (sous forme de tableaux) :

Horaires	Mme S.	M. G.	M. P.
7 h 00	Prendre température Mettre bas de contorsion Installer au fauteuil		
8 h 00	Petit-déjeuner	Glycémie capillaire Injection d'insuline SC Vérifier petit-déjeuner	Vérifier prise du petit-déjeuner
9 h 00		Aide à la toilette	9 h 30 : séance kiné
10 h 00	Peser	Collation Emmener en consultation ORL à 10 h 30	
11 h 00	ECG		Préparer en vue sortie à 11 h 30

Chapitre 17 : concepts et théories en soins infirmiers

1. **Définir le terme :** ***concept*****.**

Le concept est la représentation mentale généralement abstraite d'une idée, d'une opinion ou d'une chose.

2. **Quel est l'intérêt d'un modèle conceptuel en soins infirmiers ?**

Un modèle conceptuel en soins infirmiers permet de structurer l'activité de l'infirmière et guide son raisonnement concernant l'identification de l'état de santé d'une personne.

3. **Dans le modèle conceptuel de V. Henderson, quel est le but des interventions infirmières ?**

Les interventions infirmières ont pour but d'aider au maintien ou au recouvrement de la santé et d'aider la personne à reconquérir son autonomie le plus rapidement possible.

4. **Citer les onze fonctions de santé décrites dans le modèle de Marjory Gordon.**

– Perception et gestion de la santé.
– Nutrition et métabolisme.
– Élimination.
– Activité et exercice.
– Processus cognitifs et perceptifs.
– Sommeil et repos.
– Perception et conception du moi.
– Rôle et relations.
– Sexualité et reproduction.
– Adaptation et tolérance au stress.
– Valeurs et croyances.

Chapitres 18/19 : diagnostics infirmiers

1. **Donner la définition du diagnostic infirmier retenue par l'ANADI en 1990.**

« Le diagnostic infirmier est l'énoncé d'un jugement clinique sur les réactions aux problèmes de santé actuels ou potentiels, aux processus de vie d'une personne, d'une famille ou d'une collectivité. Les diagnostics infirmiers servent de base pour choisir les interventions de soins visant à l'atteinte des résultats dont l'infirmière est responsable. »

2. **M. H., 52 ans, a appris son licenciement pour causes économiques. Depuis, il se plaint d'une grande fatigue diurne consécutive à d'importants troubles du sommeil : il ne peut s'endormir avant 1 h 00 du matin et se réveille plusieurs fois dans la nuit. Sa femme dit « qu'un rien le met en colère ». Formuler une hypothèse de diagnostic infirmier relative au problème de M. H.**

Perturbations des habitudes du sommeil.

– *Facteur favorisant* : licenciement économique.

– *Signes :*
  • Fatigue diurne.
  • Retard à l'endormissement (pas avant 1 heure du matin).
  • Réveils nocturnes fréquents.
  • Irritabilité accrue (un rien le met en colère).

3. **Une infirmière propose le diagnostic infirmier suivant : diabète lié à une insuffisance pancréatique se manifestant par une hyperglycémie à 10 mmoles/L et une cétonurie à 2 croix. Quelles remarques pouvez-vous formuler à propos de ce diagnostic ?**
Le diabète est une pathologie faisant l'objet d'un diagnostic médical. Les signes décrits feront l'objet d'une prescription médicale. Ils ne peuvent en aucun cas relever du rôle propre infirmier.

Chapitre 20 : dossier de soins

1. **Définir : *dossier de soins.***
Document individualisé et actualisé regroupant toutes les informations concernant une personne soignée, une famille. Élément fondamental pour la cohérence et la continuité des soins, il est le support de la démarche de soins infirmiers.

2. **Citer les différentes fiches qui composent le dossier de soins.**
   – Accueil, identification.
   – Connaissance de la personne.
   – Prescription médicale.
   – Plan de soins infirmiers.
   – Programmation et contrôle des actions de soins.
   – Diagramme de surveillance.
   – Transmissions.
   – Synthèse et liaison.

3. **Les transmissions ciblées s'expriment sous la forme : « Cible – Données – Actions – Résultats ». Expliciter ces quatre termes.**
   – **Cible :** énoncé de ce qui arrive au patient. Information significative d'un changement survenu chez la personne.
   – **Données :** ensemble des faits qui justifient la cible en la détaillant.
   – **Actions :** actions entreprises par l'infirmière en regard des données.
   – **Résultats :** évaluation des actions entreprises et nouveau bilan de la personne.

4. **En quoi la loi 78.17 du 6 janvier 1978 dite « informatique et libertés » intéresse-t-elle le dossier de soins ?**
La loi « informatique et libertés » vise à éviter le croisement potentiel d'informations entre fichiers, donc à promouvoir la confidentialité des informations détenues par les soignants ainsi que le respect du secret professionnel.

Chapitre 21 : infirmière et gestion des soins

1. **Définir le terme : *collaboration.***
Association et participation de plusieurs personnes à une œuvre ou des objectifs communs. Elle implique la co-responsabilité des personnes engagées par l'acte de collaboration.

2. **Si l'infirmier(e) désire confier un soin à l'aide-soignant(e), que doit-il vérifier au préalable ?**
Il (elle) doit s'assurer que :
– le soin relève de son rôle propre (et non d'une prescription médicale) ;
– il est de la compétence de l'aide-soignant (contenu de formation) ;
– l'aide-soignant sait réaliser le soin correctement et en toute sécurité.

3. **Que signifie le sigle SIIPS et que vise-t-il ?**
Il signifie Soins Infirmiers Individualisés à la Personne Soignée. Il s'agit d'une méthode d'évaluation de la charge en soins infirmiers.

4. **Définir : *résumé de soins infirmiers.***
Ensemble minimal d'informations essentielles et standardisées relatives à la prestation infirmière auprès du patient.

Chapitre 22 : protocoles de soins

1. **Donner la définition émanant du ministère de la Santé concernant le protocole de soins infirmiers.**
C'est le descriptif des techniques à appliquer et/ou des consignes à observer dans certaines situations de soins ou pour l'administration d'un soin. Un protocole est un guide d'application des procédures de

soins, centré sur une cible, présenté sous forme synthétique, élaboré selon une méthodologie précise.

2. **Les protocoles de soins infirmiers permettent d'atteindre plusieurs objectifs professionnels. En citer trois.**
   - Améliorer les prestations professionnelles (uniformiser les pratiques).
   - Évaluer la qualité des soins infirmiers.
   - Développer et valoriser les compétences.
   - Garantir le cadre juridique de la pratique infirmière.
   - Faire évoluer la recherche en soins infirmiers.
   - Promouvoir la profession par sa reconnaissance.

3. **Quels sont les domaines pouvant nécessiter l'élaboration de protocoles ?**
   - Prescriptions médicamenteuses.
   - Examens complémentaires (préparation, surveillance).
   - Soins d'hygiène.
   - Soins éducatifs.
   - Prise en charge d'une urgence.
   - Démarche administratives.

Mini-cas concrets

Sujets

Mini-cas concret 1

Mme A., 88 ans, est hospitalisée en service de médecine pour aggravation de son état général.

Mme A. vit chez sa fille avec laquelle elle est très liée. Elle bénéficiait depuis 15 jours de soins à domicile concernant sa toilette.

Parmi les informations figurant dans le dossier médical de Mme A. sont notés les éléments suivants :

– Mme A. se plaint de douleurs lombaires depuis trois semaines, ces douleurs l'empêchent de dormir et sont très invalidantes car elles rendent la marche impossible et limitent l'autonomie pour les soins d'hygiène et la mobilisation.

– Mme A. pèse 42 kg pour 1,60 m ; il est relevé une amyotrophie importante et un poids antérieur de 50 kg.

– La fille de Mme A. explique par ailleurs que celle-ci refuse de s'alimenter car la nourriture l'écœure, seuls les jus de fruits passent.

– Mme A. pleure et dit à l'infirmière qui l'accueille : « J'ai trop vécu, je ne sers à rien, je suis une charge pour ma fille. Le mieux c'est que je parte… ».

Prescription

– Le médecin prescrit à partir de 14 h 00 ce jour :
- perfusion de sérum glucosé 5 % : 2 L/24 h ;
- NaCl : 6 g/24 h (ampoules de 10 mL à 10 %) ;
- KCl : 4 g/24 h (ampoules de 10 mL à 10 %) ;
- Hydrosol polyvitamines : 2 ampoules/24 h (ampoules de 2 mL) ;
- *Fraxiparine* (héparine de bas poids mol, anticoagulant) : 0,3 mL en sc à 20 h ;
- *Diantalvic* (paracétamol + dextropropoxyphène), antalgique : 6 gélules/24 h ;
- radio rachis dorso-lombaire le 22.06 ;
- NFS, plaquettes, TQ, TCA, ionogramme sang, créatininémie le 22.06 ;
- réalimentation progressive.

– Le jour suivant, lors de la toilette, Mme A. montre un visage crispé et se raidit lors de la mobilisation. Elle dit qu'elle souffre terriblement.

– La radio du rachis pratiquée met en évidence des images ostéolytiques des vertèbres lombaires en faveur d'un processus invasif.

– Un bilan complémentaire est prescrit, le traitement antalgique est modifié comme suit :
- arrêt du *Diantalvic ;*
- *Moscontin* 10 mg (sulfate de morphine, antalgique) : 2 comprimés/24 h.

Questions

1. Proposer deux hypothèses de diagnostic infirmier sous la forme PES (problème, étiologie, signes) ou PFS (problème, facteurs favorisants, signes) pour Mme A.
2. Calculer le débit de la perfusion de sérum glucosé en mL/h et en gouttes/min.
3. Quelle surveillance mettrez-vous en place concernant la prescription médicale de *Moscontin* ?

CORRIGÉS, p. 237-238

Mini-cas concret 2 : prise en charge d'une urgence

L'équipe multidisciplinaire de gériatrie composée de médecins et d'infirmières, dont vous faites partie, a décidé de réaliser un protocole relatif aux fausses routes chez la personne âgée.

Questions

Vous devez réaliser ce protocole en vous aidant du plan suivant :

- Titre.
- Objectifs.
- Conduite à tenir :
  - observer ;
  - alerter ;
  - actions à entreprendre en attendant les secours ;
  - à l'arrivée des secours.

CORRIGÉS, p. 238

Corrigés

Mini-cas concret 1

1. **Proposer deux hypothèses de diagnostic infirmier sous la forme PES (problème, étiologie, signes) ou PFS (problème, facteurs favorisants, signes) pour Mme A.**

- **Douleurs lombaires**

  Liées à : un processus invasif probable au niveau des vertèbres lombaires.

  Se manifestant par :

  – une incapacité à marcher et effectuer sa toilette ;

  – une limitation de la mobilisation ;

  – des raideurs lors des mobilisations ;

  – une expression verbale de souffrance ;

  – un visage crispé ;

  – des troubles du sommeil.

- **Altération de la mobilisation physique**

  Liée à : la douleur, l'âge (88 ans), l'amyotrophie.

  Se manifestant par :

  – une incapacité à marcher et à effectuer sa toilette ;

  – une limitation de la mobilisation.

- **Déficit nutritionnel**

  Lié à : un écœurement pour la nourriture.

  Se manifestant par :

  – une perte de poids de 8 kg (pèse 42 kg pour 1,60 m) ;

  – une amyotrophie importante ;

  – un refus de s'alimenter.

- **Perte d'espoir**

  Liée à : sa douleur, sa perte d'autonomie.

  Se manifestant par :

  – l'expression :

  « qu'elle a trop vécu » ;

  « qu'il vaut mieux qu'elle parte » ;

  « qu'elle est une charge pour sa fille » ;

  – une perte de l'appétit.

- **Risque de syndrome d'immobilité**

  Facteurs favorisants : son âge ; son amyotrophie ; sa perte de poids et son refus de s'alimenter ; sa douleur ; l'aggravation de sa perte d'autonomie

2. **Calculer le débit de la perfusion de sérum glucosé en mL/h et en gouttes/mn.**

- **Prescription médicale**

  Glucosé 5 % : 2 L/24 h ;

  NaCl : 6 g/24 h (ampoules de 10 mL 10 %) ;

  KCl : 4 g/24 h (ampoules de 10 mL 10 %) ;

  Hydrosol polyvitamines (HPV) : 2 ampoules/24 h (ampoules de 2 mL).

  – NaCl : 6 g/24 h :

  Donc 3 g/L de perfusion.

  Une concentration de 10 % signifie 10 g de NaCl pour 100 mL, soit 1 g pour 10 mL.

  Pour 3 g, le volume sera donc de 30 mL

  – KCl : 4 g/24 h :

  Donc 2 g/L de perfusion.

  La concentration étant la même que pour le NaCl, **le volume de KCl sera de 20 mL.**

- **Calcul du débit**

  1 000 mL (G5 %) + 30 mL (NaCl) + 20 mL (KCl) + 2 mL (HPV) = 1 052 mL à passer en 12 heures.

  Soit un débit de :

  – 1 052/12 = 88 mL/h (par excès) ;

  – (1 052 × 20)/(12 × 60) = **29 gouttes/min** (par défaut).

3. **Quelle surveillance mettrez-vous en place concernant la prescription médicale de *Moscontin* ?**

- **S'assurer de la prise du comprimé :**

  – Aider Mme A. à le prendre.

  – Une prise toutes les 12 h.

- **Évaluer l'efficacité du traitement :**

  – Utiliser une échelle visuelle analogique pour mesurer l'intensité de la douleur avant et après la prise du traitement (évaluer 1 h à 6 h puis 12 h après la prise).

  – Noter les circonstances qui accentuent ou atténuent la douleur.

– Inciter Mme A. à préciser l'évolution de sa douleur et noter ce qu'en dit sa fille.

• **Évaluer la survenue d'effets indésirables liés au traitement :**

– Somnolence (en particulier les premiers jours du traitement).

– Nausées, vomissements.

– Sécheresse buccale.

– Constipation.

– Rétention urinaire.

Mini-cas concret 2 : prise en charge d'une urgence

Vous devez réaliser ce protocole en vous aidant du plan suivant :

• **Titre.**

• **Objectifs.**

• **Conduite à tenir :**

– observer ;

– alerter ;

– actions à entreprendre en attendant les secours ;

– à l'arrivée des secours.

• **Titre :** protocole fausse route chez la personne âgée.

• **Objectifs :** agir efficacement face à une urgence médicale pour laquelle le pronostic vital est mis en jeu.

• **Conduite à tenir :**

– **Observer** la personne et réaliser rapidement (moins d'une minute) le bilan vital concernant l'état neurologique (conscience), respiratoire, circulatoire.

– **Alerter** le médecin ou le faire prévenir par un tiers et demander le chariot d'urgence.

– **Actions à entreprendre en attendant les secours :**

- mettre en position demi-assise ;
- libérer les voies aériennes supérieures (ouvrir la bouche, s'assurer qu'il n'y a ni morceau d'aliments, ni dentier dans la cavité buccale, ne pas désobstruer si aliments proches de la trachée) ;
- aspirer la cavité buccale ;
- pratiquer une manœuvre de Heimlich et la répéter autant de fois que nécessaire (vérifier si il y a désobstruction et reprise ventilatoire) ;
- oxygénothérapie à 10 L/mn au masque et ambu (2e personne) ;
- poser une voie d'abord périphérique avec sérum glucosé 5 %.

– **À l'arrivée des secours :**

- décrire le bilan initial ;
- décrire l'évolution des symptômes et les gestes entrepris ;
- indiquer le temps écoulé depuis la fausse route ;
- préparer un oxymètre de pouls ;
- préparer un appareil de mesure de la pression artérielle ;
- sortir le dossier de la personne.

Cas concrets types

Sujets

Cas concret 1

Mme B., âgée de 53 ans, est hospitalisée dans le service pour douleurs thoraciques, polypnée, suspicion de syndrome de menace (qui précède éventuellement un infarctus du myocarde). Par ailleurs, Mme B. présente des antécédents d'arthrose cervicale et d'ulcère gastrique. Elle subira demain matin à 10 h une coronarographie.

Mme B. a eu les examens suivants :

- fibroscopie gastrique;
- ECG;
- ECBU;
- ionogramme sanguin;
- CPK, myoglobuline, ASAT, ALAT (sur les 3 jours);
- amylasémie;
- TP, TCK, groupe sanguin;
- cholestérol, triglycérides;
- glycémie, fibrine;
- radio pulmonaire.

Ce jour à 15 h, elle aura :

- pose d'une héparjet (cathéter obturable);
- héparine 5 000 UI toutes les 4 heures en intraveineux direct;
- *Équanil* (méprobamate, anxiolytique) 400 mg : 1 comprimé au coucher.

Mme B. sera à jeun à partir de minuit.

Mme B. est une personne dynamique et coquette.

Lors d'un entretien Mme B. dit : « Je fumais un paquet de cigarettes par jour. Pour le moment, je ne consomme rien mais j'ai peur de ne pouvoir m'arrêter définitivement. J'ai déjà arrêté à deux reprises sans succès. Je n'ai pas envie de rechuter surtout avec ma maladie, cela est dangereux. Mon mari qui fume aussi est prêt à tout pour m'aider... ».

Questions

1. Citer trois signes cliniques caractéristiques de l'infarctus du myocarde dans les 6 premières heures.
2. a. Expliquer les effets thérapeutiques de l'héparine.
   b. Citer deux examens biologiques qui permettent de suivre l'efficacité du traitement.
   c. Citer les risques encourus par Mme B. si les résultats se situent en dehors des zones thérapeutiques.
3. Donner une définition de la fibroscopie gastrique.
4. Définir l'arthrose.
5. Citer trois signes cliniques de l'arthrose.
6. Décrire votre surveillance au retour de la coronarographie de Mme B.
7. L'analyse de la situation de Mme B. met en évidence le diagnostic infirmier suivant : « Recherche d'un meilleur niveau de santé : cesser de fumer afin d'éviter l'aggravation de la maladie coronarienne ». Dans la perspective de son retour à domicile, élaborer le plan de soins en regard de ce diagnostic.

CORRIGÉS, p. 241-242

Cas concret 2

M. F., 30 ans, célibataire, exerce à son domicile la profession de maquettiste sur ordinateur. Il a été hospitalisé dans le service de maladies infectieuses le 12 avril après avoir subi le 10 avril une ethmoïdectomie gauche suite à une sinusite ayant évolué vers une ethmoïdite.

C'est un patient VIH positif connu du service.

On note dans ses antécédents une maladie de Kaposi cutanée traitée par chimiothérapie et radiothérapie, une neuropathie périphérique ainsi qu'une intolérance digestive et des myalgies ayant conduit à l'arrêt des traitements antirétroviraux AZT et D4T.

À l'arrivée le 12 avril, M. F. présente à J 2 de son intervention une cicatrice propre sur l'arête nasale gauche suturée par des fils à retirer le 18 avril.

Il est diagnostiqué par ailleurs une candidose buccale avec ulcérations gingivales douloureuses et inflammatoires, un abcès de la marge anale lié à une lésion herpétique surinfectée. Il présente une température à 38 °C.

On réalise les examens suivants :

- biopsie buccale,
- prélèvement bactériologique de la lésion anale.

Les prescriptions médicales sont :

– *Zovirax* (antiviral) : 600 mg 3 fois par 24 h, voie intraveineuse, à administrer dans une poche de 250 mL de NaCl 0,9 % en une heure. Le *Zovirax* se présente sous forme lyophilisée, en flacon de 250 mg à reconstituer avec 10 mL de solvant.

– *Fortum* (bêtalactamine) : 1 g 3 fois par 24 h, voie intraveineuse directe.

– *Flagyl* (antibactérien) : 500 mL 3 fois par 24 h, voie intraveineuse, en 1 heure.

– Perfusion de base : sérum physiologique 1 000 mL/24 h.

– *Morphine* (chlorhydrate de morphine, antalgique) : 10 g en SC toutes les 4 heures.

– Bains de bouche : 4 fois par 24 h avec solution de bicarbonate, fungizone.

– Bilan sanguin : numération formule sanguine (NFS), ionogramme, urée, créatinine, recherche d'agglutinines irrégulières (RAI), 3 hémocultures à une heure d'intervalle.

M. F. est du groupe AB Rh+.

M. F. est perfusé au bras droit.

Une mise à plat de l'abcès est réalisée le lendemain 13 avril, au bloc opératoire.

Le 21 avril, le résultat anatomopathologique de l'ethmoïde révèle un lymphome anaplasique sinusien. Le médecin en avertit M. F. Devant le peu d'amélioration de la lésion de la marge anale, l'abcès est de nouveau mis à plat au bloc opératoire. Le germe est un staphylocoque coagulase positif.

Le 22 avril à 11 h, M. F. présente une température de 38,8 °C, une première hémoculture est effectuée.

On perfuse M. F. au bras gauche, et un pansement alcoolisé est appliqué au bras droit qui est chaud, œdématié, rouge et douloureux.

M. F. est très entouré, ses parents et ses amis informés de sa pathologie lui rendent visite très souvent.

Il est parfaitement au courant de sa pathologie, de ses résultats, de ses traitements.

L'annonce de lymphome sinusien n'a pas produit chez lui de réaction particulière. Il n'a posé aucune question à ce sujet.

Depuis quelques jours, il se plaint des soins qu'il juge imparfaits, se montre très pressant dans ses demandes, parfois agressif, souvent insatisfait et réclame une présence permanente. Il dit qu'on lui consacre peu de temps, que les infirmières courent tout le temps, et s'occupent bien plus des autres malades. Il ne parle cependant jamais de sa maladie et a parfois le regard fuyant. Il a perdu 3 kg depuis le début de son hospitalisation. M. F. pèse 56 kg pour une taille de 1,82 m.

M. F. ne prend plus en charge ses soins personnels, il dit qu'il n'a pas envie, qu'il se sent trop fatigué pour cela. Il reste prostré dans son lit et demande qu'on le fasse manger. Il mange peu, seulement les desserts lactés, avec difficulté du fait des lésions buccales.

Les lésions de la marge anale sont douloureuses lors des pansements et des mobilisations.

Le recueil des données a permis de mettre en évidence les problèmes de santé suivants :

– Peur : crainte liée à une source identifiable que la personne peut confirmer.

– Déficit nutritionnel : apport nutritionnel inférieur aux besoins métaboliques.

Questions

1. En vous appuyant sur le diagnostic médical, les éléments cités dans le texte, vos connaissances, dégager les problèmes réels et/ou potentiels posés pour M. F. en pré- et postopératoire.

2. En regard de chacune des prescriptions médicales soulignées dans le texte, expliciter l'intérêt de chacune d'entre elles. Citer les actions à mettre en œuvre et leur surveillance.

3. Calculer la quantité en mL de *Zovirax* nécessaire à une injection et le débit de la perfusion de base.

4. Le dernier résultat de NFS révèle une anémie à 6,6 g/dL d'hémoglobine, 2 culots globulaires isogroupe sont prescrits. Comment mettrez-vous en œuvre cette prescription médicale ? Représenter, à l'aide d'un tableau, le contrôle prétransfusionnel effectué avant le passage du culot globulaire de M. F. Argumenter les réactions obtenues.

5. Citer les éléments de surveillance clinique qui tiennent compte de la douleur ressentie par M. F.

6. Formuler les deux diagnostics infirmiers relatifs aux problèmes de santé identifiés chez M. F. Proposer les objectifs, les actions et les critères d'évaluation.

CORRIGÉS, p. 242-246

Corrigés

Cas concret 1

1. Citer trois signes cliniques caractéristiques de l'infarctus du myocarde dans les 6 premières heures.

- Douleur thoracique brutale, constrictive, rétrosternale, irradiant dans les mâchoires et les bras.
- Angoisse.
- Sueurs, pâleurs.
- Nausées, vomissements, parfois.
- Chute TA éventuelle.
- Tachycardie.

2. a. Expliquer les effets thérapeutiques de l'héparine.

Anticoagulant d'action rapide, accélère l'action de l'antithrombine III et neutralise la thrombine.

b. Citer deux examens biologiques qui permettent de suivre l'efficacité du traitement.

- TCA.
- Héparinémie, temps de thrombine.

c. Citer les risques encourus par Mme B. si les résultats se situent en dehors des zones thérapeutiques.

Risques encourus par le malade en cas de surdosage :

- Hémorragies mineures (epistaxis, et gingivorragies).
- Hémorragies majeures (hématémèse, méléna).
- Accidents thrombopéniques.
- Allergies.
- Inefficacité du traitement en cas de sous-dosage, donc risque accru d'infarctus du myocarde.

3. Donner une définition de la fibroscopie gastrique.

Examen endoscopique permettant de visualiser l'estomac au moyen d'une fibre optique à lumière froide.

4. Définir : *arthrose*.

Altération destructive des cartilages articulaires de nature dégénérative, provenant d'un vieillissement articulaire.

5. Citer trois signes cliniques de l'arthrose.

- Douleur articulaire mécanique.
- Déformation progressive.
- Impotence fonctionnelle.
- Raideur.

6. Décrire votre surveillance au retour de la coronarographie de Mme B.

▶ SURVEILLANCE LOCALE

- Point de ponction, pas de saignement, pas d'hématome (sac de sable pendant 1 heure).
- Surveiller les pouls distaux (surveillance régulière selon protocole).
- Comparer chaleur et couleur des deux pieds (ex. : toutes les 3 heures jusqu'à minuit).

▶ SURVEILLANCE GÉNÉRALE

- Prendre les constantes (pouls, TA).
- Surveillance de la diurèse.
- Repos au lit strict, jambe allongée bien droite 24 heures (prévoir repas, objet de loisirs…) et mettre tout à la portée du patient.
- Prévoir ECG sur prescription médicale.
- Surveiller la perfusion qui sera retirée lorsque la malade aura uriné (sur prescription).

7. L'analyse de la situation de Mme B. met en évidence le diagnostic infirmier suivant : « Recherche d'un meilleur niveau de santé : cesser de fumer afin d'éviter l'aggravation de la maladie coronarienne ». Dans la perspective de son retour à domicile, élaborer le plan de soins en regard de ce diagnostic.

▶ OBJECTIFS

- Mme B. retrouvera un meilleur niveau de santé en cessant de fumer dès ce jour.
- Mme B. aura acquis les connaissances lui permettant de comprendre les conséquences du tabagisme sur sa maladie.
- Mme B. saura utiliser les méthodes appropriées et les ressources à sa disposition.

▶ Interventions infirmières

- Déterminer la capacité effective de Mme B. à améliorer son état de santé.
- Évaluer sa motivation.
- Expliquer précisément à Mme B. les répercussions du tabagisme sur l'état de son cœur, et insister sur les bénéfices de l'arrêt du tabagisme (capacités physiques, odorat, teint, estime de soi, moindre risque de certains cancers…).
- Passer en revue les méthodes auxquelles elle a déjà eu recours. L'aider à repérer ses difficultés, ses blocages.
- Faire préciser à Mme B. les bénéfices procurés par le tabac, comment les remplacer si elle a peur de grossir et que faire face à cette situation…
- L'aider à choisir la méthode qui lui paraît la plus efficace.

Cas concret 2

1. En vous appuyant sur le diagnostic médical, les éléments cités dans le texte, vos connaissances, dégager les problèmes réels et/ou potentiels posés pour M. F. en pré- et postopératoire.

Problèmes réels somatiques

▶ Cancer : lymphome anaplastique sinusien

• **Signes**

Examen anatomo-pathologique sur biopsie de l'éthmoïde confirmant le diagnostic.

• **Causes**

- Sinusite ayant évolué vers une éthmoïdite.
- L'apparition de pathologies tumorales est favorisée par la baisse de l'immunité lors du sida (M. F. est VIH positif).

• **Conséquences**

- Ethmoïdectomie gauche.
- Aggravation de l'état de santé de M. F qui risque de le rapprocher de l'échéance fatale de la maladie.

▶ Candidose buccale

• **Signes**

Ulcérations gingivales douloureuses et inflammatoires, mange peu.

• **Causes**

Infection opportuniste apparaissant au cours du sida, radiothérapie antérieure.

• **Conséquences**

Risque d'aggravation de son état de dénutrition, du fait de la douleur entraînée par cette affection et augmentée lors de la prise d'aliments.

▶ Abcès de la marge anale

• **Signes**

Douleurs lors des pansements et des mobilisations, fièvre.

• **Causes**

Lésion herpétique surinfectée par staphylocoque coagulase positif. Les infections herpétiques opportunistes sont souvent récidivantes chez les malades atteints de sida.

• **Conséquences**

- Deux mises à plat chirurgicales et méchage, un traitement antiviral et antibactérien.
- Risque de troubles du transit (constipation) dû à la douleur.
- Risque de septicémie.

▶ Lymphangite

• **Signes**

Douleur, rougeur, chaleur, œdème du bras droit.

• **Causes**

Perfusions répétées, les nombreux traitements intraveineux irritants.

• **Conséquences**

- Pansements alcoolisés, M. F. est reperfusé au bras gauche.
- Aggravation de l'état infectieux.
- Risque de diminution du capital veineux pouvant entraîner des difficultés à assurer le traitement.

▶ Dénutrition

• **Signes**

- Poids inférieur à la norme (56 kg pour 1,82 m).
- Perte de poids de 3 kg depuis le début de l'hospitalisation.
- Mange peu, ne prend que des desserts lactés.

- **Causes**

  Lésions buccales douloureuses inflammatoires.

- **Conséquences**

  Aggravation de l'état général (risques de complications du décubitus) et apparition de nouvelles infections opportunistes.

Problème potentiel somatique

▶ RISQUE DE SEPTICÉMIE

- **Signes**

  Fièvre à 38,8 °C malgré un traitement antibiotique et antiviral.

- **Causes**

  Nombreuses portes d'entrées infectieuses.

- **Conséquences**

– Hémocultures débutées pour rechercher une éventuelle septicémie.

– Mise en jeu du pronostic vital.

Problème psychologique

▶ ANXIÉTÉ

- **Signes**

– Prostré dans son lit, M. F. est très demandeur, parfois agressif.

– Regard fuyant, ne parle jamais de sa maladie.

– Fatigue, troubles du sommeil.

– Ne prend plus en charge ses soins.

- **Causes**

– L'annonce d'une maladie sévère, témoin de l'aggravation du sida (M. F. est parfaitement au courant de tout ce qui concerne sa maladie).

– Problème infectieux difficile à juguler (l'abcès a du mal à cicatriser), douloureux et invalidant.

- **Conséquences**

  Un état dépressif réactionnel risque de s'installer, d'autant que M. F. n'exprime pas ses problèmes ; perte d'espoir en une éventuelle guérison.

2. En regard de chacune des prescriptions médicales soulignées dans le texte, expliciter l'intérêt de chacune d'entre elles. Citer les actions à mettre en œuvre et leur surveillance (voir tableau page suivante).

3. Calculer la quantité en mL de *Zovirax* nécessaire à une injection et le débit de la perfusion de base.

Zovirax (antiviral) 600 mg 3 fois/24 h, dilués dans 250 mL de sérum physiologique, en injection intraveineuse d'une heure.	– Quantité : Flacons poudre 250 mg pour 10 mL de solvant 250 mg → 10 mL 600 mg → x mL $x = \frac{600 \times 10}{250}$ = **24 mL de *Zovirax*.** Perfusion de base sérum physiologique 1 000 mL/24 h. – Débit : 1 000/24 = 41,66 mL/h, soit **41 mL/h par défaut** 1 mL = 20 gouttes $\frac{1000 \times 20}{24 \times 60}$ = **14 gouttes/min.**

4. Le dernier résultat de NFS révèle une anémie à 6,6 g/dL d'hémoglobine, 2 culots globulaires isogroupe sont prescrits. Comment mettrez-vous en œuvre cette prescription médicale ? Représenter, à l'aide d'un tableau, le contrôle prétransfusionnel effectué avant le passage du culot globulaire de M. F. Argumenter les réactions obtenues.

– La demande doit être remplie et signée par le médecin.

– Prélever sur prescription médicale RAI (dernière recherche le 12 avril à plus de 72 heures).

– Commander culots AB Rh +.

– À la réception des deux culots :

  • vérifier concordance du groupe sur carte de groupe et produits délivrés ;

  • vérifier concordance carte de groupe et patient.

– S'assurer de la présence du médecin pouvant intervenir à tout moment.

– Rester près de M. F. les dix premières minutes de la transfusion (pour chaque culot).

– Utiliser une tubulure à filtre.

– Contrôle ultime au lit du malade : méthode de Beth-Vincent.

	Sérum anti-A	*Sérum anti-B*
Sang patient	x	x
Sang culot n° 1	x	x

Légende : x = agglutination.

Argumentation : voir page 245.

Prescription	*Intérêt*	*Mise en œuvre*	*Surveillance*
		Pour chaque prescription, contrôler la prescription médicale (nominative, datée, signée, quantitative), ainsi que les dates de péremption des produits et matériels.	
Zovirax (antiviral) 600 mg (3/24 h) dilués dans 250 mL de sérum physiologique, en injection intraveineuse lente d'une heure.	Traitement d'attaque pour lutter contre l'infection virale herpétique opportuniste de la marge anale.	À passer en dérivation avec la perfusion de base.	– Efficacité : surveillance de l'aspect de la plaie : • diminution de l'écoulement, • cicatrisation, • diminution de la douleur. Noter l'évolution sur dossier de soins. Baisse de la température. – Dépister l'apparition d'effets indésirables : • toxicité rénale, créatinine sanguine sur prescription médicale. – Surveillance de la voie veineuse : • eflux, • débit, • point de ponction (pas de rougeur, douleur, œdème, infiltration).
– *Fortum* (bêtalactamine) 1 g (3/24 h) en injection intraveineuse directe. – *Flagyl* (antibactérien) 500 mg * 3/24 h, en injection intraveineuse lente d'une heure.	Association de deux antibactériens pour traiter la surinfection à staphylocoque de la lésion herpétique.	*Fortum* À injecter lentement par un robinet de la rampe, rincer ensuite la veine à l'aide du sérum physiologique de base.	– Efficacité : surveillance de l'aspect de la plaie : • diminution de l'écoulement, • cicatrisation, • diminution de la douleur. Noter l'évolution sur dossier de soins. Baisse de la température. – Dépister l'apparition d'effets indésirables : • allergie cutanée, • manifestée par prurit, rash.
Chlorhydrate de morphine 10 mg/sc toutes les 4 h. Antalgique palier III selon échelle OMS.	Traitement symptomatique de la douleur liée à l'abcès de la marge anale.	– Les ampoules de morphine sont stockées dans la réserve fermée à clé. – Prélever la dose prescrite, replacer l'ampoule vide dans la réserve. Noter sur le bordereau des stupéfiants : date, nom du malade, dose en toutes lettres, nom de l'infirmier, signature. – Les injections sc doivent être faites à l'heure.	– Efficacité : diminution de la douleur. – Effets indésirables : • somnolence, • constipation, • prurit, • nausées, vomissements, • rétention urinaire, • dépression respiratoire si surdosage.
	– Bains de bouche bicarbonate, fungizone 4 fois/jour. Traitement local de la candidose buccale.	Préparer le bain de bouche. Effectuer les soins à distance des repas, sur bouche propre, 4 fois par jour.	– Efficacité : • diminution des lésions buccales, • diminution de la douleur, • reprise de l'alimentation.

Les anticorps anti-A contenus dans le sérum-test agglutinent avec les antigènes A contenus dans le sang du patient.

Les anticorps anti-B contenus dans le sérum-test, agglutinent avec les antigènes B contenus dans le sang du patient. M. F. est bien du groupe AB.

Les réactions sont identiques pour le sang du culot. Cela signifie que le culot est également du groupe AB.

Il y a compatibilité entre le sang de M. F. et le sang du culot, la transfusion est donc possible.

Le même contrôle sera effectué avant la pose du 2e culot.

Conserver les poches vides pour éventuelle traçabilité.

Renseigner le dossier transfusionnel.

5. Citer les éléments de surveillance clinique qui tiennent compte de la douleur ressentie par M. F.

– Évaluer la douleur :
  - Pics.
  - Positions les plus algiques (échelle visuelle analogique ou autres).
  - Intensité.
  - Siège.
  - Moment.
  - Surveillance des constantes (accélération du pouls…).
– Évaluer l'efficacité du traitement antalgique :
  - Durée d'action.
  - Respecter les heures d'injection de la morphine et faire les soins après l'injection (attendre au moins 20 minutes après l'injection pour faire le pansement).
– Recueillir les données sur les signes non verbaux de la douleur.
– Douleur du bras : renouveler les pansements chauds humides alcoolisés.
– Douleur cavité buccale : xylocaïne locale sur prescription à demander au médecin et à appliquer avant les repas.
– Au plan psychologique : écoute, disponibilité, soutien, de la part de l'ensemble du personnel et de son entourage.
– Appliquer des mesures de bien-être et de confort : massage du dos, mobilisations douces…

6. Formuler les deux diagnostics infirmiers relatifs aux problèmes de santé identifiés chez M. F. Proposer les objectifs, les actions et les critères d'évaluation.

Peur

Liée à : l'aggravation de son état de santé.

Se manifestant par :
– une prostration ;
– fatigue, troubles du sommeil ;
– regard fuyant ;
– une demande de présence constante auprès de lui ;
– une demande inadéquate de prise en charge de tous ses soins personnels ;
– des plaintes, une agressivité envers le personnel ;
– ne parle jamais de sa maladie.

- **Objectif**

M. F. exprimera ses peurs à une personne de son choix d'ici quelques jours (3-4).

- **Actions**

– Évaluer le degré d'anxiété.
– Se montrer disponible et consacrer du temps pour écouter M. F.
– L'aider à s'exprimer sur les raisons qui ont provoqué ces changements dans son attitude (prostration, agressivité…).
– Appliquer des mesures de bien-être, assurer son confort.
– Répondre aux questions de M. F. concernant l'évolution de son état de santé, lui expliquer les soins.

- **Évaluation**

M. F. parle librement de ses craintes et peurs, exprime ses sentiments.

Déficit nutritionnel

Lié à : une incapacité de s'alimenter en raison d'une inflammation de la cavité buccale.

Se manifestant par :
– un poids inférieur à la norme (56 kg pour 1,82 m) ;
– une perte de poids de 3 kg depuis le début de l'hospitalisation ;
– un manque de prise de nourriture : il ne mange que les desserts lactés avec difficulté ;
– une douleur.

Objectif

M. F. maintiendra son poids actuel.

Actions

- Évaluer l'état de dénutrition : rapport poids/taille, degré de fatigue.
- Encourager le patient à prendre son traitement antifongique même si le goût est peu agréable, c'est le seul moyen d'améliorer son état buccal.
- Recueillir des informations sur les habitudes alimentaires du patient, ses goûts, ses aversions.
- Voir les possibilités offertes par le service et la famille et correspondant mieux aux goûts du patient.
- Multiplier le nombre de prises alimentaires dans la journée afin d'apporter au patient plus de glucides et protides.
- Préférer les aliments semi-liquides et froids.
- Demander une prescription d'anesthésique local à appliquer sur les lésions avant les repas.
- Établir une feuille de surveillance journalière sur laquelle seront notées la nature et la quantité des aliments absorbés.

Évaluation

Au terme de 8 jours, M. F. n'aura pas perdu de poids.

Index

Crédits photographiques

Page 14 : Représentation de saint Thomas d'Aquin : détail du « Triomphe de saint Thomas d'Aquin », par Gozzoli. Tiré du *Dictionnaire de la langue française*. Hachette, 1990 (TDR).

Page 16 : Portrait de René Descartes par Franz Hals, musée de Copenhague. Tiré du *Dictionnaire de la langue française.* Hachette, 1990 (TDR).

Page 20 : photographie de Jean-Paul Sartre et Simone de Beauvoir, sa compagne, à Juan-les-Pins (été 1938). Collection Liliane Siegel. Tiré de *Sartre, 1905-1980,* par A. Cohen-Solal. Gallimard, 1985.

Page 24 : photographie de Claude Lévi-Strauss, tiré de son ouvrage *L'univers psychocorporel. Tome 7 : le corps social*, page 17. Le livre de Paris, 1991 (Bassouls, agence Sygma).

Page 38 : dessin représentant Sigmund Freud, tiré de *L'univers médico-chirurgical. Tome 9 : psychiatrie-neurologie,* page 131. Presses de Lutèce, 1987.

Page 113 : dessin représentant Florence Nightingale, tiré de *Croix-Rouge française. Histoire des infirmières*, page 301, par J. Guillermand. France Sélection, 1988.

Page 116 : photographie de Virginia Henderson (TDR), en couverture de *Virginia Henderson, une biographie*, de J.-P. Smith. InterEditions, 1995 pour la traduction française.

Page 119 : photographie de sœur Callista Roy (TDR), tiré de la revue *Soins* n° 9, p. 56. InterEditions, 5 mai 1980.

Page 122 : photographie de Marjory Gordon (TDR), tiré de l'article « La 11e conférence de l'ANADI » de la revue *Soins* n° 584, p. 5. InterEditions, mai 1994.

Préparation, mise en pages
et illustrations numériques :
TyPAO Sarl
75011 Paris

MASSON Éditeur
120, bd St-Germain
75280 Paris cedex 06
Dépôt légal : avril 2003

400777-(I)-(5,5)-CSB-G90°-TYP

JOUVE
11, bd de Sébastopol
75001 PARIS
N° 324390H

Imprimé en France